AITF

ASSOCIAZIONE ISTITUTI DI TERAPIA FAMILIARE

L'APPROCCIO SISTEMICO TRA TECNICA E RELAZIONE. INDIVIDUO, COPPIA E FAMIGLIA

Collana diretta
da Tullia Toscani

in riga edizioni

PSICOLOGIA RELAZIONALE E
SISTEMI COMPLESSI

19

ISBN: 9788893644273 (libro)

Prima edizione: 27 giugno 2023

Realizzazione editoriale: in riga edizioni

Sommario

Sommario **3**

1. Abitare la Relazione. L'incontro con l'Alterità **7**
di Katia Giacometti 7
- L'affermazione del Paradigma Relazionale e la necessità di Integrazione 11
- La complessità socio-culturale del momento attuale, il tramonto delle certezze e il prevalere di una tendenza al Dialogo 13
- Le ricadute dell'integrazione di questi contributi a livello clinico. 20
- Conclusioni 24

2. Arti e scienza della cura del Sé **26**
di Giuseppe Ruggiero, Tullia Toscani 26
- Prologo. Nasciamo con il compito di diventare umani 26
  Il modello sistemico dell'interazione *33*
  Il modello sistemico di Sander *33*
- The Village 34
- Essere Persona 36
- La relazione come ponte 38

3. Generatività e genitorialità nel lavoro clinico **48**
di Aldo Mattucci 48

4. I tempi della famiglia, i tempi della psicoterapia **61**
di Fabio Bassoli, Ilaria Marchesi, Enrica Severi, Massimo Mengozzi, Chiara Seidenari, Simone Lupini, Monica Mezzanotte, Virginia Damonte, Mauro Mariotti. 61
- Introduzione 62
- Il tempo nella storia dell'uomo 62
- Il concetto di tempo nella storia del pensiero occidentale e orientale 62
- La presentificazione del passato e del futuro 66
- Il tempo per Gregory Bateson 71
- Il tempo nei processi trasformativi nel cambiamento 74
- Gli strumenti di tecnica sistemica 76
  Il genogramma 3D *76*
- Il disegno sistemico della casa 77
- Primo caso clinico: il tempo per Marta e Matteo 78
- Secondo caso clinico: il terzo tempo di Alex 81

5. Curare con la parola e... senza. Il dialogo tonico intercorporeo nella relazione terapeutica **85**
di Marcellino Vetere 85
- Sintomo e ferita 85
- La famiglia può ferire 85
  Il corpo presentifica la sofferenza *86*
  Le possibili vie di riparazione delle ferite *86*
  Prestare la carne *88*
  Con la parola, ovvero la via top-down *89*
- Origini dell'attaccamento e psicoterapia con gli adulti 89
- La parola è un farmaco, se... 90
  Il dialogo tonico intercorporeo *91*
  La famiglia può guarire *92*
  Senza la parola, ovvero la via bottom-up *93*

- La teoria polivagale 93
- Gli strumenti di cura 94
  Il gruppo *94*
  Il con-tatto *95*
  Il ritmo *95*
- La Psicoterapia Familiare Corporea 96
- Tre isole in un oceano di sofferenza 97
  Il padre *97*
  La madre *98*
  La coppia genitoriale *98*
  La figlia *98*
  Il figlio *98*
  Il sintomo *98*
  La richiesta *99*
- Terapia Familiare con la parola 99
- Terapia Familiare senza la parola 100
- Dopo gli incontri di P.F.C. 100
- Uso collaborativo dei test 101
- Sintesi finale 101

6. Riflessioni sul tema della cura e dell'arte. 102
di Conny Leporatti 102
- Il caso 105
  Il caso di Francesca e della sua famiglia *105*
  Genogramma *106*
  Passione. *115*
  "...ci vuole passione..." *115*

7. La complessità del legame di appartenenza nella famiglia adottiva 116
di Elisa Ceccarelli, Francesca Fontanesi 116
- Premessa 116
- Intreccio e relazione 117
- Utilizzo delle tecniche non verbali in terapia 118
- Caso clinico: la famiglia A. 119
- 1. Il percorso dalla fase diagnostica all'obiettivo terapeutico 121
  Disegno congiunto della famiglia *121*
- L'oggetto simbolico dei propri bisogni 123
- I bisogni espressi dalle sorelle adottive 123
  Coppia genitoriale *124*
  Sottosistema sorelle *124*
- 2. La ricostruzione della storia 125
  Genogramma narrativo dei genitori adottivi *125*
  Genogramma narrativo madre *126*
  Genogramma narrativo padre *126*

8. L'uso collaborativo dei test nell'ambito della psicoterapia relazionale individuale. 127
di Elena Pelizzato 127
- Sinossi 127
- Introduzione 127
- Il confronto tra assessment classico e assessment collaborativo 128
- Il dolore del corpo 129
- Il caso di Marina 131
  La seduta di discussione e riepilogo del test MMPI-2 .... *133*

La seduta di discussione e riepilogo del test di Rorschach *134*
- Test di Rorscharch - Processamento Cognitivo 1 134
- Test di Rorscharch - Percezione e pensiero 135
- Test Rorscharch – Percezione di sé e degli altri 135
- L'Early Memory Procedure e la connessione con la storia familiare 135
- Ricordo 1 136
- Ricordo aggiuntivo 137
- Conclusioni 137

9. L'utilizzo dell'assessment collaborativo con i fratelli 139
di Carlo Vetere 139
- Introduzione 139
- La cornice concettuale 139
- La "mente dei fratelli" 140
- Caso clinico 142
- Assessment collaborativo 143
  Frammento 1: La discussione dei risultati (mmpi-2) *143*
  I risultati della discussione (mmpi-2) *144*
- Sviluppi 145
  Frammento 2: la discussione dei risultati (Early Memory Procedure) *145*
  I risultati della discussione (Early Memory Procedure) *149*
- Oggi 149

10. Il processo di differenziazione di coppia. 150
di Carlotta Maggiorelli, Giancarlo Francini 150
- Sinossi 150
- Introduzione 151
- Il processo di differenziazione di coppia 152
  Lei *154*
  Lui *155*
  Lei, Lui... l'Altra, gli Altri *156*
  Noi *157*
  L'Analisi, la Psicoterapia, la Terapia di Coppia.... la Cura *157*
  L'analisi del Processo Terapeutico, i Traumi, i Legami *158*
  I Luoghi, il Contesto, la Relazione *159*

11. "Lui è un vulcano e io sono Pompei" 161
di Cecilia Bianchi 161
- Sinossi 161
- I protagonisti della storia 161
- Fronte e retro della coppia: il clima e il patto nella coppia, in terapia e nella malattia 163
- La distanza di sicurezza dall'altro: con le parole e le immagini 163
- In salute e in malattia... Quale generatività per la coppia? 164
- Estate 2020, i contagi si abbassano: Giacomo tenta una richiesta di attenzioni per sé 165
- Una distanza che diventa spazio vitale: dall'oppositività all'individuazione 165
- Finché morte non li separi... davanti all'altare e nella stanza di terapia 166

12. La principessa nella torre 167
di Daniela Giommi de Bernart 167
- Sinossi 167
- Il mondo della terapia on line 167
- Caso clinico: la principessa nella torre 169

13. Sintomi dissociativi e diagnosi relazionale 173
di Claudia Martorano, Alice Mazzei 173
Introduzione teorica 173
Il processo diagnostico relazionale 175
- Caso clinico di Disturbo dello Sviluppo Traumatico seguito in Supervisione con il dott. Mazzei presso l'ITFS 176
- Caso seguito in supervisione con la dott.ssa Toscani presso l'ITFB 177
- Conclusioni 179

14. L'etica nell'insegnare la cura - la cura nell'insegnare l'etica 181
di Ilaria Garosi 181
- Introduzione 181
- Iniziando dal codice deontologico 181
- L'etica dell'insegnare la cura - assumersi la responsabilità della relazione 184
- La cura dell'insegnare l'etica - la relazione come laboratorio di "cose umane" ... 185

Bibliografia 187

Pubblicazioni in riga 198

1. Abitare la Relazione. L'incontro con l'Alterità

di Katia Giacometti[1]

L'autentico dialogo e
quindi ogni reale
compimento della
relazione interumana
significa accettazione
dell'Alterità. (Martin Buber)

Anche se molti di voi conoscono il mio pensiero (2011, 2020), vorrei tornare a sottolineare come la nostra appartenenza ad un'ottica sistemico-relazionale non ci abbia esonerato, agli inizi del nostro percorso, dall'aver trascurato proprio la *relazione*:

- in primis la relazione con i contributi interni al movimento di psicoterapia familiare di stampo più psicodinamico;
- in seguito, per diverso tempo, la relazione con i vari modelli dell'orientamento relazionale (la psicoanalisi relazionale, la teoria dell'intersoggettività, il cognitivismo evoluzionista, la psicotraumatologia) che hanno portato ad una lettura più approfondita dell'individuo e alla comprensione del suo processo di individuazione e soggettivazione all'interno dei suoi contesti relazionali significativi. In questo processo, l'individuo viene visto evolvere attraverso la relazione e muovere verso livelli di complessità sempre maggiori, pur mantenendo la possibilità di funzionare sempre a livelli inferiori rispetto a quelli raggiunti nell'incontro con contesti situazionali fortemente attivanti.

Perché parto proprio da questo? Perché penso che sia importante anche per noi apprendere dall'esperienza. Per molto tempo ci siamo definiti *contro*, parzialmente o separatamente, e molti di noi hanno seguito la logica di un sapere prevalente, che tendeva e tende ad annullare le differenze per riportare ogni novità ad un già conosciuto, aspirando così a dar vita ad un modello onnicomprensivo e autosufficiente.

Per molto tempo si è teso a fare dei modelli e delle teorie, più che dei mezzi necessari alla conoscenza e alla sperimentazione in contesti particolari, spiegazioni esaustive della realtà e modalità applicabili indipendentemente dalla valutazione della situazione che ci trovavamo davanti.

Penso che possiamo condividere l'idea che all'epoca delle *tecniche* e dei *modelli*, negli anni Settanta e Ottanta, il contesto di apprendimento fosse

---

[1] Psicologa e Psicoterapeuta individuale, di coppia e familiare a orientamento sistemico-relazionale. Didatta e Supervisore AITF

contrassegnato da una logica dicotomica, di contrapposizione, che metteva l'accento su potere e produttività (le terapie brevi). In primo piano era il modello 'più efficace'. Metto tra virgolette 'più efficace' perché sarebbe più corretto dire 'più conforme' alle regole di funzionamento del sistema, e per sistema intendo in questo caso il contesto socio-culturale ed economico.

Oggi sembra che questa pretesa di sapere onnicomprensivo abbia lasciato spazio a un'idea condivisa da molti che il processo di conoscenza in realtà implichi un lavoro di integrazione che riconosce anche all'Altro, al Diverso, un valore ai fini conoscitivi.

Vorrei citarvi una recente affermazione di Vittorio Lingiardi, che sottolinea come ancora oggi sia necessario precisare che ciascuno di noi possiede conoscenze che si limitano al proprio contesto esperienziale, e che la cura di un processo conoscitivo richiede un'attitudine di finitezza e di umiltà che ci porti a trovare un modo di convivere e di dialogare con l'Altro.

Partendo dall'idea che la prima convivenza è in Noi e che l'incompletezza è una caratteristica che ciascuno di noi deve poter riconoscere.
Lingiardi (2019) osserva:

> *"Oggi la psicoanalisi è permeata da una sensibilità che di volta in volta è stata definita interpersonale, relazionale, intersoggettiva. Inevitabilmente i suoi interlocutori si sono moltiplicati e 'la purezza psicoanalitica' si è contaminata con altre forme di pensiero e di ricerca: l'attaccamento, l'Infant Research, il cognitivismo, le neuroscienze, gli studi di genere. Non è forse apprezzabile la coesistenza inquieta di molte epistemologie?"*

È quello che potremmo dire e che adesso diciamo anche noi, forse con la differenza che noi nasciamo relazionali e che la nostra epistemologia sistemico-relazionale prevedeva già la presenza di livelli diversi e complementari di lettura della realtà da connettere e integrare. La nostra cornice prevede che il processo conoscitivo dipenda dal creare dei nessi tra livelli diversi, e che quindi ogni modello rifletta di volta in volta la lettura di un singolo livello. Lo sappiamo bene noi psicoterapeuti familiari quando parliamo di modello strutturale, intergenerazionale, strategico. In realtà si tratta di livelli di lettura, tra loro connessi, della realtà complessa con cui entriamo in relazione.

Perché dunque questo ritardo nel processo di Integrazione? Secondo me, perché abbiamo trascurato per molto tempo l'individuo nel suo ciclo evolutivo e una lettura relazionale della mente e, insieme, perché come figli dei nostri tempi siamo entrati nell'agone competitivo prima con la psicoanalisi e poi tra di noi, tra le Scuole di Formazione. "Il mio modello è più valido del tuo", senza considerare che la valutazione dell'applicabilità e della validità di quel modello dipende sempre dall'incontro con una situazione specifica. D'altra parte, un altro concetto del nostro orientamento, quello di *contesto*, ci ricorda che anche noi abbiamo fatto e facciamo parte di una cultura prevalente che mette in primo piano autoaffermazione, efficacia, prestigio, produttività ed esclusione. Ma proprio per questo, riprendendo le parole di Castoriadis (1986), dobbiamo inserire nei circuiti che inevitabilmente ci condizionano i prodotti della nostra capacità di riflettere sull'esperienza. Lo stesso concetto di contesto presuppone che psicoterapia individuale, di coppia e familiare siano psicoterapie contestuali, e che quella del contesto sia una delle prime scelte che lo psicoterapeuta deve fare. Un ultimo motivo, non meno importante, è stato il funzionamento degli Istituti di Psicoterapia Familiare, basato su un'appartenenza che in molti casi ha dato poco spazio ai frutti di un dialogo tra voci diverse.

Oggi non abbiamo più nemici a cui contrapporci o, se ci sono, sono più interni che esterni. Come sappiamo, questo è positivo, ma insieme ci costringe a osservare quello che manca all'interno della nostra concezione della realtà e della nostra operatività. E io continuo a pensare che dovremo dar prova di umiltà, pensando che per molto tempo non siamo riusciti ad aver cura del patrimonio che ci è stato lasciato dal paradigma sistemico-relazionale. È vero che ci sorprende e forse ci fa anche un po' arrabbiare che sia Stern (2005, 2010) ad aver sviluppato il concetto di intersoggettività e di memoria implicita, quando avevamo dei 'nostri autori' significativi come Bateson (1976) e Boszormenyi-Nagy (1985). Ma Bateson esce dal gruppo di ricerca che porta alla formulazione della teoria sul doppio legame proprio perché vede, attraverso l'affermazione funzionale del modello basato sulla comunicazione, crescere interesse per il concetto di potere e per l'affermazione di una parte per il tutto. E in effetti l'idea di Bateson era che ogni teoria aumenti lo spazio del non conoscibile e che tale inconoscibilità, aumentando la consapevolezza della nostra ignoranza, accresca la curiosità della ricerca. E contemporaneamente Boszormenyi-Nagy, che sottolineava l'importanza del raggiungimento, per altro mai definitivo, della fase dialogica nell'esperienza evolutiva dell'individuo, corrispondeva meno ad una *differenziazione contro*, che chiedeva di prendere le distanze da autori più psicodinamici. D'altra parte, non è stato solo nostro questo atteggiamento. Basti pensare all'arroccamento difensivo di Freud di fronte alle discontinuità e alle contaminazioni del pensiero psicoanalitico, con il trascurare le relazioni reali e il ruolo del trauma nei disturbi di personalità. Potremo dire che all'epoca di Freud era ancora imperante il mito della scienza e quello dell'oggettività. In realtà ancora oggi questo mito fa capolino, ad esempio, nella ricerca di uno statuto scientifico anche all'interno del campo della psicoterapia.

Nel frattempo, è vero che la politica ha portato anche nelle discipline sanitarie il criterio aziendale della produttività in una assenza completa di lettura dei bisogni. Questo fenomeno è evidente nel dissolversi della politica nell'economia, nell'amministrazione, nella tecnica (nei calcoli), nel pensiero quantificante (sondaggi e statistiche). Alcuni di voi si ricorderanno del fallimento della riforma sanitaria che portò, con il loro aumento solo quantitativo, alla parcellizzazione, alla compartimentazione dei servizi sanitari e alla loro trasformazione in aziende tese a risultati quantitativi. Negli stessi anni (siamo nella metà degli anni Ottanta - Novanta) viene fondato l'Ordine degli psicologi e degli psicoterapeuti, che sembrava finalmente rappresentare quel riconoscimento tanto atteso. Siamo stati finalmente normalizzati e, progressivamente, siamo entrati in quella logica di sistema che dà il diritto di accedere a un sapere specializzato e, nello stesso tempo, toglie spazio a quello che abbiamo di più prezioso, alla riflessione sull'esperienza, all'autoriflessione, alla condivisione delle conoscenze, alla partecipazione, alla possibilità di scelta e alla ricerca.

Le nuove tecnologie, in questo senso, hanno contribuito ad accrescere le disparità e a fornire dei contesti per un apprendimento che trasforma l'individuo in mero esecutore. Già Bateson ne aveva visto i rischi, quando criticando la filosofia materialistica che vede l'uomo ergersi contro l'ambiente, aveva osservato che "l'uomo tecnologico diviene sempre più capace di opporsi ai sistemi più grandi e che ogni battaglia da lui vinta porta una minaccia di disastro". L'unità di sopravvivenza (sia nell'etica che nell'evoluzione) non è l'organismo o la specie, ma il più ampio sistema in cui la creatura vive: "se la creatura distrugge il suo ambiente, distrugge se stessa".

Per questo potremo pensare che sia necessario, come suggerisce Edgard Morin (2000), partire da *un'etica della comprensione*, che non può nel nostro caso che essere intersoggettiva. Secondo Morin, gli ostacoli alla comprensione "sono non soltanto l'indifferenza ma anche l'egocentrismo, l'etnocentrismo, il sociocentrismo che hanno come tratto comune il fatto di situarsi al centro del mondo e di considerare come secondario e insignificante o ostile tutto ciò che è straniero o lontano".

Un'etica della comprensione promuove invece l'idea che comprendere è anche continuamente apprendere e ri-apprendere le condizioni oggettive e soggettive del comportamento umano, adottare un atteggiamento non giudicante, essere consapevoli della complessità umana, essere compassionevoli, tolleranti e aperti all'ascolto.

È in questo stesso processo che si realizza *la cura*, in un processo che richiede una lettura complessa della realtà e una capacità di prestare attenzione all'altro, di abitare la relazione nella ricerca di un significato condiviso che nasca dalla relazione attuale e che non faccia ricorso al già saputo, ma si concentri su quello che l'altro ci fa scoprire come essenziale e sulla scoperta delle parole per esprimere il senso della propria esperienza. In questo assetto è necessario ricordare i limiti del proprio sapere, sopportare il vuoto, confrontarsi con più saperi, dialogare con l'altro e ricercare la verità in una condivisione intersoggettiva.

A questo proposito, penso che anche il percorso che noi psicoterapeuti anziani abbiamo fatto nella nostra formazione dia qualche insegnamento. Io credo che prima siamo diventati analisti dei sistemi ed esperti in comunicazione, solo dopo psicoterapeuti familiari e di coppia, prima ancora di capire come diventare psicoterapeuti. Diventare tali, ha significato aprirsi ad altre teorie relazionali che ci hanno fornito una lettura di alcuni livelli, come quello individuale, poco sistematizzati nel nostro approccio, recuperare la finitezza dei nostri interventi e ripensarli sempre più alla luce della diagnosi, non come risposte prefissate ma come scelte da valutare entro la situazione e con le persone che incontriamo. Nello stesso tempo ciascuno di noi, senza che ci fossero regole stabilite, si è dovuto confrontare con i limiti di una preparazione che si basava, all'epoca, più sull'acquisizione di tecniche e modelli non sufficienti per un lavoro come il nostro che poggia anche sul sentire. Ciascuno ha trovato la propria strada in una psicoterapia personale, in una psicoanalisi, nello yoga, nella mindfulness.

Potremo allora pensare che gli psicoterapeuti sistemico-relazionali non abbiano un modello di psicoterapia personale da proporre ai loro allievi? Io non penso questo, nel senso che a mio parere un modello c'è ed è quello di una psicoterapia psicodinamica relazionale. Sto escludendo così una psicoterapia sistemico-relazionale? No, neppure questo. Sappiamo che molti appartenenti a questa formazione sono anche psicoterapeuti individuali e oggi si stanno dedicando alla sistematizzazione del lavoro clinico con l'individuo. Per citare uno dei contributi più recenti, il saggio di Cambiaso e Mazza (2018) *Tra Intrapsichico e Trigenerazionale*, in cui, partendo dall'idea che i modelli sono bussole con cui orientarsi nella valutazione del disagio psichico, gli autori propongono nella cornice sistemica un modello di intervento che integra costrutti della teoria dell'attaccamento con apporti derivanti dalla teoria del trauma e dalle teorie psicodinamiche di stampo psicoanalitico.

Quello che potremo affermare, ancora una volta, è che anche in questo caso la scelta del modello e la sua efficacia dipenderà dalla richiesta del paziente e dai temi emergenti in quella fase del suo processo evolutivo. Questo significa che la bontà del modello lo definisce la possibilità di incontro tra quelle persone. L'ipotesi è che la psicoterapia debba attestarsi a quel livello che la relazione tra paziente e psicoterapeuta gli concede e che sembra più proficua sul piano clinico.

■ L'affermazione del Paradigma Relazionale e la necessità di Integrazione

Oggi, come abbiamo già accennato, il paradigma relazionale è stato adottato, come chiave di lettura, da molte altre discipline, che ci hanno dato informazioni importanti per pensare il processo evolutivo dell'individuo e il suo processo di soggettivazione all'interno dei suoi contesti di appartenenza, nella dinamica sempre presente tra rappresentazioni e interazioni. La dicotomia intrapsichico-interpersonale ha ceduto il passo al riconoscimento della centralità che questa stessa dinamica ha nel corso del processo di crescita e nell'insorgenza di eventuali patologie.

Oggi, abitare la relazione nel nostro campo conoscitivo e nella nostra pratica clinica significa *assumere apertamente la necessità di integrazione*, accettando che siamo finiti, carenti, vulnerabili senza l'altro e prendendosi così cura di questa fragilità. Molti di voi sapranno come la Mead, antropologa moglie di Bateson, alla domanda su quale sia il primo segno di civiltà in una cultura, rispose che è il ritrovamento dell'osso di un femore prima rotto e poi guarito, che è la prova che qualcuno si è preso il tempo di stare con colui che è caduto, ha bendato la ferita, lo ha portato in luogo sicuro e lo ha aiutato a riprendersi. Se prendersi cura di qualcuno segna l'inizio della civiltà, allora dovremo chiederci se nella cultura che abbiamo prodotto in questi decenni i valori propri di una civiltà siano stati mantenuti.

Tutto questo rimette in primo piano *scelta* e *responsabilità* perché la scelta, la valutazione tra vincoli interni e vincoli esterni, è un atto creativo che non può essere ridotto a delle istruzioni già date, a dei protocolli già scritti.

E mantenere questa possibilità di scegliere caratterizza ogni soggetto. Per questo, anche a livello di formazione, ci sono delle riflessioni da fare. Il Ministero dà delle direttive che spesso mal si conciliano con quello che noi pensiamo sia un buon processo formativo. In questo caso bisognerebbe essere un po' più coraggiosi ed esprimere apertamente quello che pensiamo non funzioni in un processo che mira alla formazione di uno/una psicoterapeuta, capace di prendersi cura dell'altro e, come giustamente sottolinea la professoressa Mortari (2021), di aver cura di sé. È per questo che in ogni scuola di formazione ci sono un programma esplicito e uno implicito, seguendo un po' la mentalità tipicamente italiana per cui le regole non si discutono ma si trovano sempre i modi per aggirarle.

Io penso invece che del dibattito sulla formazione dovrebbe farsi promotrice l'AITF[2]. Oltre che una revisione della teoria (e quindi della bibliografia) alla luce dei nuovi contributi delle altre discipline (confronto in corso tra i didatti dello IAFF[3]), forse dovremo rivedere anche in parte la cornice dell'apprendimento, i suoi contenitori, alla ricerca di contesti e tempi, non dico sufficienti ma necessari all'allenamento a un ragionamento clinico sui casi considerati nelle varie fasi del processo terapeutico. D'altra parte, credo che sia condivisa l'idea che uno psicoterapeuta debba diventare capace di operare delle scelte ed essere capace di tornare a riflettere alla luce dell'esperienza, di coniugare un pensiero con emozioni e sentimenti che nascono nell'incontro, di non utilizzare le tecniche e i modelli come difese.

Inoltre, va tenuto conto che parlare di integrazione significa anche non abbandonare il bagaglio precedente. In questo una lettura sistemica ci aiuta. Dico questo perché talvolta ho l'impressione che la cultura segua le mode e le leggi di mercato che di nuovo separano e fanno diventare una parte componente, e quindi parziale, il tutto.

Oggi è un'idea condivisa che il sociale, l'interpersonale e l'intrapsichico siano tutte dimensioni interconnesse, ma sembra che i detentori del potere culturale e politico tendano a metterle, di volta in volta, in primo piano o sullo sfondo. Dall'individuale al sociale, dal sociale all'individuale, dall'individuale al biologico: quello che lega questi aspetti diversi, ma non in contrasto, è proprio il loro far parte di un tutto complesso, l'individuo nella sua dimensione bio-psico-sociale, che necessita di un'accurata valutazione di tutte le dinamiche in gioco.

Pertanto, non si tratta di cambiare i contenuti ma il nostro rapporto con il sapere e con l'istituzione. Bisogna essere consapevoli del contesto in cui ci

---

[2] Associazione Istituti di Terapia Familiare
[3] Istituto di Alta Formazione e di Psicoterapia Familiare di Firenze

collochiamo che sicuramente, come vediamo anche oggi, sostiene come valori il Pil, la competizione, l'immagine, il potere e la velocità, a scapito dell'uguaglianza, della collaborazione, del rispetto, della capacità di pensare e di interrogarsi sull'esperienza. Viviamo in una società fatta di certezze in cui i dubbi sono del debole. La qualità della vita e, come vediamo, della biosfera viene subordinata a un progresso quantitativo dato come inarrestabile, che poggia su un'idea di onnipotenza e di controllo totale dell'ambiente da parte dell'uomo.

Dico questo perché, come tutti gli altri, anche noi psicoterapeuti siamo chiamati a sentirci responsabili non solo nella clinica ma anche di fronte alla politica. Troppo spesso ormai gli psicologi e gli psicoterapeuti sono relegati e si auto-relegano nel privato che, secondo una logica dicotomica, si contrappone al pubblico, quando invece l'ottica sistemico-relazionale e il movimento di psicoterapia familiare nascono proprio come movimenti che richiamano in primo piano una salute pubblica che porta con sé un'idea di uguaglianza, solidarietà e giustizia sociale. Quali sono le connessioni che possiamo trovare oggi tra pubblico e privato?

Attualmente, soprattutto per gli psicologi, gli studi privati rischiano di diventare l'unico luogo dove esercitare la professione di psicoterapeuta e l'unico luogo in cui è possibile ricevere questo servizio.

Non è un caso però che siano proprio psicoterapeuti che adottano un'ottica sistemico-relazionale ad aver cercato di ripensare questo nesso pubblico-privato, partendo dall'impossibilità dei servizi pubblici di farsi contenitori di una richiesta di psicoterapia lasciando così quest'ultima come risorsa per chi può pagarsela ai costi di mercato. Mi riferisco all'esperienza fatta da Ruggero Piperno di un 'ambulatorio popolare di psicoterapia' al Don Calabria di Roma e ai tentativi in vari Istituti di Psicoterapia Familiare di stringere accordi con le ASL per offrire un servizio di psicoterapia anche a persone che in prima istanza si pongono come interlocutori del servizio pubblico. In questi casi i compensi possono essere diversificati in base alla possibilità dell'utenza e penso che lo psicoterapeuta potrebbe avere una tariffa forfettaria che non cambia in funzione del pagamento dei pazienti, se i compensi vanno a far parte di un fondo comune.

▪ La complessità socio-culturale del momento attuale, il tramonto delle certezze e il prevalere di una tendenza al Dialogo

Nel rileggere questo lavoro per pubblicarlo, ho avvertito un eccesso di ottimismo da parte mia. Questa riflessione nasce dal periodo storico difficile che stiamo attraversando, in cui ancora oggi, tragicamente, tendono a prevalere la contrapposizione, la certezza delle proprie convinzioni, la logica del più forte e il porsi di fronte alla diversità con sospetto, rifiuto e volontà di annullamento. Mentre sappiamo che dialogo significa ascolto, compromesso e rispetto dei diritti di ciascuno. Tuttavia, penso anche che, proprio per questo, alcuni valori vadano riaffermati con forza, per non perdere di vista quelle esperienze e quelle acquisizioni che possono garantire il miglioramento delle condizioni dell'umanità.

Ritornando al nostro ambito di riferimento, quello della cura, sicuramente il panorama attuale è profondamente cambiato rispetto a quello che ha visto nascere e affermarsi il movimento sistemico-relazionale e la complessità ci sfida. Basta pensare alla nascita di nuove famiglie che strutturalmente non corrispondono più alla famiglia tradizionale (le famiglie ricomposte, le famiglie multiculturali, monogenitoriali, omogenitoriali,). Il rischio che si corre è la contrapposizione tra vecchio e nuovo ma anche di confondere differenza e devianza, mentre come sottolinea la Fruggeri (2005),

> *"le relazioni positive fondate sul sostegno, sulla protezione e sulle cure favoriscono un più alto grado di differenziazione e di benessere di tutti i membri della famiglia indipendentemente dalla sua struttura".*

In altre parole, è la qualità delle relazioni e dei processi familiari a influire maggiormente sull'evoluzione e sulla crescita rispetto alla struttura e al tipo di famiglia. Nello stesso tempo, le certezze sembrano cedere di fronte alle pressioni di ideologie che non sono più politiche ma culturali, frammentate, spesso non collegate tra loro e alimentate spesso da risentimenti, recriminazioni e volontà di rivalsa. Sembra mancare la speranza in una progettualità possibile. La sfida alla politica è quella di accogliere queste istanze in un progetto più ampio, che metta al posto delle leggi di mercato nuove regole. Attualmente la spinta ecologica sembra mirare a svolgere questa funzione. E siccome non si può vivere senza fare scelte etiche, possiamo dire che l'uomo è e resterà ideologico per natura.

In questa cornice di cambiamenti e di messa in discussione delle certezze, troviamo una tendenza sempre prevalente anche nelle teorie e nei modelli della pratica clinica ad abbandonare verità chiuse dentro confini rigidi, per cercare un confronto che rimetta in primo piano il tema della condivisione e dell'intersoggettività. Come afferma Rezzonico (in Piperno, 2012):

> *"L'intersoggettività è un costrutto teorico che interseca differenti settori disciplinari (psicologia, psichiatria, neuropsicologia, neuroscienze) che pongono conoscenze fondamentali per la comprensione delle basi della relazione terapeutica e per la costruzione di quel campo relazionale in cui si sviluppa progressivamente la condivisione di senso capace di condurre all'alleanza terapeutica, all'esplorazione di nuove modalità di funzionamento e quindi al cambiamento del modo di concepire sé stesso nella relazione con gli altri"*

In questi ultimi due anni, caratterizzati dalla comparsa del covid, la ricerca di confronto è stata ancora più evidente. Per questo assistiamo sempre più frequentemente a incontri-confronti online tra psicoterapeuti che appartengono a formazioni diverse ma che sempre di più sembrano condividere il paradigma della complessità e un approccio sistemico-intersoggettivo. Paolo Migone, che agli inizi del movimento della psicoterapia familiare aveva attaccato il suo lato tecnicistico, oggi sottolinea apertamente come anche la sistemica sia psicodinamica.

Sentiamo esplicitamente tornare a parlare di indicazioni e controindicazioni e a riaffermare più che il ruolo delle tecniche quello della *relazione terapeutica*. Del Corno in un recente intervento nel libro a cura di Paolo Migone (2021) sull'efficacia della psicoterapia psicodinamica, sottolinea come anche nella ricerca di un metodo per la misurazione dell'efficacia delle psicoterapie si sia messo finalmente in discussione il principio dell'oggettività, per tornare a cercare di *capire quale psicoterapia, per quale paziente in quale setting*. Tutto questo ci riporta a riflettere sulla diagnosi, sull'alleanza terapeutica e anche sull'invio. La contrapposizione tra modelli sembra, quindi, cedere di fronte al bisogno di ricercare, attraverso il confronto, una possibile integrazione, anche se per alcuni questo porta con sé la paura dell'eclettismo e della perdita della propria identità.

Liotti (2012) già negli anni Ottanta sosteneva che le teorie basate sulla prospettiva sistemico-relazionale "possono risolvere la loro diversità senza contrasti, ma solo collocandosi esplicitamente a diversi livelli di complessità". Nello stesso tempo, sempre in questo stesso articolo, troviamo sottolineata l'importanza di delineare una trama concettuale unitaria, non unica ma molteplice, capace di connettere fra loro diversi aspetti della conoscenza psicologica e psichiatrica. Tutto questo per arrivare, nella formazione dello psicoterapeuta, ad un sapere comune e condiviso per poi fare la scelta di un settore di interesse privilegiato e della corrispondente prassi terapeutica. In altre parole, Liotti auspica una formazione condivisa dello psicoterapeuta, che può in seguito scegliere una sua "specializzazione". Io credo che oggi possiamo essere vicini a questo obiettivo, nella formazione di uno psicoterapeuta relazionale, se non ci perdiamo come in passato nella difesa di interessi particolari.

Il superamento degli approcci come arroccamenti difensivi sembra oggi far emergere un'area condivisa, necessaria ad avviare un dialogo.

Del Corno, ad esempio, sottolinea come Fornari affermasse di essere disposto a parlare con chiunque ma non con qualcuno che nega l'esistenza dell'inconscio. Noi cosa potremo dire di altrettanto significativo che segni un limite tra la possibilità di Dialogo tra me e l'Altro?

Sicuramente potremo affermare come principio irrinunciabile la *relazione* in una visione evolutiva, una lettura contestuale, il nesso tra mondo interno e mondo esterno, una concezione del Sé molteplice, la centralità dell'esperienza nelle relazioni attuali ai fini di un'integrazione evolutiva, la libertà di pensiero che rende curiosi, un concetto di cura che non mira alla guarigione del sintomo ma che tende alla co-creazione di uno spazio di sperimentazione in cui possa prendere vita il soggetto, ridando fiducia e speranza nella relazione con l'Altro.

Come ho già detto in uno scritto precedente (Giacometti, 2020), penso che i nostri potenziali interlocutori per sviluppare un dialogo siano oggi la Teoria dell'Intersoggettività, le Ricerche sul Trauma e la Psicotraumatologia, la Psicoanalisi Relazionale, le teorizzazioni sulla Mente non più separabile dal Contesto e dalla Relazione e le nuove acquisizioni delle Neuroscienze.

Non mi soffermo sulla teoria dell'attaccamento, perché penso che di questa compatibilità si sia già molto parlato tra gli psicoterapeuti sistemico-relazionali che hanno sottolineato, da una parte, la sua potenzialità nella descrizione del livello rappresentativo delle relazioni ma, dall'altra, la sua carenza per non tener conto del nodo ineludibile dell'incontro di coppia in cui convergono i due rami familiari nella trasmissione intergenerazionale. Nello stesso tempo, la teoria dell'intersoggettività prosegue nella direzione dei sistemi motivazionali e, insieme, afferma una dimensione relazionale della mente che vede nell'esperienza intersoggettiva un momento fondante dello 'stare con'. Non dimentico neppure i contributi della teoria delle relazioni oggettuali, con cui si tende oggi a identificare l'approccio psicoanalitico alle relazioni familiari e di coppia, anche se io penso che, per quanto riguarda coppia e famiglia, si debba parlare sempre di psicoterapia psicodinamica. Sicuramente la teoria delle relazioni oggettuali ha permesso di cogliere e leggere il fenomeno della collusione sia a livello di coppia che all'interno della relazione terapeutica, così come ha permesso di individuare i meccanismi di difesa transpersonali presenti nei funzionamenti psicotici e di distinguere tra trasmissione intergenerazionale e transgenerazionale (Scharff Savage, 1999; Nicolò e Trapanese, 2005a). Ritengo comunque che anche i concetti di cui siamo debitori alla teoria delle relazioni oggettuali siano parte consolidata del nostro terreno comune.

Non essendo possibile fermarsi, comunque, su tutti questi contributi, mi concentrerò sul concetto di *mente relazionale* e sul *processo di soggettivazione*, per poi vedere con voi le ricadute di queste nuove acquisizioni nel nostro lavoro clinico. Infine, metterò l'accento sulla intersoggettività come elemento centrale nel processo diagnostico e per la definizione della relazione terapeutica.

Innanzitutto, vorrei partire dalla definizione di "mente relazionale". Si tratta di un sistema di interconnessione multiplo e complesso, la cui organizzazione e il cui funzionamento dipendono dalla qualità delle relazioni che caratterizzano il contesto in cui si sviluppa ed evolve e dai contesti situazionali con cui si trova ad interagire. Ciò significa che il suo funzionamento e la sua organizzazione possono momentaneamente abbassarsi ad un livello inferiore sotto la pressione di un contesto emotivo intenso che ostacola la possibilità di mentalizzazione. In altre parole, autoriflessione, consapevolezza e coscienza sono stati dipendenti e l'instabilità nel funzionamento di ogni soggetto dipende anche dagli incontri che fa in determinati contesti e momenti della vita. Per questo anche per lo psicoterapeuta è necessario garantirsi quello spazio di riflessione che può essere messo in discussione da momenti inevitabili di collusione.

Per quanto riguarda il "processo di soggettivazione" dell'individuo, possiamo definirlo come il processo di separazione e di differenziazione dalle determinazioni significanti, dalle rappresentazioni e aspettative dell'Altro, con la formazione di un soggetto storico capace di accedere ad altre rappresentazioni di sé e di dar vita a nuovi nessi e significati, perché diventato capace di sospendere risposte automatiche, di sperimentare, di riflettere e di operare delle scelte.

Guardando al mondo delle relazioni interiorizzate, possiamo così definirlo come un sistema di molteplici rappresentazioni di sé, dell'altro e della relazione e il senso di identità come la consapevolezza di questi vari aspetti in interazione tra loro. Nello stesso tempo questo mondo interno si presenta anche come un sistema di molteplici livelli di funzionamento che corrispondono alle differenti *relazioni oggettuali* e ai *legami soggettuali* interiorizzati come esperienze dell''essere con' (Nicolò, 2013).

Al centro di queste definizioni sta il rapporto tra l'individuo e il suo contesto di appartenenza, che rappresenta quel contesto di *deuteroapprendimento* in cui l'individuo apprende *i vari modi* di stare con l'altro, apprende *come* conciliare la cura di sé con il prendersi cura dell'altro, *come* separarsi senza rompere il legame, *come* porsi di volta in volta oggetto e soggetto della relazione. E le caratteristiche evolutive di questo contesto di deuteroapprendimento sono *sintonizzazione, flessibilità, negoziazione, intersoggettività.* Queste componenti vanno a costituire quella qualità intersoggettiva dell'esperienza che facilita l'*apprendimento e la significazione* dell'esperienza come *incontro di soggettività interagenti* e affettivamente sintonizzate e facilita l'esperienza di sé e dell'altro come *centri separati di soggettività.*

Per quanto riguarda le ricadute a livello clinico di queste nuove acquisizioni, mi soffermerò sulla diagnosi in termini di funzionamento, sulla qualità della relazione terapeutica e sulla soggettività dello psicoterapeuta che sono temi condivisi da queste teorie e modelli interni all'orientamento relazionale.

Partiamo dallo psicoterapeuta che, in quanto facilitatore evolutivo, deve trasmettere nell'incontro un ascolto senza giudizio, un interesse e un rispetto per la singolarità dell'altro, un amore per la vita che si esprime nel cercare di portare alla nascita quello che non ha ancora avuto spazio per esprimersi. Sappiamo quanto spesso la soggettività venga alienata dal desiderio dell'altro e dalle sue aspettative. Per questo anche lo psicoterapeuta deve riconoscere e rivedere le proprie aspettative per rispettare e rendere possibile quello che l'individuo, la coppia e la famiglia scoprono come proprio bisogno o desiderio, entro i limiti delle proprie potenzialità evolutive. Come osserva anche Minuchin (2009) in un uno dei suoi ultimi lavori, lo psicoterapeuta è *agente di cambiamento vincolato*:

> "*sono i membri della famiglia a determinare i limiti e le possibilità di accedere a modi alternativi di entrare reciprocamente in relazione. Il cambiamento è un'impresa collaborativa in cui, per essere efficace, uno psicoterapeuta deve adattarsi ai*

> *membri della famiglia, unirsi a loro ed espandere sia l'uso che fa di se stesso nella relazione con loro, sia l'uso che i membri della famiglia fanno di loro stessi nelle reciproche relazioni".*

In questa cornice è necessario poter pensare la *soggettività dello psicoterapeuta* nel processo terapeutico perché sia una risorsa. E questa considerazione ci riporta alla necessità di sviluppare un ascolto attento, rispettoso e partecipe del paziente inteso come individuo, coppia e famiglia, con l'abbandono di ideali normativi, che talvolta cercano di creare i pazienti ad immagine e somiglianza dei modelli. Non tutti i pazienti beneficiano dello stesso trattamento e l'uso delle tecniche non può sostituire la soggettività dello psicoterapeuta. Per questo lo psicoterapeuta deve avere anche l'umiltà di riconoscere la possibilità di un invio. Nello stesso tempo, partendo dall'idea che l'uso del proprio Sé è lo strumento indispensabile ad un ascolto maturo, empatico, rispettoso e alla co-costruzione di una relazione di dipendenza evolutiva, anche nella formazione dello psicoterapeuta training e psicoterapia personale devono essere concepiti e riaffermati come momenti fondamentali e indissolubilmente connessi, per raggiungere l'obiettivo di un uso consapevole di sé e della relazione nell'incontro con l'Altro (Giacometti e Mazzei, 2011).

Siamo certamente in una cornice che mira al superamento di uno psicoterapeuta sempre adeguato a qualsiasi contesto, portatore di certezze, che non si interroga sulla situazione che ha davanti e che si pone invece l'interrogativo di che cosa funziona e per chi e di che cosa non funziona e per chi. Nello stesso tempo è necessario che lo psicoterapeuta si nutra, riconoscendo dentro di sé tante voci e parti diverse. Come affermava Pontalis,"ci vogliono parecchi luoghi dentro di sé per avere qualche speranza di essere se stessi". Garantire un'autenticità nella relazione significa garantirsi una vita plurale, che nutra le diverse parti di noi, e sapersi anche muovere tra diverse scuole di pensiero, per non cadere nel dogmatismo e nell'autoreferenzialità. L'incontro con l'altro non può essere dato per scontato. Si rischia il pilota automatico e di non curare più l'aspetto umano dell'incontro. Si tratta di trovare la giusta collocazione alla soggettività, guidati dall'idea che solo il paziente è competente di se stesso. Il rischio del *dover essere* può essere superato dal *rispetto del come è*, dal partire da dove sono l'individuo, la coppia, la famiglia e dall'accogliere la sofferenza come movimento vitale verso una possibilità altra. Come aveva già sottolineato Silvia Soccorsi (1988) alla fine degli anni Ottanta affrontando il tema della diagnosi, l'obiettivo non è spingere la famiglia ad andare avanti, ma piuttosto permetterle di vivere e maturare nella relazione terapeutica una fase del ciclo evolutivo con le problematiche che lo caratterizzano.

Per questo è necessario valorizzare il soggetto nella ricerca della sua verità, con le sue potenzialità evolutive e con i suoi limiti, soprattutto oggi che la nostra cultura continua a sollecitarci ad essere performanti, veloci ed efficienti, ad adottare tempi e modi contrari alla possibilità di fermarsi a pensare e di scegliere. Non dobbiamo scordarci che anche noi siamo parte di questo contesto, ma non c'è dubbio che la nostra professione consista nell'essere testimoni e garanti dell'essere del Soggetto.

Ho riportato qui alcune considerazioni di psicoterapeuti che, pur facendo parte di scuole di pensiero diverse, concordano nell'indicare nella relazione terapeutica e non nelle tecniche il fattore trasformativo, quello che viene definito fattore aspecifico. Ma proprio perché la Soggettività dello psicoterapeuta è in primo piano e proprio perché la terapia si focalizza sull'esperienza, la mente dello psicoterapeuta deve poter essere allenata a diventare uno spazio in cui far dialogare le varie voci in campo, compresa la propria, per concertare un possibile incontro tra soggettività interagenti. Per questo dobbiamo garantirci quel livello di mentalizzazione che fa da filtro tra emozioni, sentimenti e pensieri.

Prima di andare avanti penso però sia utile tornare sul concetto di "intersoggettività" come ponte tra teoria e clinica. Sicuramente l'intersoggettività è insieme alla sintonizzazione, alla flessibilità di risposta e alla negoziazione, una delle caratteristiche evolutive di un contesto interpersonale.

Anche in questo caso sono d'accordo con Liotti, che sottolinea come il sistema motivazionale dell'intersoggettività sia un *sistema sovramodulare*, sia cioè non un sistema motivazionale come gli altri la cui funzione risolve uno specifico bisogno biologico o biosociale, ma sia invece un 'come' che riguarda tutti i diversi ambiti della relazione.

Oltre ad indicare un sistema mentale sovraordinato, che rende possibile la modulazione e la regolazione di tutti gli altri sistemi motivazionali, l'intersoggettività definisce quella qualità della relazione che permette di sviluppare la capacità di sospendere risposte precostituite per porsi con curiosità nei confronti dell'altro, diverso da me (rendendo ogni scambio un riconoscimento dell'altro come interlocutore, senza darlo per scontato) e di sentirsi appartenenti anche nella distanza. E come psicoterapeuti familiari sappiamo quanto sia importante valutare come le relazioni rappresentate e le interazioni reali facilitino o meno quell'esperienza che rende possibile muoversi tra appartenenza e separatezza, continuando a mantenere il legame anche in presenza di dissonanze e differenze e, nello stesso tempo, riuscendo a separarsi per fare altre esperienze di relazione.

Nella *negazione dell'intersoggettività*, vediamo chiaramente come si definisca una relazione Io-Esso in cui l'altro è trattato come oggetto da manipolare, da sedurre, da colonizzare, qualità della relazione che troviamo prevalere rigidamente nei funzionamenti psicotici e border. La non sintonizzazione, il non riconoscimento, l'intrusione, la negazione, la disconferma, insieme all'uso di risposte automatiche non pensate (comprese le nostre) vanno a caratterizzare il fallimento dell'intersoggettività e fanno da ostacolo al processo di soggettivazione. È in questi stessi contesti, in cui l'intersoggettività è negata o assente, che anche il livello di funzionamento dello psicoterapeuta può abbassarsi. Per questo, come ho sottolineato più volte, anche per noi è necessario garantirsi quello spazio di riflessione (autoriflessione, supervisione) che può essere messo più volte in discussione da contesti emotivamente attivanti o da momenti inevitabili di collusione. A livello clinico, possiamo quindi definire l'intersoggettività come quella qualità della relazione che consente di sperimentarsi con la fiducia che l'Altro capisca, condivida e rispetti i tempi di questa sperimentazione e sia curioso di conoscermi senza darmi per scontato.

Anche per quanto riguarda la qualità della relazione terapeutica tornano, dunque, in primo piano *sintonizzazione, flessibilità di risposta, negoziazione e intersoggettività*. Nello stesso tempo la qualità intersoggettiva della relazione richiede, da parte dello psicoterapeuta, un uso sintonizzato, flessibile e aperto di Sé. Come sappiamo soggettività e intersoggettività sono strettamente interconnesse.

■ Le ricadute dell'integrazione di questi contributi a livello clinico.

Per quanto riguarda la diagnosi, l'assenza o carenza di uno spazio intersoggettivo nelle relazioni diventa centrale per la valutazione del funzionamento sostenuto dalle caratteristiche del contesto interpersonale di riferimento. Sto parlando della distinzione tra *funzionamento nevrotico, border* e *psicotico*, al di là della sintomatologia espressa, in modo da rilevare qual è l'area compromessa e scegliere la qualità della relazione che meglio può facilitare la costruzione di un'alleanza terapeutica.

A livello diagnostico, è necessario dunque tornare a valutare la qualità delle relazioni del contesto di appartenenza e il tipo di funzionamento che tendono a rinforzare, invece di fermarsi a una diagnosi in base ai sintomi. Diagnosi in base ai sintomi che spesso ha portato alla formulazione di modelli validi aprioristicamente. Torna così in primo piano la scelta dello psicoterapeuta, che non può operare in base ad un modello precostituito. E per raggiungere l'obiettivo di una psicoterapia che non è l'eliminazione dei sintomi ma una nuova esperienza di come stare nella relazione, la qualità della relazione terapeutica acquista un ruolo di primo piano, anche nella fase iniziale che, sappiamo, può richiedere allo psicoterapeuta di non sollecitare il sistema di attaccamento, come avviene nei casi dei disturbi della fiducia di base in presenza di sviluppi traumatici e in presenza di angosce di annichilimento in ambito psicotico (Orefice, 2002; Liotti e Farina, 2011; Toscani, 2019).

Se la relazione terapeutica è in primo piano come fattore trasformativo, la co-costruzione di un'area esperienziale trasformativa necessita prioritariamente, al di là dei modelli e delle tecniche, di instaurare un'esperienza interpersonale profonda, pur nell'asimmetria dei ruoli. Una relazione che deve essere autentica, spontanea e significativa, ma che deve modularsi nella ricerca di una giusta distanza e vicinanza, "dal momento che gli aspetti aspecifici, il modo di essere dello psicoterapeuta e la qualità della relazione interpersonale, devono costantemente accompagnare e sostenere i fattori specifici e le tecniche". Nel processo terapeutico la possibilità di mantenere, all'interno della relazione, quello spazio mentale che consente il riconoscimento dell'altro, dei suoi bisogni, delle sue esigenze e di ciò che avviene nella relazione stessa, non è data una volta per tutte neppure per lo psicoterapeuta, ma dipende dalla sua capacità di aprirsi a un processo conoscitivo e di utilizzare modalità di intervento non precostituite o dettate in automatico dal modello di appartenenza. Ne consegue che, oltre a formulare una diagnosi in termini di funzionamento, è necessario che lo psicoterapeuta si interroghi sulla propria soggettività e sull'esperienza. Il riferimento è alla *funzione riflessiva* di Fonagy (2015) e all'idea che la psicoterapia possa essere interpretata anche come "un esercizio all'espressione interiore degli affetti attraverso la loro manifestazione in un'atmosfera di maggiore contenimento e sicurezza rispetto al mondo reale. Un disturbo della funzione riflessiva può essere legato alla paura di pensare liberamente per il timore di non sentirsi sufficientemente sostenuti o per il timore di tradire vincoli di lealtà, o ancora alla non integrazione fra l'essere per se stessi e l'essere per l'altro". Per lo psicoterapeuta, può giocare la fedeltà al modello, il suo bisogno di riconoscimento, la sua difficoltà ad assumere una posizione interlocutoria.

In questo modo emergono come dimensioni fondamentali della psicoterapia, quella *speculativa del riflettere su* e quella *esperienziale dello sperimentarsi* in nuove situazioni esistenziali. A questo proposito, come sottolinea Stern, mettendo in primo piano i momenti vissuti e condivisi, "comprendere e raccontare non è sufficiente di per sé a produrre un cambiamento, ci deve essere anche un'esperienza reale, un evento soggettivamente vissuto, con sentimenti espressi e azioni compiute in tempo reale, nel mondo reale, con persone reali, in un momento esperito come presente". Con Bateson potremo dire che si tratta di co-costruire un nuovo contesto di deutero-apprendimento in cui si possa sperimentare nella relazione con l'altro un 'nuovo come'.

Anche nell'esperienza terapeutica, come nelle relazioni della vita reale, si alterneranno momenti di sintonizzazione a momenti di rottura, cui faranno seguito movimenti riparativi.

Sicuramente le rotture possono essere utili se il legame di fondo è sufficientemente forte.

> *"Le vere rotture, quelle più pericolose, si verificano quando vi è un costante fraintendimento intersoggettivo che può corrispondere ad un ascolto distratto, a un'attitudine non rispettosa verso l'altro, ad un non riconoscimento della sua singolarità, ad una mancata valutazione diagnostica, all'applicazione automatica di un modello o di una tecnica, alla non sintonizzazione con i tempi dell'altro. In questa dinamica incidono anche gli assetti collusivi, le congiunzioni e le disgiunzioni che accompagnano ogni incontro"* (Stolorow e Atwood, 1995).

La mancanza di sintonia può dipendere da problemi di attenzione, preoccupazioni che possono allontanare attenzione e disponibilità verso l'altro. Come può accadere, al contrario, in presenza di una risonanza eccessiva o nel caso ci si soffermi più su quello che si vede piuttosto su quello che non si vede. Il problema, comunque, non sono tanto i problemi di inevitabile collusione o rottura, quanto la disponibilità dello psicoterapeuta a riparare, a interrogarsi, la sua autentica tensione verso l'altro, la sua capacità di rispettarne le esigenze.

Da quanto detto finora, è chiaro che emerge il superamento dello psicoterapeuta opaco, cadaverizzato, astinente, a favore di uno psicoterapeuta empatico e partecipativo. Lo psicoterapeuta deve quindi essere capace di proporsi come risorsa, e la sua partecipazione deve diventare oggetto di auto-osservazione e auto-riflessione. A questo proposito, potremo pensare di trovarci di fronte ad una nuova fase, al passaggio dall'osservazione partecipe, propria della seconda cibernetica, a una *partecipazione osservata* (Hirsch, 1996).

Tornano così in primo piano *il corpo* e *la comunicazione non verbale*, sia dello psicoterapeuta, sia del/dei pazienti.

> *"La posizione vis a vis non corrisponde ad una psicoterapia superficiale contrapposta a quella più profonda del lettino, ma ad una psicoterapia dove anche il corpo del paziente e dello psicoterapeuta si incontrano e comunicano con maggior facilità nel campo intersoggettivo".*

Quello del corpo e della comunicazione non verbale è un altro aspetto che contraddistingue la clinica sistemico-relazionale fin dai suoi inizi, ripreso per la sua importanza nel lavoro con soggetti traumatizzati e sostenuto dall'idea che ci viene dalle neuroscienze dell'importanza della conoscenza legata al corpo e all'azione. Proprio questa idea deve essere forse più valorizzata e recuperata sia a livello clinico che di ricerca, anche perché nel corso degli anni è stata proprio paradossalmente trascurata l'inevitabile partecipazione dello psicoterapeuta, con il suo non verbale, alla definizione della relazione. Come anche la McWilliams (1999) sottolinea, "gli individui con disturbi psicotici hanno bisogno di sentire che sono con qualcuno forte, esperto e che non si lascia facilmente danneggiare o indebolire", ma soprattutto hanno bisogno di sentire un tono che comunica rispetto.

Un'altra considerazione riguarda il *setting*, pensato come *funzione del processo terapeutico* anziché come *funzione del modello di psicoterapia*. Da questa definizione deriva la variabilità del setting, "la possibilità di oscillare, a seconda delle vicissitudini del processo terapeutico, fra una dimensione sovrasistemica e una sottosistemica, ad esempio famiglia e individuo". Stern addirittura afferma che "lo psicoterapeuta è costretto ad attraversare e riattraversare i confini tra l'interpersonale e l'intrapsichico e che "la psicoterapia è contemporaneamente psicoterapia individuale, psicoterapia di coppia e psicoterapia familiare tutto insieme o in sequenza". Lasciando da parte questa suggestiva affermazione sistemico-relazionale di Stern, questo modo di concepire il setting, nel caso di situazioni complesse, ci può permettere di iniziare una psicoterapia dove è possibile individuare una porta di entrata più favorevole (Cirillo e al., 2016) "un'alleanza possibile, anche se contigua o marginale alla persona che mostra il disturbo in maniera più conclamata".

A proposito della variabilità del setting, non intendo riferirmi solo alla clinica per sottosistemi, ma alla necessità nella fase diagnostica di coinvolgere e sondare i contesti relazionali di appartenenza. A questo proposito Menarini e Pontalti già nel 1986, parlando del setting familiare come setting mentale dello psicoterapeuta, ne sottolineavano la potenzialità a livello di diagnosi, e vedevano nella consultazione familiare un momento imprescindibile della valutazione nel caso in cui il sintomo e il disagio venissero espressi da un bambino o da un adolescente. Potremo anche pensare che uno psicoterapeuta sistemico relazionale possa far interagire sottosistemi diversi in momenti particolari del processo terapeutico.

Un ultimo aspetto riguarda la *negoziazione*, che Piperno considera come un'alternanza equilibrata tra *otium* e *negotium*, aspetti fondamentali nelle relazioni umane: uno stare con se stesso e uno stare con l'altro, un essere con se stesso ed essere con l'altro. Sicuramente sono due movimenti che accompagnano continuamente la nostra vita, e che rimandano alla ricerca di una giusta misura nella cura di sé e nella cura dell'altro, all'equilibrio tra una giusta distanza e una giusta vicinanza tra sé e l'altro. È ovvio che, nell'esperienza terapeutica, un errore di valutazione in cui si lascia l'altro solo nel momento del bisogno, che magari viene segnalato male o come non bisogno, comporta la comparsa di stati mentali dolorosi. Così come però una vicinanza troppo preoccupata, in una data fase del processo terapeutico, può impedire al singolo il ricorso alle sue risorse o, comunque, fargli sentire che la sua capacità di farcela da solo non viene sufficientemente sostenuta.

Una considerazione finale vorrei riservarla al trattamento dei casi, come nella psicosi, che richiedono la presenza di più operatori a diversi livelli. Interdisciplinarietà, intersoggettività e integrazione diventano qualità necessarie anche tra gli operatori che lavorano su uno stesso caso. In particolare, va detto che non basta parlare di intervento integrato per parlare di integrazione, perché in mancanza di una lettura condivisa dei sistemi interrelati, di un'analisi della domanda e dell'eventuale invio non si può produrre alcuna integrazione dei processi e dei contenuti, ma può crearsi al contrario un'area resistenziale, difensiva, che impedisce di elaborare gli assetti collusivi. In altre parole, la relazione tra gli stessi operatori deve diventare il luogo privilegiato di raccolta delle informazioni. I loro vissuti, le loro emozioni, i loro agiti, i loro conflitti sono elementi importanti da analizzare ed elaborare per comprendere i bisogni e le paure che vengono espressi in quella situazione specifica. In questo senso una crisi nel sistema curante può essere un momento ricco di informazioni, se ci si riesce a garantire uno spazio di dialogo e di riflessione e a comprendere le componenti di un conflitto agito e che ci agisce. Nel caso delle psicosi, infatti, la premessa che istituisce la cura sembra presentarsi come una sorta di rebus, la cui soluzione necessita di un modello di lettura pluridimensionale e di una modalità tesa all'integrazione, attraverso l'elaborazione dei portati transferali e controtransferali, degli aspetti scissi nel sistema terapeutico allargato dove le varie funzioni nel gruppo di lavoro sono in una relazione dialogica e collaborativa (De Rysky et al, 1995).

■ Conclusioni

Chi pratica la psicoterapia raramente è un purista
(McWilliams N., 2006)

Dopo quanto detto, io continuo a pensare che ancora oggi il paradigma sistemico-relazionale sia una chiave di lettura che coincide con una dimensione biopsicosociale, che se non viene accettata e valorizzata rischia di richiudere la prassi in una concezione pericolosamente riduttiva. Molti di noi sanno quanto sia stata deleteria l'identificazione di ottica sistemico-relazionale e psicoterapia familiare. Questo significa che la psicoterapia familiare, di coppia e individuale continuano a rappresentare i potenziali contesti in cui affrontare il disagio. Per questo, però, anche in presenza di una richiesta esplicita, lo psicoterapeuta deve dar vita a una valutazione che tenga conto della fattibilità di un percorso in quel contesto. Noi psicoterapeuti relazionali sappiamo che le relazioni familiari, come quelle di coppia, possono essere una risorsa ma insieme il limite che si erge di fronte alla possibilità evolutiva del singolo. In quest'ultimo caso è necessario poter riconoscere questo limite ed elaborare il lutto che porta ad accettarne i limiti, senza insistere in aspettative rigide che alimentano recriminazioni distruttive, e a pensare ad uno spazio di sperimentazione esterno alla famiglia o alla coppia, che permetta di proseguire nel processo di crescita e di apprendere nuovi modi di stare con l'altro. Ma proprio per questo, anche il sociale ha una funzione fondamentale.

Questo significa che in alcuni casi una psicoterapia familiare e/o di coppia può essere la premessa necessaria a una psicoterapia individuale, perché permette di sperimentare un senso di appartenenza e i suoi limiti. Questi sono i casi in cui spesso il funzionamento delle relazioni familiari è un funzionamento border o psicotico, in cui è assente o carente una sperimentazione intersoggettiva. In questi casi è l'intersoggettività stessa a essere messa in discussione.

A guidarci nel ragionamento clinico, alla ricerca della praticabilità di un percorso evolutivo, non sono, quindi, tanto i sintomi quanto il funzionamento e l'organizzazione che guidano, definiscono e limitano il rapporto tra Sé e l'Altro.

Infine, come sottolinea Stern, questo modo di concepire l'incontro e la relazione terapeutica, che si ispira in larga parte alla teoria dei sistemi dinamici, si basa sulla co-creazione di contesti in cui nuove proprietà emergenti siano permesse e incoraggiate, e a loro volta stabiliscano il contesto successivo in cui qualcos'altro può accadere. L'accento è sull'esperienza nella relazione terapeutica, l'esperienza di esserci reciprocamente per l'altro, pur in una congrua asimmetria di ruoli. "È questo 'fare insieme' che arricchisce l'esperienza e produce un cambiamento nel 'modo di essere con gli altri" (Stern, 2005).

In quest'ottica, secondo me, l'obiettivo della psicoterapia non è quindi la modificazione o l'eliminazione dei principi organizzatori esistenti, bensì la costituzione, il consolidamento e l'integrazione di principi alternativi che amplino il bagaglio esperienziale. I residui dell'organizzazione limitata del Sé, i vecchi legami, le antiche configurazioni relazionali non scompaiono, anzi vanno riconosciuti e continuano a esistere come possibilità sempre aperte. Al Soggetto spetta di rinnovare la scelta tra vecchi e nuovi sentieri da percorrere.

Anche per noi clinici e formatori oggi si tratta di fare delle scelte, di assumerle e di avviare un confronto tra di noi e con gli altri interlocutori che condividono l'orientamento relazionale sia a livello clinico che a livello di formazione. Adesso forse è possibile riconoscere un'area condivisa, quella del nesso tra qualità delle relazioni e nascita di un soggetto in grado di continuare ad apprendere dall'esperienza. E questo vale innanzitutto per lo psicoterapeuta che di fronte alla complessità della realtà umana ha il compito di articolare e negoziare dentro e fuori di sé differenza e molteplicità.

2. Arti e scienza della cura del Sé

di Giuseppe Ruggiero, Tullia Toscani

▪ Prologo. Nasciamo con il compito di diventare umani

Abbiamo pensato di offrire questa riflessione in una maniera che fosse rigorosa e creativa al tempo stesso, per cui cercheremo di usare due registri diversi in un dialogo, uno un po' più saggistico, scientifico, di riflessione teorico-clinica, un altro più suggestivo, inserito in una cornice che definiamo "cornice estetica", utilizzando il linguaggio poetico.

Che cosa significa diventare umani?

Nasciamo con questo compito, e questo processo di "umanizzazione" dipende dalla nostra capacità di trasformare la biologia in poesia, sviluppando le qualità estetiche essenziali che ci consentono di cogliere i nessi tra esperienze, luoghi, persone e cose che incontriamo lungo il nostro percorso di vita.

Alla base del diventare soggetti, del creare relazioni, del costruire relazioni di guida, c'è questa urgenza, questo compito che ci viene affidato alla nascita: umanizzarci. Per comprendere l'importanza del processo di "umanizzazione" è molto importante riflettere su un altro bel pensiero di un filosofo, Hölderlin (2018), che parla dell'"abitare poeticamente il mondo", nel senso di riconoscere che la mente umana contiene una natura poetica. Anche Hillman ha parlato dell'importanza di sviluppare un sentimento poetico della vita, di dedicare, cioè, attenzione a una dimensione poetica dell'esistenza. Ecco, questi pensieri e citazioni che offriamo come premessa ci possono accompagnare durante tutto il percorso di questo testo scritto:

> *"Cosa succede in una relazione?" In una relazione affettivamente significativa, e quindi anche in una relazione di cura, "Tu trasformi me dentro di te, io trasformo te dentro di me."*
> *(G. Ruggiero)*

T. Toscani: E allora quale teoria per la mente individuale? Non è facile rispondere a questa domanda. Tanti sono i contributi oggi interessanti, utili e che occorre studiare e approfondire, ad esempio quelli che provengono dagli studi della Neurobiologia interpersonale, dell'Infant Research, della Psicologia dello sviluppo, della Psicoanalisi Relazionale. Tutte queste discipline hanno contribuito alla definizione di cosa si intende per "mente individuale". Queste discipline oggi sono arrivate a dare importanza e valore a quello che è il nucleo originario della teoria sistemica, che ha sempre pensato – come si è visto già a partire da G. Bateson (1977) – il soggetto come un sistema dinamico, unitario, complesso, capace di riflettere su se stesso, ma anche sul contesto nel quale è inserito e di avere una struttura strettamente collegata a un'organizzazione contestuale, che ha un proprio ritmo e che vive nel tempo. Un soggetto, dunque, in grado di riflettere sulle proprie azioni e sui suoi pensieri, di comprendere come si muove la propria mente all'interno della relazione.

La teoria sistemica non ha mai formulato una "teoria della mente individuale" in maniera strutturale e compiuta, e forse qui sta anche la sua ricchezza e il suo limite, ma sicuramente ha definito, fin dalle sue origini, il soggetto come un sistema in parte simile a tutti i sistemi viventi, che si comporta come qualsiasi sistema dinamico. Un sistema quindi che non dipende solo da principi di causa-effetto, che è lontano dall'avere un equilibrio statico, poiché lo perde e lo riconquista continuamente. L'essere umano, inoltre, come tutti gli esseri viventi è alla ricerca di una felicità e di una serenità che, rispetto alle sue specificità ontologiche, si correla alla spiritualità.

Possiamo definire pertanto la natura sistemica del Soggetto. L'essere umano, ci ricorda Florita (2011) in quanto Sistema Vivente, si comporta come un sistema dinamico non lineare, ossia lontano dall'equilibrio, sensibile alle condizioni di partenza, tollerante l'incertezza sulle possibili deviazioni e aperto verso molteplici direzioni.

G. Ruggiero: ricordo che il Premio Nobel per la Fisica è stato vinto da un italiano, Giorgio Parisi, studioso dei sistemi complessi, il quale si è occupato di questo concetto fondamentale per noi: l'ordine che si forma attraverso le fluttuazioni. Vittorio Guidano, in un vecchissimo testo, *La struttura narrativa dell'esperienza umana*, afferma:

> *"queste cose, i sistemi complessi hanno subito un'applicazione nel campo della psicologia e del funzionamento mentale. Il fatto che tutto il ciclo di vita individuale sia sempre l'espressione di un ordine attraverso fluttuazioni continue, in cui il punto di equilibrio viene continuamente spostato, significa che mai nel ciclo di vita individuale c'è la possibilità di raggiungere un punto di equilibrio stabile e permanente. Cioè nel ciclo di vita di una persona non c'è mai un momento in cui si raggiunge qualcosa di stabile come, per esempio, la saggezza o la maturità".*

Questa riflessione è importante se pensiamo al concetto di mente individuale e alle teorie sistemiche che cercano di delineare un profilo di "personalità". Noi siamo continuamente oscillanti in questa fluttuazione continua che è la vita e in un ordine che ogni volta viene scompaginato e si deve ricostruire.

La radice sistemica degli studi della cibernetica, della fisica nella sua traiettoria quantistica, è un altro degli aspetti importanti che va recuperato per capire bene come funziona la mente individuale. Oggi noi abbiamo un'idea di personalità che è biopsicosociale, idea sostenuta da tantissimi teorici di approcci diversi, compreso quello sistemico. La teoria sistemica della personalità si basa su due concetti che noi conosciamo benissimo, che sono appunto l'"Equifinalità" e la "Multifinalità". Nei processi diagnostici, nella costruzione clinica della relazione terapeutica, ragionare in termini di Equifinalità e di Multifinalità è veramente necessario soprattutto per noi che abbiamo una concezione così ampia della sofferenza umana. Quali modelli allora, di altre appartenenze teoriche, possono essere vicini alla nostra teoria sistemica e ci potrebbero ispirare? Ne abbiamo trovati alcuni, ma è chiaro che poi la ricerca potrebbe ulteriormente spaziare. Ad esempio, il modello delle Neuroscienze Affettive di J. Panksepp è molto utile a un clinico che lavora da una prospettiva epistemologica sistemico-relazionale. C'è questa bellissima poesia di Thich Nhat Hanh, che lascio leggere a te.

Siamo ciò che sentiamo
e percepiamo
Se siamo arrabbiati
siamo noi la rabbia
Se siamo innamorati
siamo noi l'amore
Se guardiamo una vetta innevata
siamo noi la montagna
Mentre sogniamo
noi siamo il sogno
Thich Nhat Hanh
(*Cit. in* Panksepp e Davis, 2020)

G. Ruggiero: cosa ci dice Panksepp, che è stato definito il profeta delle emozioni? Noi possiamo studiare la personalità secondo teorie che concepiscono l'integrazione come un processo che dal cognitivo procede verso l'emotivo e sensoriale, top down, o secondo una concezione dello sviluppo che va dal basso all'alto, bottom up. Probabilmente, se la nostra comprensione neurobiologica dello sviluppo della personalità viene concettualizzata dal basso verso l'alto – a partire quindi dai primitivi sistemi emotivi di cui egli ci parla (sono sette, come vedremo) – capiremo meglio come funzionano i "livelli alti", cioè il linguaggio, il pensiero, la riflessione, la metariflessione.

Panksepp distingue, come dicevamo, questi sette sistemi emotivi primari:

- sistema della ricerca (Seeking)
- sistema della rabbia (Rage)
- sistema della paura (Fear)
- sistema del desiderio sessuale (Lust)
- sistema della cura (Care)

- sistema del panico/dolore (Grief)
- sistema del gioco (Play)

È una teoria evolutiva della mente, quella di J. Panksepp, che ci fa vedere come nel bambino (non parla mai di cervello e mente separati, ma anche da un punto di vista linguistico preferisce scrivere «cervello-mente, mente-cervello») i triangoli sono rovesciati: nella prima fase di sviluppo del bambino è più grande la parte dei sistemi emotivi primari, quelli primitivi che funzionano secondo meccanismi arcaici. Poi, man mano che il bambino cresce in condizioni variabili di attaccamento, di relazioni con i caregiver ecc., riduce l'influenza della parte affettiva primaria sui suoi comportamenti, mentre si cominciano a sviluppare, grazie all'apprendimento e alla memoria, i sistemi che poi faranno parte della mente-cervello dell'adulto: cominciano a funzionare di più il pensiero e la riflessione. Questo non significa che da adulti non continuiamo ad essere condizionati anche dai livelli inferiori, ma li abbiamo integrati maggiormente nelle realtà della mente-cervello dell'adulto.

Quindi questo modello che cosa ci insegna?

Che è importante imparare a regolare le basi emotive ed evolutive della personalità per raggiungere quella che Aristotele chiamava "phronesis", cioè la capacità di comportarsi con saggezza – con "intelligenza emotiva" direbbe Goleman (2011) – ovvero la capacità di adattare le emozioni al contesto per conoscere meglio chi siamo e che cosa vogliamo diventare. Questo modello ci dice infine un'altra cosa importante, ossia che sono proprio i nostri affetti emotivi primari che hanno un tipo di coscienza che J. Panksepp chiama "anoetica". Non è ancora una coscienza riflessiva, ma è rudimentale, grezza, però fondamentale, perché va a condizionare tutti i nostri comportamenti. Sono proprio questi nostri affetti emotivi, afferma J Panksepp, che influenzano poi le percezioni e condizionano il modo in cui noi ci comportiamo in un certo contesto e in un certo ambiente: possiamo avvicinarci con curiosità, possiamo allontanarci per paura o evitare certe situazioni che percepiamo come pericolose. Se, ad esempio, stiamo facendo un'escursione in un'area selvaggia, potremo osservare comportamenti diversi: una persona la vede come una possibilità eccitante e va a esplorare, un'altra rifiuta quell'esperienza e fa un passo indietro, una terza respinge quell'idea come una cosa infantile. Questo fa vedere quali sono le differenze di personalità, una base però è abbastanza comune a tutti gli esseri umani. (Panksepp e Davis, 2020)

T. Toscani: Giuseppe, questo è un pensiero importante, però dobbiamo stare attenti a non cadere in una logica che può farci pensare quasi a un rapporto di causa-effetto, nel senso che la dimensione affettiva condiziona, incide sul pensiero e sulle percezioni, ma anche un pensiero incide, riflette, modifica l'affettività e interviene a modificare lo stato della percezione corporea. Abbiamo abbastanza anni sulle spalle da ricordarci dei movimenti degli anni Settanta, le scritte sui muri: "la fantasia distruggerà il potere", "una risata vi seppellirà",[4] legate in realtà nell'Ottocento ai movimenti anarchici. Le idee hanno "mosso" negli anni Settanta emozioni, solidarietà, relazioni sociali. Oggi abbiamo bisogno di un modo nuovo di far cultura, di formulare un pensiero che rilanci, aggreghi e faccia uscire da questo stato di paura sociale che lascia tutti nell'isolamento relazionale.

Oltre al "pensiero", dunque, anche la "percezione".

Chi non ha mai sperimentato l'innamorarsi a prima vista? Per un odore, un profumo, un movimento, una prossemica. Uno stimolo imprevedibile può modificare il nostro stato mentale e corporeo, lo afferma anche la ricerca neuroscientifica, andando a legittimare l'esperienza. Le emozioni modificano a loro volta il pensiero.

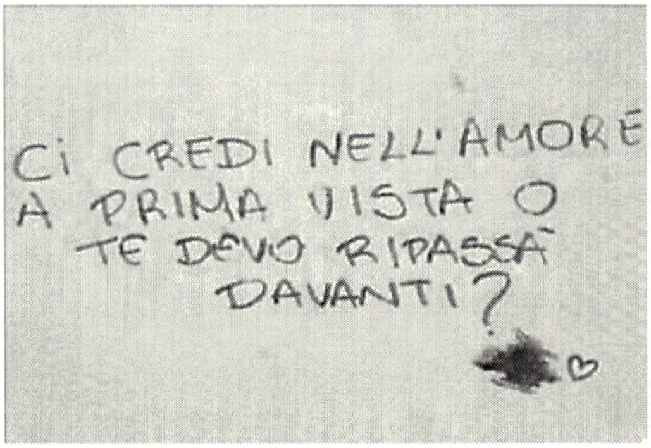

Cerchiamo la "chiave d'entrata" in un processo che non è sequenziale

Quando ci troviamo di fronte una persona che viene a chiederci aiuto, dobbiamo ricordarci che percezione, affetto e cognizione sono tre organizzatori dell'esperienza che in una interconnessione armonica permettono l'integrazione dell'esperienza e quindi adattamenti evolutivi. Qual è il livello, e quindi il canale preferenziale, attraverso il quale l'individuo riesce meglio a riconoscere l'esperienza? Chiediamoci, nell'incontrare il paziente, se è più in grado di riflettere a un livello cognitivo o affettivo.

Se arriva una persona che si rapporta a noi soprattutto a livello cognitivo, non possiamo entrare a "gamba tesa" e lavorare sulla

---

[4] È una frase a cui è difficile attribuire una paternità certa. Nasce come motto anarchico nell'Ottocento, alcuni ritengono che a pronunciarla per primo sia stato addirittura Michail Bakunin.

In Italia è nota soprattutto come motto del movimento del '77, erede - seppur polemico - del Sessantotto percezione, oppure muoverci su un piano strettamente emotivo, perché la persona non è in grado di seguirci su quel livello comunicativo ed esperienziale. Occorre a poco a poco costruire tutti i passaggi esplorando le sue risorse potenziali, riconoscendo quelle che ha rafforzato, e anche quelle che non sono state adeguatamente sviluppate.

G. Ruggiero: Quindi stai dicendo che cognizione, emozione e percezione stanno in una relazione di circolarità?

T. Toscani: Sì, assolutamente.

G. Ruggiero: Allora ti affido questo compito di provare a spiegare che cosa significa diventare soggetto.

T. Toscani: Il processo attraverso il quale diventiamo "soggetto" è un processo che si sviluppa nella relazione. Si tratta di un percorso di collegamento tra corpo, mente e cervello, in un processo dinamico e intersoggettivo che inizialmente avviene a livello diadico tra l'infante e il caregiver fin dalla fase di gestazione, ma che via via si apre sempre di più ad un terzo caregiver che è la famiglia, il contesto sociale, quel "terzo" che consente lo sviluppo sociale interpersonale. Attenzione, però: normalmente pensiamo alla diade come uno spazio intimo, uno spazio quasi sacro, importante. Ma dobbiamo ricordarci che la diade è sempre il lato di un triangolo relazionale: emerge sempre, come nel gioco della figura-sfondo, da un contesto che è quella "dimensione terza" che consente e garantisce l'incontro stesso.

G. Ruggiero: una bellissima immagine che ha offerto Luigina Mortari (2015) si riferiva al bambino che, quando nasce, trova le braccia della madre. Secondo me trova "le braccia del mondo", non solamente quelle della madre, perché noi entriamo dentro un sistema, dentro una complessità, al di là della funzione culturale specifica legata alla madre. Luigina Mortari ha parlato di "vulnerabilità" e "dipendenza". Mi viene in mente questa immagine proposta dalla filosofa Adriana Cavarero (2013): "l'uomo retto". Il maschile è retto, anche da un punto di vista morale; la rettitudine fa pensare ad un "io" che sta dritto, in piedi. Ma noi oggi abbiamo completamente frammentato questo "io retto" in tanti piccoli "pezzi": lo abbiamo "fatto a pezzi ", si potrebbe dire, dimenticandoci che invece il gesto della cura è "l'inclinazione". La parola "clinica" deriva da "inclinarsi", cioè inchinarsi sul letto del paziente; il medico si inchina, si avvicina e nel movimento di inclinazione scopre questi tre aspetti che sono imprescindibili da un'esperienza di cura: l'esposizione, la vulnerabilità e la dipendenza.

Un mio brano poetico recita così:

Non esiste un solo neurone
indipendente
Siamo snodi di sinapsi
corrispondenze stellari
con frammenti di sogni
dimenticati
negli oceani interiori
dei nostri comuni antenati
Io dipendo dal tuo sorriso
dalla tua voce
dalla sensibilità delle tue mani
Nel tuo gesto riconosco
il mio richiamo
dalla tua attenzione
dipende il mio volermi bene
Dipendo da una goccia
da una pazienza
dalla premura del seminatore.
G. Ruggiero

Questo possiamo ritrovarlo, a mio avviso, nel modello che ci propone Louis Sander in un suo interessantissimo libro, "*Sistemi viventi*". Si tratta del modello sistemico dell'interazione, un modello complesso di auto ed etero-regolazione, dove il bambino si autoregola attraverso la relazione con il caregiver, che a sua volta si autoregola attraverso gli scambi che ha con il bambino, permettendo così una prevedibilità e probabilità di comportamenti. Ci sono dei modelli attesi, delle aspettative che si cominciano a creare, e c'è un certo grado di prevedibilità tra i due partner. Questo succede anche negli adulti, nelle coppie, nelle famiglie, così come nella relazione terapeutica. Guarda caso, proprio Sander ci dice che tutto questo accade per una specificità della relazione che c'è tra madre e bambino, ma anche per un altro fattore importante che è la ritmicità, perché questi processi di autoregolazione ed eteroregolazione possono avvenire soltanto se nel momento dell'incontro c'è una forte attenzione alla ritmicità degli scambi.

Si tratta, secondo l'Autore, di due stati di consapevolezza che si mettono a confronto: si crea una corrispondenza tra il modo in cui ciascun partner conosce se stesso e il modo in cui è conosciuto dall'altro. Quindi, questi due partner co-creano la relazione, realizzando la sintesi, il punto di unione tra processi interni e processi interattivi.

Il modello sistemico dell'interazione

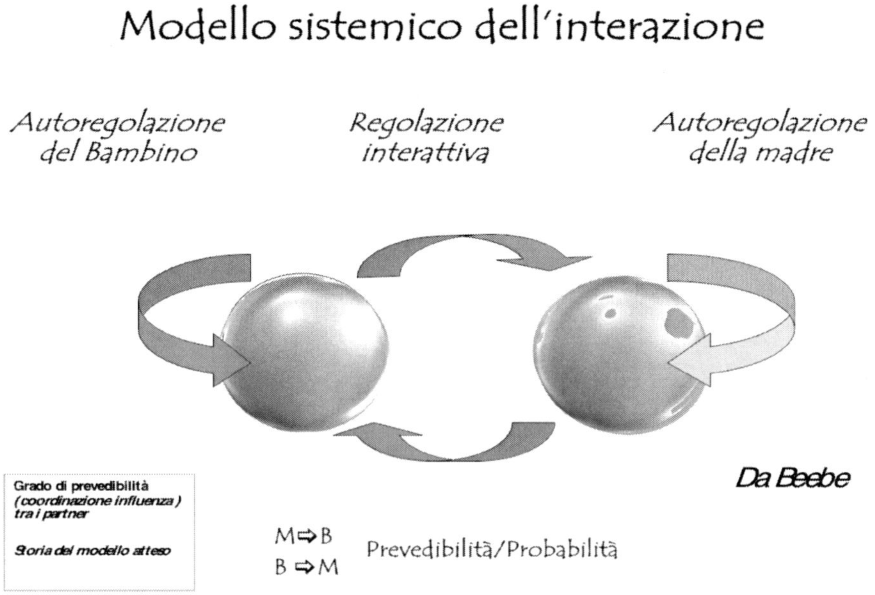

Il modello sistemico di Sander

- L'individuo partecipa ad uno scambio continuo con il contesto
- Il processo di autoregolazione modifica continuamente il processo di regolazione interattiva ed è da esso modificato
- Il senso del Sé agente è una competenza sistemica
- Nel "momento di incontro", due stati di consapevolezza sono
- posti a confronto, nel senso che si crea una corrispondenza tra il modo in cui ciascun partner conosce se stesso e il modo in
- cui è conosciuto dall'altro
- In un determinato conteso i due partner co-creano la relazione (co-costruzione tra processi interni ed interattivi)

Non è quello che succede nella relazione terapeutica?

T. Toscani: Succede anche per quanto riguarda la dimensione del tempo. Non si parla più di "velocità", ma si parla di "ritmo". La relazione interpersonale comporta tempi che possono essere diversi, con ritmi diversi.

G. Ruggiero: C'è differenza tra "attaccamento" e "intersoggettività". Sono sistemi motivazionali diversi, sono entrambi allo stesso modo degli importanti organizzatori di processi di regolazione affettiva.

C'è bisogno della "mente dell'altro" perché si formi la "mente", e questa dimensione della mente è relazionale e imprescindibile.

T. Toscani: Hai una tua poesia su questo?

G. Ruggiero: Questa l'ho scritta tempo fa:

Sapete dove nasce la psicoterapia?
Non il luogo, ma l'idea
che è necessaria
un'altra mente
per poter riflettere su se stessi.
La propria non basta.
Per esistere io
ho bisogno che tu mi avvisi
della mia esistenza.

Questo è il principio di base di ogni relazione di cura: noi abbiamo bisogno di un altro che ci faccia accorgere che esistiamo, da soli non ci bastiamo, siamo mancanti. A proposito di questo, vi rimandiamo a vedere un pezzettino di un film, "*The Village*" (2004), un thriller psicologico che narra di una comunità che vive in un paese dove circola una leggenda: al di là del paese c'è un bosco, non bisogna uscire dal paese, non bisogna addentrarsi nel bosco, perché ci sono delle creature mostruose che uccidono chiunque passa da lì. Quindi tutti nel paese crescono in questa comunità chiusa su se stessa, con il mito che non bisogna superare il confine. Simbolicamente è interessantissimo come spazio dell'Io, spazio del Sé. In una scena ci sono i due attori principali – lei è non vedente – che tentano di conoscere le loro menti attraverso il dialogo, cercano di entrare l'uno nella mente dell'altro, un processo estremamente difficile ma estremamente importante, centrale nella costruzione della relazione terapeutica con il paziente individuale.

Una buona metafora della difficoltà di entrare nella mente dell'altro...

■ The Village

"Perché non riesci a dire quello che hai nella testa?
Perché non riesci a smettere di dire quello che hai nella tua?

Perché prendi l'iniziativa quando voglio averla io? Se voglio danzare, sarò io a chiederti di danzare; se voglio parlare, io aprirò la bocca e ti parlerò.
Tutti continuano a tormentarmi perché parli di più, perché poi?
A che serve dire che ti penso dall'istante in cui mi sveglio?
Che può venire di buono se dico che talvolta non riesco ad essere lucido o non posso lavorare bene?
Che cosa cambia se riesco a dirti che ho paura come tutti gli altri solo quando penso che tu possa essere in pericolo?
È per questo che sono sotto questo portico, Ivy Walker, la tua incolumità viene prima di quella degli altri.
E... sì! Voglio danzare con te al nostro matrimonio!"

T. Toscani: mi colpisce questa attenzione a trovare la giusta misura tra il voler sapere e l'attesa, l'avere il tempo di poter dire. Nella terapia spesso ci troviamo nella difficoltà di trovare questa giusta misura tra il silenzio e la parola. La cosa più difficile è proprio la giusta misura tra il non attendere troppo, il non andare a bussare, il dare l'idea di non esserci e il bisogno di lasciare il tempo giusto perché l'altro trovi il momento per esprimere a parole o a gesti, a volte anche con le immagini, quello che vuole dire. Un momento molto delicato che la bellezza del film trasmette non tanto attraverso le parole ma attraverso la musica, le luci notturne, evidenziando così quel tempo un po' sospeso.

G. Ruggiero: sono d'accordo, ma chi è l'individuo? È una persona? C'è differenza tra essere individuo ed essere persona, prima ancora di essere "paziente"? Io dico sempre ai miei allievi: "hai una teoria di te stesso?", "chi sei?"; in qualche maniera come domanda è un po' enigmatica...

Di che cosa siamo fatti?
Di che cosa siamo fatti?
Ecco:
siamo memoria di specchi
di sguardi riflessi
incompiuti
inattesi.
Siamo fatti di domande mai risolte
di case disabitate
e paesaggi interrotti
nel momento migliore delle nostre visioni.
Siamo questo e tanto altro ancora.
Siamo in tanti dentro
e conviviamo fingendo

di essere solitari passanti
esuli
migranti
sognatori sognanti
e sognati
da uno scherzo di atomi
da un incomprensibile brusio di voci
da un illusorio brulichio di luci.
G. Ruggiero

T. Toscani: Questa tua poesia è bellissima: è un'evocazione quest'essere in "tanti dentro" che ci accoglie poeticamente, perché in qualche modo il nostro essere in "tanti dentro" ha una sua coerenza. È molto più difficile quando quell'essere in "tanti dentro" ha a che fare con una frammentazione. Una delle domande è: sappiamo la differenza tra individuo e persona? Ci troviamo oggi sempre di più a lavorare con pazienti che sono solo parte di un corpo familiare, sono ancora in una situazione in cui l'integrazione corpo-mente è parziale, deficitaria, e quindi quell'"essere in tanti" rimanda ad aspetti di frammentazione. Entrare in rapporto con l'altro diventa difficile se non abbiamo una teoria su cosa intendiamo per "individuo" e "individuale". Oggi non viene più concettualizzato che l'"unitarietà del Sé" coincida con l'avere un'identità unica, il paradosso però è che "essere individui" comporta comunque essere unici. La corporeità stessa stabilisce questa unicità e questo limite. Nell'incontro con l'altro, dobbiamo tenere però aperta anche la consapevolezza che la mente è sovraindividuale e quindi è una funzione che va oltre l'unicità stessa dell'individuo.

Qual è la differenza, dunque, tra essere individuo ed essere persona? Se diventare individuo è un processo di integrazione corpo-mente, diventare persona è un percorso che dura nel tempo – forse anche tutta la vita – e implica non solo avere dei confini flessibili, ma anche la capacità di mantenerli flessibili e saldi pur attraversando le avversità; avere nessi integrati e coerenti tra le parti e riuscire a non perdere l'integrazione nel passaggio in contesti di vita estremamente differenti; acquisire la capacità riflessiva di comprendere l'esito e assumere la responsabilità delle proprie azioni; sviluppare la capacità metacognitiva di osservare la propria mente per riuscire a comprendere la mente dell'altro.

■ Essere Persona

Capacità di mantenere
confini flessibili
Integrazioni delle parti

Capacità riflessiva e di
mentalizzazione
Capacità affettiva e di
regolazione
T. Toscani

E allora qual è la nostra teoria che sottende l'incontro con un paziente individuale?

Un ulteriore tema importante che abbiamo individuato è "fidarsi e affidarsi". L'orientamento sistemico-relazionale, come tutti i modelli di psicoterapia sorti negli anni Sessanta e Settanta, si basa sulla fiducia come qualità della relazione con il terapeuta che consente l'alleanza.

I diversi modelli storici di psicoterapia davano per scontato che la fiducia fosse una qualità della relazione di per sé curativa, perché questi modelli erano stati strutturati sulla base di una casistica clinica costituita prevalentemente da pazienti sufficientemente integrati. Oggi possiamo lavorare con pazienti che un tempo si potevano incontrare solo nei servizi pubblici, i cosiddetti "non trattabili", i casi difficili o, per usare termini più psichiatrici, quei pazienti che rientrano nel campo dei disturbi di personalità. Sappiamo che per questi pazienti non è sempre possibile affidarsi, e fidarsi, poiché le loro pregresse esperienze di cura e attaccamento sono state fortemente negative. Proporre loro un'alleanza terapeutica basata sul "fidarsi e affidarsi" al terapeuta significa riproporre una intimità relazionale che sollecita l'attaccamento, che però per questi pazienti è iatrogeno.

Quante persone o famiglie arrivano a noi e sono cresciute dentro attaccamenti traumatici o sviluppi traumatici, dove quell'attaccamento, quell'abbraccio nel quali sono nati, è stato un luogo non sicuro, non possibile? Cosa significa lavorare con pazienti che vengono da noi e rimangono sul confine relazionale: "stare o scappare"?

L'orientamento sistemico-relazionale è anche una metodologia di consultazione esplorativa prima ancora che di intervento terapeutico, e in quanto tale può fornire le competenze per creare incontri possibili e alleanze efficaci dentro una dimensione protettiva, contenitiva e collaborativa. Occorre costruire nuovi contesti conoscitivi, e quindi dei processi di valutazione co-costruiti e diversificati per le diverse possibilità di accesso dei pazienti, così da poter poi ipotizzare per loro possibili traiettorie di cura.

G. Ruggiero: Citando Laura Boella (2006), che è una delle più sensibili autrici sul tema dell'empatia, si tratta di costruire una relazione che sia un ponte.

T. Toscani*:* C'è una metafora molto evocativa che ci è venuta in aiuto come punto d'appoggio per la nostra riflessione sulla teoria.

■ La relazione come ponte

Qualcosa deve passare tra i due esseri
tra i due individui concreti e reali
nel duplice senso dello scambio e dell'accadere.
La relazione non è un mezzo per
unire le rive opposte di un fiume.
La relazione è il ponte che permette
di transitare dall'una all'altra.
E i due soggetti che si sono incontrati
adesso non abitano più
ciascuno sulla propria riva.
Si muovono avanti e indietro
sul ponte.
L. Boella

G. Ruggiero: detto in parole poetiche...

Vieni a salvarmi
da questo tempo sfinito.
Toglimi il pianto dalle vene.
Questa luna ferita
senza più orgoglio
che ho negli occhi
pesa.
E il ricordare stanca.
Vieni a portarmi via
dal pineo di me.
Fammi vuoto di cielo
dimmi parole buone
almeno un bagliore
un accenno di gioia
tra le pupille nuove.
G. Ruggiero

T. Toscani: cosa significa quindi, per noi, "arte e tecnica" nella terapia individuale, nell'incontro clinico?

Focalizziamo cinque parole che, tranne una, hanno tutte una doppia polarità semantica:

Arte e tecnica
nell'incontro clinico con l'individuo

- ❖Conoscere e Comprendere
- ❖Corpo
- ❖Tempo e Memoria
- ❖Dolore e Bellezza
- ❖Prudenza e Etica

Solo la parola "corpo" non ha il suo doppio, ma forse proprio perché la parola "corpo" contiene tutte le altre. Il "corpo" come rappresentazione del Sé è infatti unitarietà.

- Conoscere e comprendere

Quello che posso dire è che conoscere e comprendere sono due competenze, due processi di conoscenza che sono diversi ma correlati: non rendiamoli quindi opposti. Conoscere è quel processo che sta anche dentro al ragionamento diagnostico e ad un certo modo di fare diagnosi che non buttiamo via, ma recuperiamo. La capacità di raccogliere i dati, di classificare, di andare a cercare anche i sintomi, di confrontare, e se vogliamo anche di stare nei protocolli, è un processo incluso nella dimensione del comprendere, non è l'opposto. Implementare la conoscenza, il processo della conoscenza, ha strettamente bisogno della dimensione del comprendere, che invece è la capacità, come è stato detto stamattina, di sentire l'altro prima nel nostro corpo e nella nostra mente-corpo e di comprenderlo nella sua totalità. Occorre dare inizio a un pensiero affettivo che sappia padroneggiare teorie e tecniche, ma anche mantenere consapevolezza, centratura, pur nell'incontro di emozioni e pensieri che danno forma a un pensiero clinico.

Conoscere non è comprendere
Occorre dare inizio
ad uno sguardo e a un pensiero affettivo
che sappia padroneggiare
le teorie e le tecniche,
ma anche mantenere

consapevolezza, centratura ed
empatia in quello spazio
fatto di corpi che si incontrano,
di emozioni e pensieri che danno
forma a un percorso unico.
T. Toscani

O come afferma Boella:

Non esclude né i successi
né le ferite, ma raccoglie tutto,
ricerca il senso, riconosce
nell'intreccio dei fatti
le potenzialità e i limiti,
i desideri autentici e le chimere,
calcola i limiti presenti
e i condizionamenti passati,
si domanda che prezzo l'altro
è disposto a pagare
e quale tensione è pronto a
sopportare.
L. Boella

G. Ruggiero: aggiungo alla tua riflessione e a quella della Boella la mia con un linguaggio un po' più poetico: conoscere non è, appunto, comprendere; non basta capire, perché occorre comprendere. Comprendere è una cosa diversa, perché ha a che fare proprio con creare uno spazio che è situato tra mente e cuore. Ed è lì che noi dobbiamo accogliere, non soltanto nel cuore, ma tra mente e cuore, quel dolore un po' acerbo che ci viene raccontato, che molto spesso è come un pizzicore alla gola, come una raucedine che toglie il respiro. Allora bisogna tenerlo al sicuro, come un segreto a due, ed esaminarlo ogni volta, come facevano i dottori di un tempo, con lo stetoscopio dello sguardo. Chiedere: come sta il dolore? Ho sentito un colpo di tosse, sta maturando il tuo tempo? Questo è comprendere, comprendere è prendere dentro e trasformare, portare fuori quello che è maturato in un'altra forma.

Quindi per il terapeuta non basta incontrarsi, quello scandisce il ritmo del desiderio, occorre altro.

"Cosa occorre per i nostri terapeuti se vogliono arrivare alla dimensione del comprendere? Ci vogliono i libri, le storie della gente comune, una passeggiata tra i monti e la carezza del mare fuori stagione. Ci vuole la meraviglia degli schermi al buio, il cinema, il fascino dei passi che fa lo scricchiolare del palcoscenico, il teatro, il farsi rapire dallo sguardo di una musa, il cercare ad occhi chiusi la strada che ti riporta a casa, la vita personale, fermarsi un minuto sul bordo del letto, guardarla mentre dorme e vegliare il suo sonno come faceva l'angelo custode. Ecco, e poi ci vuole questo: bisogna prima raccontare a un estraneo durante un viaggio mentre si aspetta un treno la fatica del vivere, del proprio vivere, come se fosse un romanzo breve, e poi incontrarsi nella stanza della cura. Ispezionare la pelle, il sorriso, la gola come faceva un tempo il buon medico. Ubbidire e ascoltare: la stessa radice, due parole ormai desuete, che però fanno un gran bene proprio in questo tempo che è il tempo della confusione e del disamore.

E poi chiedere: come stai oggi, mio dolore?" (G. Ruggiero)

T. Toscani: fare questa domanda vuol dire tornare sul tema centrale del corpo. Parlare del corpo non è mai abbastanza, è sempre troppo poco. Il corpo ci esprime il dolore e le ferite di tutte le rappresentazioni di un'esistenza. Se in passato la sistemica-relazionale ha integrato la relazione nell'interazione, ha recuperato la dimensione individuale nel funzionamento del sistema, oggi integra la dimensione corporea. Però dobbiamo stare attenti. In realtà si parla più frequentemente di "dimensione neurobiologica". Torniamo a pensare il corpo di nuovo come un tutt'uno, un insieme, che è anche quello spazio condiviso nella stanza di terapia. Possiamo pensare quindi l'incontro clinico della terapia individuale come il comprendere l'altro attraverso la capacità espressiva e comunicativa che costruisce fiducia anche nella distanza. Un po' come un legame d'amore, un vincolo che ha delle risorse e apre anche delle possibilità. Quando apriamo la porta della stanza di terapia, noi percepiamo e conosciamo l'altro attraverso la sintonizzazione corporea, prima ancora di entrare a conoscere la sua mente o a sintonizzarci con la sua mente. Anche il paziente conosce noi, si fa un'idea dei nostri movimenti, del nostro modo di osservare, del nostro odore, del nostro tono di voce. Si costruisce una mappa insieme a noi di "lui e me" e noi di "me e lui". Come dicevi all'inizio, qualcosa di noi rimane a lui, qualcosa di lui rimane dentro di noi.

Lavorare sui resti
sui silenzi delle cicatrici
sugli orizzonti invisibili
della paura;
tenere in vita
ciò che sopravvive
all'inganno del gesto
alla promessa di sole
Tu dimmi:
hai trovato uno spiraglio
nel buio della notte?

Conosco parole
che sembrano
vestite di cielo.
G. Ruggiero

T. Toscani: Qui apriamo il discorso dell'importanza della parola per rapportarci al dolore della parola poetica, della parola non narrativa, ma anche dell'arte.

L'arte a volte entra nella seduta e nello spazio proprio per permettere alla storia e ai ricordi di entrare con tenerezza, con discrezione e con meno tormento.

- Tempo-memoria.

Questa dimensione riguarda la ricostruzione della storia individuale nel tempo presente, l'esplorazione delle memorie episodiche, autobiografiche. Per compiere queste ricostruzioni è importante avere rispetto dei tempi del paziente, e saper creare degli spazi di silenzio. Stiamo attenti a non entrare nella "moda" del "qui e ora", come se questa fosse una dimensione facile da sperimentare. Saper stare nel "qui e ora" è un processo di apprendimento. Condividere nel tempo presente il dolore dell'altro è una capacità professionale oltre che umana che non si smette mai di imparare.

È anche difficile far comprendere, durante la formazione, ai giovani professionisti che la dimensione del tempo accompagna la crescita professionale. Ci vuole tempo per imparare come per guarire, ci vuole il tempo dell'esistenza e della esperienza. Nessuno riesce sempre a stare nel "tempo presente", nel "qui e ora" del tempo presente. A volte si riesce solo per pochi secondi di un'ora di psicoterapia.

Tutto quello che il paziente racconta nell'ora di terapia è importante e riguarda la dimensione del tempo. E allora occorre riflettere quando emerge un ricordo, quando il paziente ci porta un sogno... Perché ora?

Cosa ci dice? Perché proprio in questo momento del processo?
Cosa ci suggerisce per il futuro?
Cosa aggiunge o toglie alla relazione con noi?

Tempo e Memoria
Nell'incontro clinico
individuale il presente,
il qui e ora,
è il luogo sicuro dal quale muoversi
verso il passato
guardando al futuro.

G. Ruggiero: infatti un frammento di un sogno, che è l'imperfetto, il tempo imperfetto, è anche bello, proprio perché è imperfetto.

Quando ero giovane
Quando ero un bambino
Quando ancora non ero nato
molto tempo prima di me
Quando stavo per diventare vecchio
Quando ero stanco
e desideravo solo
un orizzonte di riposo
Quando ero da un'altra parte
chissà dove
il luogo se era un luogo
o una dimensione
Quando potevo dimenticare tutto
e svanire e diventare aria
e fondermi con la leggerezza del volo
Quando ero e non ero
ma ahimè
ancora non sapevo
la meraviglia
di ciò che diventavo
G. Ruggiero

E quindi arriviamo alla penultima polarità dialettica.

- Dolore-bellezza.

Non possiamo parlare di bellezza senza parlare di dolore: sono intrinsecamente legati, come dicevano tutti i più grandi poeti. Rilke scrive: "la bellezza è solamente l'anticipo del terribile", è qualcosa che ci mette in contatto anche con l'inquietudine, con qualcosa di spaventoso. "Soltanto entrando nella negatività del dolore noi possiamo comprendere che cos'è la bellezza". Sono parole di un filosofo coreano molto accreditato in quest'ultimo tempo, autore di saggi sulla società dell'incertezza, sulla società senza dolore, l'anestesia dei sentimenti: Byung-chul (2019), un autore veramente interessante. Però G. Bateson ha anticipato il binomio: quando ha parlato di bellezza e di sacro, ci ha detto che la bellezza è nel legame, nella struttura che connette; è la qualità emergente, direbbero i neuroscienziati, dell'esperienza incarnata della relazione con l'altro. Allora devo aspettare che emerga qualcosa, c'è necessità di attendere, di aspettare che dal contesto emergano elementi trasformativi. Perché "soltanto il sapere che esita conta", questa è una frase di Elias Canetti (2021). Pensate quanto è importante l'esitazione in terapia, aspettare prima di dire: “ho capito, è così”. Io la chiamo l’”estetica del forse, può darsi, ma anche no, può essere diverso”. “La forza di un “non so, ci penserò, cara signora, mi lasci un po’ di tempo per riflettere”.

Resto sospeso, esito,
così che l’approdo sia gentile
come una barca che di notte
al chiaro di luna
prima di fermarsi sulla riva
si lascia accompagnare,
si fida del mare.”
G. Ruggiero

Questo è un po’ il concetto di estetica che insegna al terapeuta come si sta nel dolore. Perché abbiamo due possibilità di stare nel dolore. La prima è quella solita: ci contraiamo, respingiamo l’esperienza del dolore, quindi contraiamo respiro e muscoli, e questa è la reazione di paura. L’altra invece è il contrario, consiste nel respirare nel dolore, profondamente, attraversarlo e lasciarlo dileguare, ed è l’esperienza della bellezza, una qualità che emerge soltanto quando entriamo in contatto con il terribile, una profondità rivelata che è alla base, secondo me, di ogni esperienza di cura. E quindi coltivare uno sguardo estetico, nell’esperienza di terapia individuale, significa prendersi cura di tutti i linguaggi impliciti della relazione: i silenzi, gli sguardi, la voce, la musicalità dei gesti, la ritmicità degli scambi emotivi. Io sono del parere che questo sguardo estetico si possa formare nel tempo attraverso una buona formazione dei nostri allievi, affinando le competenze di sensibilità al contatto con l’altro e con se stessi.

T. Toscani: L’ultimo punto è:

- Prudenza-Etica.

Prudenza diagnostica e prudenza nella cura.

Iconografia della Prudenza

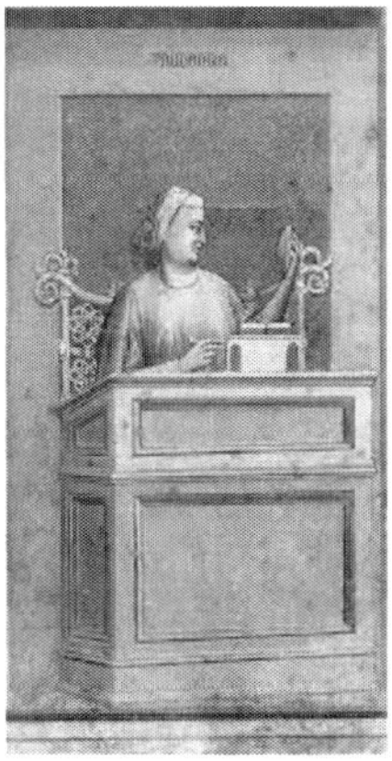

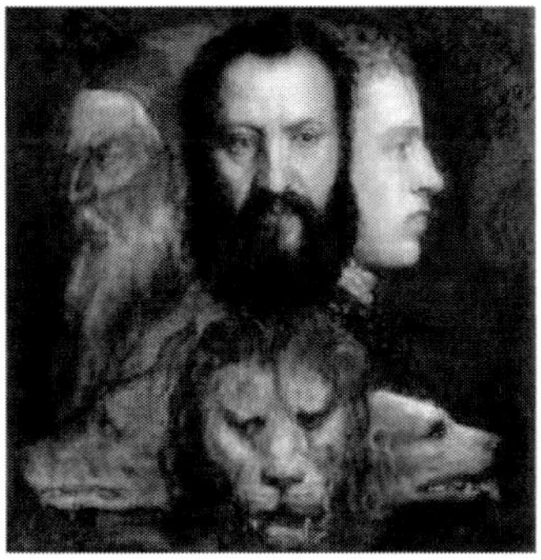

Ci sono due dipinti sull'iconografia della prudenza. Il primo lo trovate a Padova nella Cappella degli Scrovegni: la Prudenza rappresentata come virtù cardinale da Giotto, un'opera meravigliosa. L'altro è nella National Gallery a Londra: la Prudenza di Tiziano è l'auriga, la cocchiera delle virtù, la virtù più importante.

La Prudenza giottesca viene raffigurata come una donna seduta ad uno scrittoio con – la cosa più importante – uno specchio in mano, che si guarda allo specchio mentre alle sue spalle si intravede appena un'immagine un po' mostruosa, un'ombra. Guardandola non possiamo non pensare alla dimensione della ricerca di un senso di sé, ad un passaggio dentro di sé come condizione per tornare verso l'esterno. La conoscenza e l'esplorazione della relazione con l'altro non possono non passare attraverso la conoscenza di sé, soprattutto di quelle parti anche più nascoste e meno belle da andare a guardare. Importante è anche rilevare che la Prudenza non rimanda come significato ad una forma di "timore" o di "diffidenza": non si tratta di essere "prudenti come serpenti"; in alcuni dipinti, infatti, la Prudenza viene perfino accostata ad un serpente che, con la sua forma circolare, rimanda alla simbologia dell'infinito, dell'eterno e anche in qualche modo alla spiritualità. La Prudenza, la più importante delle virtù cardinali, è quindi un valore morale che ha a che fare con uno stile relazionale di stare al mondo. (A. Bonifai).

Il dipinto di Tiziano rappresenta tre volti con tre età diverse al di sotto dei quali una scritta in latino recita: "sulla base del passato, il presente prudentemente agisce per non guastare l'azione futura".

La cosa bella di questo dipinto è che rappresenta la circolarità del tempo, il tempo presente deve risentire, stare in connessione con il passato e con il futuro, ma con delicatezza. La delicatezza di un passato che non deve essere richiamato per rimanerci affossati dentro, e quella di un futuro rispetto al quale non bisogna correre avanti in termini strettamente riparativi, saltando il momento presente. E quindi la prudenza ci richiama un'intelligenza, come dice Alessandra Bonifai, "un'intelligenza che si accompagna alla passione per la realtà per ciò che si è compreso di essa. Un pensiero affettuoso, un pensiero complesso che include la testa, il sentire, la relazione", di nuovo le tre categorie di organizzazione dell'esperienza (Bonifai, 2018).

"La prudenza è virtù per persone audaci, che conoscono il proprio animo e hanno cercato di chiarire a se stessi le conseguenze che le scelte comportano, non imboccano la direzione più sicura né quella a minor prezzo, ma si coinvolgono con la mente, il cuore e il corpo nel traguardo più alto che ritengono di poter raggiungere, danno tutto quello che hanno e chi sono per qualcosa in cui credono con la profondità del proprio essere, dopo averne raccolto i semi, lungo la strada della loro storia, aver riconosciuto lì la parte più significativa di sé". (Idem)

Attenzione: i semi della loro storia, non un pezzettino della nostra storia. Allora ci siamo detti, "il terapeuta prudente" in realtà è un ideale formativo che ci accompagnerà durante tutta l'esistenza della formazione, non si limita ai quattro anni della scuola di specializzazione. Il terapeuta prudente è colui che sceglie le tecniche d'arte, le coniuga e integra con lo stare in relazione, non fa danno a breve e lungo termine.

Il Terapeuta prudente

Il terapeuta prudente è
colui che sceglie
tecnica e arte
senza fare danno
nel breve e
lungo termine
alla condizione
umana.
È un terapeuta che
declina l'incontro
con il paziente
in una dimensione di
teoria, metodo e tecnica
coerenti e armonici
con una visione etica
della relazione.
T. Toscani

Un terapeuta che si interroga anche sulle scelte della tecnica e del metodo è, pertanto, un terapeuta che declina l'incontro con il paziente dentro una dimensione dove teoria, metodi e tecnica sono coerenti e armonici con la visione etica della relazione.

Don Ciotti dice: "non si tratta di svolgere una professione etica, ma di considerare l'etica la professione di tutti" (2011). E l'etica come professione parte dal difficile compito che i terapeuti hanno sia tra di loro sia con i direttori e con gli allievi, a partire da una cura delle cartelle, dal rispetto dei tempi, dal non registrare quando si parla online in zoom; l'etica è quindi parte integrante della professione di tutti, perché accompagna ogni momento della vita, non si mette in gioco nell'arte e nella cura della sofferenza soltanto nella stanza di terapia.

Non vorrei che fosse però frainteso, quello che ho descritto è un punto di arrivo, nessuno di noi riesce ad essere sempre dentro questa dimensione così integrata. Si impara ad essere terapeuti prudenti e ad avere una dimensione etica dopo aver fatto tanti errori e tanti sbagli, e questo ce lo dobbiamo dire.

G. Ruggiero: E quindi alla dimensione etica si affianca quella estetica.

Dance me...
Come in una danza
io ti porto
tu mi porti...
Siamo in molti
bambini e adulti
cellule e nuvole
evitiamo i buchi neri
A volte sembra di tornare indietro...
Lo so
fa male
ma tu danza
danza con me
me-te-ora.

G. Ruggiero e T. Toscani: una conclusione che invita alla prudenza e alla speranza. E quindi, in conclusione, potremmo dire con una citazione nostra...

Etica ed Estetica
Etica da una parte
Bellezza dall'altra
nella psicoterapia
si incontrano
per riparare
e trasformare
le ferite
di una vita.

Tullia Toscani e Giuseppe Ruggiero

3. Generatività e genitorialità nel lavoro clinico

di Aldo Mattucci[5]

Molti sono i temi che si potrebbero approfondire quando si parla di terapia familiare, ed è difficile sceglierne uno che consenta di offrire uno sguardo esaustivo su un ambito così complesso.

Il tema del Congresso ha un sottotitolo importante: *Teoria e tecnica al servizio della relazione terapeutica*. È d'obbligo quindi partire da alcune riflessioni utili a definire, dal mio punto di vista, la costruzione della relazione terapeutica.

Nelle aule dell'Istituto a volte si scherza sull'abilità di alcuni colleghi nel fare relazione con la famiglia già in sala di attesa, ancor prima di entrare nella stanza di terapia. È noto come gli allievi, alla loro prima esperienza clinica con una famiglia, siano presi dall'ansia di fare le domande correttamente per realizzare al meglio l'analisi dell'invio e della domanda. Obiettivo di per sé molto importante, ma che finisce spesso per far perdere di vista la costruzione di quella *relazione di fiducia* indispensabile per dare inizio alla terapia. L'insicurezza e l'ansia di far bene finiscono per ingessare l'allievo terapeuta che si rifugia, quindi, nelle domande standard apprese durante la fase iniziale della formazione.

È patrimonio comune che nell'incontro tra terapeuta e famiglia si viene a *co-creare* un nuovo sistema che tutti, con le proprie peculiarità, contribuiscono a sviluppare nel tempo. La specificità, per il terapeuta, risiede nel fatto che spetta proprio a lui attivare i primi movimenti, i primi cambiamenti che assumono, pertanto, il significato di opportunità trasformative anche per tutto il sistema familiare e per i singoli membri.

Forse è superfluo ricordare che, all'interno di un sistema, i singoli individui esistono uno in rapporto all'altro e attraverso la ridefinizione di un solo ruolo o comportamento è possibile attivare dei movimenti che influenzano l'evoluzione dei ruoli e dei comportamenti degli altri.

La capacità del terapeuta di definirsi, di mettersi in gioco nell'accogliere la famiglia, è pertanto la prima opportunità trasformativa ed è ciò che consente ai componenti della famiglia di evitare il rischio di pensare che iniziare una terapia significhi essere assoggettati alla logica dell'altro, ovvero del terapeuta; solo così la famiglia può affrontare il timore relativo al rischio di essere cambiati. La richiesta con la quale le famiglie giungono in terapia è quella di risolvere il problema per il quale siamo stati contattati, senza che nulla cambi.

Qualora il terapeuta si ponesse l'obiettivo di far cambiare le persone che incontra, agirebbe fantasie onnipotenti di guarigione e la famiglia, di

---

[5] Mattucci Aldo, psichiatra, psicoterapeuta, mediatore familiare, direttore dell'Istituto Veneto di Terapia Familiare, Presidente dell'AITF, Past-President dell'AIMS

conseguenza, potrebbe sviluppare, o esasperare, un grande potere invischiante. Il possibile effetto sarebbe quello di essere risucchiato all'interno di un rapporto al quale sarebbe poi difficile sottrarsi e che potrebbe determinare una "familiarizzazione" del terapeuta (De Bernart 1988).

Ed è proprio per questo motivo, specie nella fase iniziale della terapia, ancor più che in altre fasi del processo, che il terapeuta dovrà essere in grado di fare i conti con il suo bagaglio di limiti, risorse, ambivalenze, timori, con l'obbiettivo di porre le basi per accogliere e accettare sia la sofferenza della famiglia, sia le risorse e le capacità dei suoi componenti.

Nel corso delle tante occasioni di incontro con Giuseppe Ruggiero, mi hanno colpito alcune sue considerazioni e in particolare una sua riflessione:

> *"le famiglie portano con sé la loro storia e il loro dolore. La capacità di lavorare bene con una famiglia passa, pertanto, attraverso quel dolore per arrivare al cuore della storia, dove sono nascoste le risorse sotto la coltre spessa delle questioni irrisolte che vengono dal passato".*

E da poeta quale lo abbiamo scoperto essere, aggiungeva che contano più i sorrisi, i cenni del capo, gli sguardi assorti e curiosi nell'ascolto, piuttosto che tante parole che possono diventare superflue. Giuseppe ci conduce per mano nel dare rilievo e importanza al non verbale, ed è per questo che ironizzavo, all'inizio del mio intervento, sottolineando l'importanza dell'incontro iniziale ancor prima di entrare nella stanza di terapia; e mi riferivo in particolare al collega Marcellino Vetere che, anche lui campano, ha una marcia in più nel fare relazione già dal saluto iniziale, ma anche a chi, negli anni, ha sviluppato uno stile che facilita davvero la relazione terapeutica.

Tornando al tema della co-costruzione della relazione terapeutica, mi sembra importante sottolineare, sapendo che una buona parte dei partecipanti al Congresso è ancora in formazione, che un possibile rischio di questa fase è che il terapeuta senta di dover fare sfoggio delle proprie capacità per dare di sé un'immagine altamente qualificata e competente. Più si porrà questo obiettivo, più correrà il rischio di far emergere la propria fragilità.

Difatti, la relazione terapeutica si caratterizza, soprattutto durante la consultazione iniziale, per un'attenzione e un lavoro del terapeuta su di sé così da arrivare a definirsi rispetto alla famiglia che incontra. Come già sottolineato, nelle prime sedute entra maggiormente in gioco il suo cambiamento piuttosto che quello della famiglia.

La famiglia arriva in consultazione con una richiesta magica di guarigione, certamente non di cambiamento. La richiesta di aiuto parte da un disagio, da un sintomo che è segnale di un blocco che si colloca all'interno di uno dei passaggi evolutivi del proprio ciclo vitale. Come può una famiglia in quel momento di particolare sofferenza avere le risorse, la serenità per interrogarsi sui cambiamenti? La richiesta, inevitabilmente, non può che essere di guarigione.

Ne consegue che il terapeuta dovrà riuscire a porsi di fronte a quella determinata famiglia con lo spirito di chi deve accogliere la modalità specifiche e originali che quella famiglia ha nel presentarsi in seduta e che la rendono differente da tutte le altre che il terapeuta ha già incontrato. È una situazione totalmente nuova sia per il terapeuta che per la famiglia ed è naturale che vi sia una curiosità da parte di tutti nell'incontrarsi.

Il terapeuta, di conseguenza, deve essere in grado di condurre una conversazione con la famiglia così da creare una situazione dinamica che faciliti il processo di conoscenza reciproco e dovrà farlo con leggerezza, con attenzione, con delicatezza, ma anche con intensità e vitalità. Come direbbe Giuseppe Ruggiero, "le persone hanno bisogno di sentirsi accarezzate con fermezza".

Potremmo definire questo obbiettivo come il risultato, e contemporaneamente il mezzo, per costruire una relazione terapeutica in grado di protrarsi nel tempo.

Quindi il processo di conoscenza e la costruzione di una relazione terapeutica vanno di pari passo. È grazie alle domande che formuliamo, e quindi che condividiamo con i nostri pazienti, che riusciamo a facilitare il percorso di conoscenza.

Dobbiamo, però, essere interessati alla costruzione della relazione piuttosto che alla raccolta dei dati. Quest'ultimo obiettivo deve essere in realtà il canale, o meglio uno dei canali possibili, per realizzare la co-costruzione della relazione stessa. Entrando nella stanza, il terapeuta dovrà farsi guidare da una rispettosa curiosità, così da poter accedere alla storia che gli altri gli presentano.

Ma anche le famiglie entrano in stanza con altrettanti timori e la stessa curiosità. Probabilmente le persone che incontriamo hanno già qualche informazione su di noi apprese dall'inviante, da internet o altro; la curiosità di conoscerci meglio le mette in una posizione di studio, di verifica, da non leggere però come una difesa, bensì come la riedizione di emozioni legate ad altri precedenti incontri significativi sperimentati nel corso della propria esistenza.

L'abilità del terapeuta sta nel trasformare una fase di studio in un contesto di reciproca conoscenza, così che sia possibile intraprendere un percorso evolutivo che veda coinvolti tutti i partecipanti nel sistema terapeutico. Ovviamente, farà riferimento al proprio bagaglio di conoscenze teoriche, di esperienza clinica, di esperienza di vita, di conoscenza di sé e della propria storia, ma dovrà essere aperto all'incontro con ciò che conosce per la prima volta. Dovrà, di certo, mostrare la competenza di chi sa cogliere e riconoscere il disagio e la sofferenza dei suoi interlocutori, di chi è in grado di proporre dei collegamenti con la loro storia, di chi sa far emergere le risorse di ognuno. Ma soprattutto deve lasciar trasparire il desiderio di chi vuole impegnarsi in un lavoro con loro anche se non ha ben chiaro quale sarà la sua parte. Occorre evitare che la competenza venga confusa con un atteggiamento onnipotente, posizione che rischierebbe di realizzare una relazione eccessivamente idealizzata che potrebbe portare a una dipendenza patologica dal terapeuta oppure favorire una fuga dalla terapia.

La nostra ignoranza, nel suo significato etimologico, apre alla conoscenza; come direbbe la professoressa Mortari (2019): il nostro essere mancanti è apertura al divenire possibile.

La costruzione della relazione terapeutica è scandita da tempi che non possono essere codificati, in quanto appartengono allo stile proprio di ogni terapeuta e al modello proprio di quella famiglia. Anzi, a volte osserviamo che anche i vari membri della famiglia hanno stili e tempi di intervento e di elaborazione differenti tra loro. Occorre così saper modulare le domande, gli sguardi, le attenzioni in modo da consentire a tutti di sentirsi partecipi all'incontro e rispettati nelle proprie modalità di aprirsi all'altro. Anche questo significa avere cura dell'altro in quanto persona con una propria identità.

La mia relazione ha per tema la famiglia, ma per addentrarci nelle dinamiche familiari nelle quali i figli crescono dobbiamo conoscere ciò che avviene a monte nella costruzione della genitorialità.

Per comprendere meglio ciò che accade nel passaggio dalla diade coniugale alla triade familiare, ovvero per definire meglio il concetto di genitorialità, è necessario, a mio parere, soffermarsi preliminarmente sul concetto di generatività. Essere generativi significa "mettere al mondo" e "prendersi cura" di quanto generato (Scabini e Cigoli, 2000), affinché quest'ultimo possa crescere. La dimensione generativa è una delle funzioni principali dell'individuo e della coppia, il trascendere se stessi dando origine a qualcosa che è frutto della relazione stessa e che, contemporaneamente, la oltrepassa. La generatività non consiste esclusivamente nel progetto di avere uno o più figli, ma può essere espressa anche attraverso molteplici equivalenti simbolici e in ogni progetto che nasce dalla coppia. Potrebbe riguardare un investimento di tipo professionale, politico, umanistico o qualsiasi altro impegno progettuale che viene generato, sviluppato e "nutrito" dall'individuo e/o dalla coppia.

Nei tanti momenti di confronto teorico con Vittorio Cigoli, abbiamo condiviso il pensiero che essere generativi significa soprattutto riconoscere qualcosa di buono e di positivo delle generazioni precedenti e trasmetterlo a quelle successive. Quando nella clinica ci occupiamo di genitorialità e di generatività, sappiamo che dobbiamo mettere a fuoco e lavorare sui desideri e le paure che accompagnano il passaggio dall'essere figlio all'essere genitore. Ogni individuo, infatti, nel pensarsi e immaginarsi genitore fa riferimento, in modo più o meno consapevole, alla propria esperienza di figlio.

La nascita del primo figlio rende la coppia una famiglia a tutti gli effetti e comporta una serie di sconvolgimenti a livello individuale, coniugale, gruppale e sociale. Non si nasce genitori, ma si impara ad esserlo giorno dopo giorno, e questo apprendimento dura per tutto l'arco della vita. Si diventa genitori ma l'assunzione di tale identità non coincide con la nascita del figlio, anche se da essa inizia l'avventura. La transizione alla genitorialità, infatti, inizia molto prima: Scabini e Cigoli (2000) collocano l'avvio di tale fase nel momento del concepimento. Dal mio punto vista, un bambino è presente nell'immaginario dei genitori già prima del suo arrivo, ancor prima del suo concepimento. Le prime fantasie si attivano ancor prima di cimentarsi in un rapporto di coppia; sono, infatti, collegate all'immagine di sé nella relazione con i propri genitori, coerentemente con la fase del ciclo vitale che si sta attraversando.

Un figlio, ancor prima di venire al mondo, ha un ruolo e occupa uno spazio, viene pensato, immaginato, investito di fantasie, su di lui si creano delle aspettative rispetto alle famiglie d'origine, alla coppia e a ciascun genitore come persona.

Ogni passaggio da una fase all'altra del ciclo di vita della famiglia costituisce una sfida per il sistema, che può affrontare in maniera costruttiva il cambiamento o essere in difficoltà per la profonda resistenza a modificarsi e riadattarsi. È nei momenti di passaggio che emergono i modelli relazionali consolidati all'interno della famiglia, e questo si può osservare anche e soprattutto quando nasce un figlio. La transizione alla genitorialità rappresenta un momento di crisi evolutiva nel ciclo di vita dell'individuo e della coppia: i cambiamenti che i neogenitori si trovano a dover affrontare in questo periodo sono numerosi e, come sappiamo, implicano per ciascun partner una serie di compiti di sviluppo (Scabini e Iafrate, 2003).

La transizione alla genitorialità rappresenta una fase molto importante nella vita di una coppia, non solo perché segna il passaggio da coppia a famiglia, ma anche perché, a differenza di altre transizioni (uscire di casa o sposarsi per esempio), questa non è reversibile. Ogni bambino che nasce porta in scena la terza generazione: sancisce l'unione tra due persone e dà origine a una relazione che durerà per sempre, quella genitore-figlio. La coppia, infatti, un giorno potrebbe sciogliersi rompendo il patto coniugale, ma non si potrà mai separare sul piano della genitorialità.

Ciò che richiede più energia e forza è però l'avvio di un processo di ridefinizione della propria identità: il nuovo ruolo genitoriale muove profondi vissuti che hanno a che fare con la storia personale e la propria esperienza di "essere figli". A tal proposito, nella transizione alla genitorialità Eugenia Scabini e Cigoli (2000) mette a fuoco due momenti fondamentali. Il primo riguarda il processo di interiorizzazione delle funzioni genitoriali che ciascun coniuge dovrebbe compiere a partire dalla sua relazione con la propria famiglia di origine. Il secondo riguarda la coppia e consiste nello svolgimento delle funzioni genitoriali con le modalità proprie della neo-coppia genitoriale.

Ad un'estremità si possono collocare quei genitori che, non riconoscendo nella famiglia di origine una possibile fonte positiva di identificazione, regolano le distanze dai propri genitori tramite un allontanamento, fisico ed emotivo. Desiderano e agiscono una frattura intergenerazionale e tendono ad esprimere la loro funzione genitoriale soprattutto attraverso modelli completamente differenti da quelli dei propri genitori. I figli generalmente sono tenuti quanto più possibile al di fuori delle storie familiari. Spesso crescono ignorando fatti e vicende significative della vita di una o entrambe le famiglie d'origine e i genitori tentano di compensare l'assenza di quel legame con un'eccessiva cura e attenzione nei confronti dei figli stessi. A questi viene affidato, inconsapevolmente, un compito di riscatto, per poter dimostrare a se stessi di essere genitori migliori di quelli che hanno avuto. Altri genitori, invece, non riescono a prendersi cura in maniera adeguata dei figli, perché la forte carenza sul piano intergenerazionale ha generato in loro una ferita profonda, rendendoli incapaci di accudire responsabilmente i figli.

All'estremo opposto invece possono essere collocate quelle situazioni nelle quali i genitori non riescono a differenziarsi in modo adeguato dalle famiglie di origine e tendono a mettere in atto una ripetizione della storia familiare, senza attuare una revisione e una rielaborazione rispetto ad essa. La nascita dei figli non sembra apportare dei cambiamenti a livello intergenerazionale e i genitori tendono a riproporre gli stessi modelli appresi nelle famiglie d'origine. In tal caso, a volte, la coppia genitoriale potrebbe delegare ai propri genitori una parte significativa della cura dei figli, senza neppure svolgere una funzione di collegamento. Altre coppie tendono invece a riproporre gli stili genitoriali appresi dai propri genitori, in questo caso senza delegare a loro il compito di accudimento e di cura, ma nemmeno introducendo aspetti innovativi, frutto di una loro rielaborazione.

Queste appena descritte sono tutte situazioni estreme, nelle quali i genitori appaiono incapaci di effettuare in maniera adeguata il salto generazionale. Difficilmente due genitori possono essere collocati in maniera così netta all'interno di tali categorie, ma questi esempi possono aiutarci a comprendere l'importanza, nell'assunzione della funzione genitoriale, di una rielaborazione della propria storia e dei modelli relazionali interiorizzati. Le coppie quindi che sembrano riuscire in questo difficile compito sono quelle che né rifiutano, né accettano acriticamente il legame con le famiglie di origine, ma riescono a portare in salvo quanto di buono ritrovano nel legame con i rispettivi genitori, senza rinunciare però ad esprimere la funzione genitoriale con modalità concepite e prodotte dalla coppia stessa.

A partire dalla nascita, il patto genitoriale deve saper garantire al figlio, a seconda delle diverse fasi evolutive, la compresenza di aspetti protettivi e di empatia tipici del codice materno e di aspetti emancipativi e di ordine e giustizia tipici del codice paterno (Scabini e Cigoli, 2000). Una delle sfide genitoriali più importanti, e forse decisive, è quella di riconoscere l'alterità nella vita del figlio, l'essere "qualcosa" di diverso, di nuovo e non del tutto comprensibile. Questa prova si ripropone alla nascita di ogni figlio e per ciascuno di loro verrà affrontata e risolta in modo differente da parte dei genitori. Ogni bambino, infatti, è il risultato dell'incontro di quattro diverse stirpi e ciascuno si distingue dai fratelli per sesso, ordine di genitura e per il momento della vita familiare e coniugale in cui è venuto al mondo.

Ciascun coniuge poi è chiamato a riconoscere e sostenere il partner nell'acquisizione del ruolo genitoriale, rispettando la sua personalità e il suo modo di vivere questa nuova funzione. È importante che ciascuno esprima la propria fiducia nelle capacità del partner di diventare un "bravo genitore".

Nell'incontro clinico con le famiglie dobbiamo saper riconoscere e accettare che i tempi di maturazione in un percorso di vita possono essere differenti da quelli che abbiamo in mente o che abbiamo vissuto noi in prima persona o che abbiamo studiato sui libri. Ma soprattutto dobbiamo saper sottolineare, così da poterlo condividere con i genitori, l'assenza di una colpa. Questo passaggio è indispensabile per poter creare una relazione terapeutica significativa, ma a volte diventa un ostacolo difficile da superare, ad esempio quando la famiglia intorno al tema della colpa ha strutturato buona parte delle proprie dinamiche.

Purtroppo, in molte famiglie che incontriamo in terapia l'evento nascita ha avuto l'effetto di innescare o riattivare un investimento di tipo narcisistico da parte dei genitori nell'accudimento dei figli che il più delle volte contribuisce ad indebolire via via sempre di più la relazione coniugale, e che contemporaneamente rappresenta un'area di rischio per i figli stessi. In effetti sappiamo che la centratura esclusiva della coppia sul figlio come punto focale di attenzioni e di investimento affettivo ha indubbiamente un significato positivo nelle prime fasi di vita del bambino, ma nella misura in cui diventa uno stile o una modalità predominante certamente allontana la coppia dalla sua dimensione coniugale, e nello stesso tempo non pone le basi perché i figli possano approdare alla fase di individuazione-separazione. Di certo possiamo dire che un atteggiamento caratterizzato da un puerocentrismo narcisistico degli adulti rischia di frenare il pieno raggiungimento dell'autonomia da parte dei figli.

Daniel Marcelli (2004) osserva come il genitore odierno non sia teso a educare, nel senso di tirar fuori le potenzialità del figlio (ex-ducere), ma ad attirare il figlio a sé (se-ducere), a compiacerlo, a sostenere ogni suo bisogno. Egli non si accorge che l'educazione esige il rispetto della distanza e dell'alterità, aspetti fondamentali che, se negati, possono favorire un rapporto di tipo identificatorio che, mirando alla duplicazione di sé, preclude l'individuazione del figlio costretto a realizzare i sogni e le aspettative del genitore.

Il legame affettivo genitori-figli deve rappresentare un'opportunità e non un vincolo. Troppe volte, invece, i genitori fanno fatica a distinguere tra il voler bene ai figli e volere il bene dei figli. Questi ultimi sanno riconoscere l'amore che i genitori provano nei loro confronti, ma anche la loro difficoltà o incapacità a volere il loro bene. Se i figli possono cogliere che i genitori sono in grado di star bene attraverso l'amore che provano per sé stessi senza bisogno di utilizzarli, allora si sentiranno realmente liberi di sperimentarsi esplorando il mondo con la sicurezza che il genitore è in grado di sostenerli in caso di necessità.

Non bisogna, altresì, dimenticare che se la genitorialità arricchisce la coppia è la coppia che "nutre" la genitorialità: un legame coniugale saldo, alimenta la dimensione parentale e aiuta ad affrontare con maggior successo i momenti di crisi e le difficoltà.

La centralità della questione generativa la possiamo ulteriormente riscontrare nelle coppie che non riescono a generare e che ricorrono alla PMA, prima, e all'adozione, successivamente. Negli ultimi anni ho avuto modo di registrare un aumento considerevole di richieste di terapia di famiglie nelle quali la genitorialità è transitata attraverso la fecondazione medicalmente assistita o l'adozione. Queste famiglie giungono all'attenzione del clinico soprattutto nel corso dell'adolescenza dei figli.

A mio parere l'interesse intorno a queste problematiche non è sufficiente, anzi a volte si ha l'impressione che si voglia guadare altrove. In particolare, non viene garantito adeguato spazio di riflessione ai percorsi personali e di coppia che determinano il blocco generativo, in particolare scarso peso viene riservato agli aspetti psicologici che precedono il blocco.

Paradossalmente, ma forse anche no, proprio nello studio delle coppie non fertili rileviamo la presenza di una grande attenzione alla genitorialità, attenzione che nasce da esperienze dirette, o tramandate dalle generazioni precedenti, non sempre di natura traumatica, ma nelle quali comunque si sono sperimentate carenze nella relazione genitore/i-figlio. Nel blocco generativo osserviamo di solito la presenza di un importante desiderio di mettere al mondo un figlio, ostacolato però da paure profonde circa le proprie capacità a realizzare quell'ambizioso progetto che prevede di essere un genitore migliore dei propri genitori (Mattucci, 2020). Questa aspettativa, che di per sé è comprensibile e del tutto fisiologica, trae origine, in particolare appunto nelle situazioni di infertilità, da un'infanzia percepita come incompleta nella relazione con i propri genitori.

Se prendiamo in considerazione quei percorsi al termine dei quali il desiderio di genitorialità si è concretizzato felicemente con la nascita di un figlio, dobbiamo ipotizzare che, nel passaggio dalla diade alla triade, sia stato elaborato con successo il lutto connesso all'impossibilità di diventare quel genitore perfetto tanto desiderato. Difatti, solo il superamento di questo impraticabile obiettivo consente di acquisire quella fiducia in se stessi necessaria per poter tollerare di essere, alla Winnicott, un "genitore sufficientemente buono" e quindi non perfetto. Nel corso della mia attività ho avuto l'opportunità di accompagnare in percorsi terapeutici, per me molto illuminanti, un discreto numero di coppie che si sono incamminate positivamente verso questo traguardo.

Qualora la nascita di un figlio consenta alla coppia di cimentarsi con la genitorialità, senza però che sia stato realizzato il percorso di accettazione dei propri limiti, è più facile che ci si avvii verso un'esperienza genitoriale di tipo narcisistico.

Quest'ultima modalità di vivere la genitorialità è anche l'esito, purtroppo molto frequente, di un malessere e di uno smarrimento che la coppia coniugale affronta durante il lungo e tortuoso cammino che li porterà alla genitorialità o attraverso ripetuti tentativi di PMA o attraverso l'adozione. Difatti, la ricerca di una sessualità finalizzata alla procreazione, e non frutto di un desiderio di intimità psico-fisica, seguita da indagini di vario tipo e da una crescente sofferenza per i risultati negativi, crea solo un'apparente coesione di coppia in quanto l'obiettivo da perseguire, ovvero mettere al mondo un figlio, li trasforma in due genitori molto prima di diventarlo. Il ripetersi di fallimenti mina l'unione della coppia sul piano coniugale che trova, nel migliore dei casi, un rilancio in un investimento totalizzante sulla genitorialità, con tutti gli effetti ad essa correlati.

Personalmente non credo ad alcune teorie per le quali l'infertilità è prevalentemente da attribuire, ad esempio, ai cambiamenti legati alle conquiste delle donne e alle conseguenti trasformazioni dei ruoli maschili e femminili, oppure alle difficoltà legate all'instabilità lavorativa delle nuove generazioni, o ancora ai timori legati al cambiamento climatico. Indubbiamente sono questioni che hanno la loro rilevanza, ma, a mio parere, il tema centrale è da ricercare nella profonda insicurezza e preoccupazione di non poter rappresentare "quell'evoluzione della specie" nel divenire un padre e/o una madre migliori dei propri genitori.

Una conferma di questa ipotesi ci viene dallo studio delle dinamiche di coppia, e in particolare dall'analisi delle modalità con le quali le coppie hanno realizzato il proprio incontro iniziale, approfondendo cioè le motivazioni non consapevoli della reciproca scelta. Nel caso di coppie con problemi legati alla generatività si osserva, infatti, l'esistenza in entrambi i partner di un conflitto intrapsichico, e a volte interpersonale, tra un profondo desiderio di maternità e di paternità e l'insicurezza di realizzarlo con successo per cui i timori finiscono per contrastare i desideri, ovviamente in modo inconsapevole. Ed è anche per questo motivo che, quando si effettua una consultazione di coppia, è utile far rivivere il senso e le motivazioni di quel loro incontro iniziale; tale passaggio aiuta a comprendere meglio sia quali bisogni inconsci e quali aspettative hanno permesso di dare inizio alla loro relazione sentimentale, ma anche dove si situa il blocco che non ne ha permesso la successiva rielaborazione.

Nel colloquio con coppie che vivono la delicata esperienza dell'infertilità incontriamo, in genere, persone dotate di una grande sensibilità verso i bambini; sono, difatti, zii/zie di riferimento per i propri nipoti ai quali sono legati da profondo affetto, ed in più hanno una cura a volte straordinaria di animali domestici specie se bisognosi di attenzioni e di cure. Questa grande attenzione verso il bene "supremo" dei figli finisce per generare il blocco generativo. Potremmo dire che incarnano il progetto di selezione della specie all'incontrario: potrebbero essere dei genitori "sufficientemente buoni", ma in qualche modo delegano il compito di generare a quanti, a volte, fanno fatica a porsi quei dubbi e quelle domande circa le proprie competenze genitoriali che, invece, sappiamo essere importanti nel crescere i figli.

Tornando al tema della relazione terapeutica, e coerentemente con quanto appena sottolineato parlando di generatività e genitorialità, vorrei condividere con voi la percezione di una difficoltà crescente rispetto al passato, da parte delle persone in genere, a mettere in campo sufficienti capacità elaborative per cercare nessi tra le difficoltà del presente e le storie del passato. Sempre più spesso la domanda di aiuto passa attraverso una richiesta di indicazioni, di consigli, di una sorta di manuale per affrontare con successo i blocchi evolutivi.

Ed è proprio in queste situazioni che il compito del terapeuta si fa più arduo, ma anche più stimolante, in quanto l'incontro con queste coppie o famiglie richiede una capacità di mettersi in discussione e cercare le modalità più efficaci per riattivare risorse che sono rimaste sepolte sotto il desiderio e la ricerca di una genitorialità "perfetta" o quasi.

Ma come recuperare la creatività del sistema?

Roberto Losso, nel corso di una lezione sul pensiero di Winnicott, successivamente ripreso in un recente articolo (2022), affermava che la "creatività è un fatto senza il quale non c'è vita psichica, ma solo una sopravvivenza e non un'esistenza: un'abitudine che si mantiene con i suoi automatismi, indifferente sia alla vita che alla morte".

Proseguendo nella sua lezione, affermava che "la madre che fa e non è, induce nel bambino un'identità di quello che "fa come se fosse". Fare è diverso da giocare, perché giocare è mettere in gioco la creatività soggettiva" (spontaneità, gioco libero, non condizionato).

E sempre Losso (2022) conclude:

> *"La psicoterapia si situa in quel luogo dove si sovrappongono due aree di gioco: quella del paziente e quella del terapeuta. In psicoterapia ci troviamo con due (o più) persone che giocano insieme. Dove il gioco non è possibile, il lavoro del terapeuta è, o dovrebbe essere, quello di portare il paziente da uno stato nel quale non è capace di giocare, ad uno nel quale sia capace di farlo. Questa teoria del gioco presuppone che il terapeuta funzioni come una madre capace di creare le condizioni di fiducia nell'altro per poter imparare a "giocare" nella terapia."*

Come dire che quando il terapeuta è preso dal fare, dal proporre tecniche di intervento, dal mostrare la propria competenza, non riesce ad essere, e di conseguenza non rappresenta, una nuova opportunità per i pazienti di rimettersi in gioco grazie a una relazione nella quale ci si può affidare.

Losso (2022) ribadisce inoltre che "l'area di gioco è uno spazio potenziale tra la madre e il bambino, dove la separazione porta a una nuova forma di riunione. Ma se vuole incontrarsi, deve correre il rischio di perdersi, fino ad uno stato nel quale sparisca l'idea di raggiungere un obiettivo, perché da lì possa sorgere una creazione soggettiva." Citando Winnicott, egli sottolinea che "cercarsi è la forma di esistenza, senza che mai uno arrivi ad incontrarsi".

Tornando alla costruzione della relazione terapeutica, diventa inevitabile a questo punto recuperare prima il pensiero di Andolfi e Angelo (1987), che sottolineano come solo se il terapeuta accetta di assumere su di sé rischi equivalenti a quelli che pretende che la famiglia si assuma, può essere attivato un processo trasformativo che inglobi tutti i componenti del sistema terapeutico. Ma anche quello di Anna Nicolò (1988), che a sua volta ribadisce come il terapeuta debba potersi permettere di essere se stesso nella sua globalità di pensieri, di attenzioni e di emozioni e dovrà accettare che, volente o no, sta comunque mettendo in gioco parti di sé, della sua storia personale, della sua famiglia interna.

Come dire che la relazione terapeutica si contraddistingue per il susseguirsi nel tempo di separazioni e di ri-unioni e che proprio in questo svolgersi della relazione è possibile per i pazienti percepire quella base sicura che permette loro di ri-trovarsi all'interno di un processo evolutivo. Il terapeuta dovrà assecondare questo percorso mostrando di volerci stare e di saperci stare con il proprio bagaglio di conoscenze personali e professionali, ma soprattutto mostrando di avere cura della relazione che si è nel tempo co-costruita.

Losso (2022), recuperando il pensiero winnicottiano, ci invita pertanto a ricercare una modalità creativa di stare in terapia, ma perché ciò accada occorre che il terapeuta abbia una buona conoscenza di sé e delle proprie dinamiche interne; in sintesi occorre che il terapeuta sappia porsi in modo autentico perché si crei un'opportunità di affidamento.

Ed è proprio questo un obiettivo da non perdere mai di vista: fornire delle opportunità perché i membri di una famiglia, in vario modo, possano affidarsi alla relazione terapeutica sapendo che il terapeuta ha la competenza per farla evolvere in modo che sia pensabile la conclusione stessa della terapia. Nel corso delle sedute è fondamentale comprendere chi l'altro vede in noi e di quanto tempo necessita per costruire assieme a noi una relazione di affidamento, che non è un fidarsi dell'altro in quanto tale, ma è un affidarsi alla relazione con l'altro. Ne consegue che le domande che necessariamente dobbiamo porci sono relative al momento, alla fase nella quale questo passaggio potrà accadere, a cosa lo facilita, a cosa lo ritarda o lo impedisce. Per noi terapeuti questo significa cosa della nostra storia ci aiuta a entrare in relazione e cosa, viceversa, ci frena.

Sempre alla ricerca di ridefinire l'area creativa della psicoterapia, Roberto Losso (2022) ci ricorda le tre aree della vita che così Winnicott descrive riferendosi alla cosiddetta "gente sana":

1. La vita nel mondo con le relazioni interpersonali (il "mondo esterno")
2. La vita della realtà psichica personale (a volte denominata "interna") (o "mondo interno")
3. L'area dell'esperienza culturale, che comincia dal gioco e si sviluppa in ogni attività creativa, area intermedia dell'esperienza, né interna né esterna.

Il terapeuta deve porsi l'obiettivo di un recupero di questa terza area intermedia nell'incontro con quelle famiglie che si sono da essa discostate nell'affrontare i passaggi critici della vita o esperienze disfunzionali o traumatiche. Il recupero di una creatività, come affermava Winnicott, permette di riprendersi la vita invece che sopravvivere.

Nel nostro Istituto da anni ci stiamo impegnando nella ricerca di interventi utili per recuperare questo progetto evolutivo. In particolare, abbiamo sperimentato con successo la ricerca di soluzioni creative attraverso la corporeità, e dobbiamo un grazie speciale a Marcellino Vetere che si sta adoperando anche nel campo della formazione per trasmettere agli allievi l'importanza di saper riconoscere i segnali che invia il proprio corpo e non solo quelli che osserviamo provenienti dai corpi dei membri della famiglia.

Un ulteriore contributo che ci viene da Losso, ma che coloro che si sono formati con Rodolfo de Bernart o che hanno avuto l'opportunità di incontrare Vittorio Cigoli ben conoscono, è relativo alla ricerca delle risorse presenti nel sistema, evitando così di soffermarsi solo sui sintomi e sulle inadeguatezze. Sono ormai molti anni che l'approccio sistemico si è arricchito di questo obiettivo nel lavoro con le famiglie.

Ma come implementare le risorse all'interno di un sistema che si presenta a noi a volte frammentato, sempre ferito, impegnato a far fronte a conflitti, rotture, mancanze?

A questo punto è possibile recuperare il titolo dell'intervento: *I tempi della terapia e i tempi della famiglia*. La difficoltà più significativa è la ricerca di una sincronia tra i diversi tempi. La famiglia quasi sempre ha fretta di risolvere le difficoltà per le quali ha richiesto un aiuto, e altrettanto spesso il terapeuta, per sottolineare la propria competenza, si impegna a dare risposte che accelerino il processo di guarigione. Ma è proprio al terapeuta che spetta il compito di modulare i tempi, cercando di sincronizzare le attese della famiglia con i passaggi propri di un processo terapeutico.

Come sottolinea Luciano Tonellato (2010), il tempo del processo terapeutico è caratterizzato da passaggi lenti, ma va connesso, e non confuso, con il tempo più rapido della decisione di che percorso effettuare, obiettivo questo peculiare della prima consultazione. Sappiamo però che nel corso di una terapia occorre più volte ridefinire questa connessione tra passaggi più lenti e richieste di accelerazione. Del resto, una relazione terapeutica per avere un significato evolutivo deve caratterizzarsi come una relazione continuativa nel tempo che, come già detto, offra un contenimento e un accoglimento.

L'obiettivo della terapia è riuscire a ridare alla famiglia un'idea coerente delle proprie capacità di affrontare i passaggi evolutivi. Infatti, la terapia potrà considerarsi conclusa positivamente solo quando è stato riavviato il percorso di crescita individuale e quindi dell'intero sistema. La risoluzione della terapia passa, quindi, attraverso il riconoscimento di una fase adulta della famiglia. Perché ciò accada deve essere chiaro al terapeuta, sin dall'inizio, dal primo incontro, che la terapia ha una sua conclusione; deve pertanto partire con l'idea della morte, nel senso che la terapia termina, ha appunto un suo percorso e una sua conclusione.

Come è facile cogliere, è lo stesso obiettivo che dovrebbero avere i genitori alla nascita dei figli: il legame sarà per sempre, ma la genitorialità intesa come qualcosa di attivo ha una sua logica conclusione. Sia la relazione terapeutica che quella tra genitori e figli sono relazioni di tipo eterogenerazionale ed entrambe vanno verso la risoluzione di tali termini generazionali, creandosi così una situazione omogenerazionale.

Il terapeuta dimostrerà la propria competenza proprio attraverso il riconoscimento delle competenze della famiglia stessa. È fondamentale che il terapeuta sappia riconoscere che il risultato finale è frutto soprattutto, anche se non solo, delle risorse di cui la famiglia già disponeva, ma che la terapia ha consentito di far emergere appieno. La famiglia deve poter uscire dalla stanza di terapia consapevole che ciò che ha permesso il superamento delle difficoltà, dei problemi, dei sintomi è la relazione terapeutica. Questa consapevolezza rende ancor più efficace il processo di interiorizzazione della terapia stessa, cosicché il terapeuta potrà sentire di aver raggiunto il suo obiettivo nella misura in cui si sarà reso inutile.

Quindi, la conclusione della terapia in realtà la rende attiva nel tempo ben oltre la sua fine, in quanto frutto di un legame che non si interrompe e che produce effetti nel tempo. La memoria del percorso effettuato rimarrà nella mente e nel cuore di tutti i componenti il sistema terapeutico nella sua totalità. Senza questo legame, che nasce dalla relazione terapeutica, nessun progresso sarebbe stato possibile né per i membri della famiglia, né per il terapeuta. Più che di guarigione dovremmo parlare di arricchimento e di crescita.

4. I tempi della famiglia, i tempi della psicoterapia

di Fabio Bassoli,[6] *Ilaria Marchesi,*[7] *Enrica Severi,*[8] *Massimo Mengozzi,*[9] *Chiara Seidenari,*[10] *Simone Lupini,*[11] *Monica Mezzanotte,*[12] *Virginia Damonte,*[13] *Mauro Mariotti.*[14]

L'articolo si propone di affrontare la tematica inerente alla concezione e alla funzione del tempo nell'ambito del sistema familiare in correlazione ai contesti della psicoterapia.

Partendo dal concetto di tempo nel pensiero occidentale e in quello orientale espresso dalle civiltà più significative che hanno segnato la storia dell'uomo, passando dall'idea di presentificazione del passato e del futuro si considera il tema dei processi trasformativi e del cambiamento nella famiglia e nella psicoterapia. Riprendendo le intuizioni di Gregory Bateson e quelle già innovative degli anni '80 relative ai concetti di tempo condensato ed esistenziale, vengono presentate due tecniche sistemiche di psicoterapia, sperimentate sia in ambito clinico che di ricerca dall'Istituto ISCRA di Modena e di Cesena. In esse, i tempi dell'individuo e dei sistemi di riferimento divengono fondamentali nella loro connessione con i tempi e il buon esito degli interventi psicoterapeutici.

---

[6] I componenti del team didattico dell'Istituto integrano vari paragrafi dell'articolo che costituisce la premessa di un libro *in fieri* sul tema dello spazio e tempo in psicoterapia, ove si affrontano le premesse di un confronto tra i tempi della psicoterapia e i tempi dell'individuo e dei suoi contesti relazionali, *in primis* la famiglia.
Con il contributo di Mauro Mariotti viene affrontato il tema generale inerente al tempo nella storia dell'uomo. Ilaria Marchesi introduce il concetto di tempo nel pensiero occidentale e in quello orientale. A seguire, la presentificazione del tempo passato e del tempo futuro verrà trattata da Enrica Severi. Fabio Bassoli e Massimo Mengozzi riprenderanno Gregory Bateson nel suo saggio "Il tempo è fuori squadra", approfondendo la tematica sui modelli diacronici e sincronici della famiglia. Fabio Bassoli, da un saggio di Carlos E. Sluzki, affronterà il tema inerente al tempo nel processo trasformativo e nel cambiamento. Simone Lupini e Chiara Seidenari, a partire dall'articolo di Mauro Mariotti sul tempo esistenziale e il tempo condensato, presenteranno lo stato dell'arte della ricerca sulle tecniche innovative in psicoterapia promosse da ISCRA. In conclusione, verranno proposte esemplificazioni da situazioni cliniche condotte da Monica Mezzanotte e Virginia Damonte.
Fabio Bassoli, Co-Direttore ISCRA sede di Modena e Cesena

[7] Ilaria Marchesi, Allieva Didatta ISCRA sede di Modena

[8] Enrica Severi, Didatta ISCRA sede di Cesena

[9] Massimo Mengozzi, Didatta ISCRA sede di Cesena

[10] Chiara Seidenari, Allieva Didatta ISCRA sede di Modena

[11] Simone Lupini, Allievo Didatta ISCRA sede di Modena

[12] Monica Mezzanotte, Allieva Didatta ISCRA sede di Modena

[13] Virginia Damonte, Didatta ISCRA sede di Cesena

[14] Mauro Mariotti, Co-Direttore ISCRA sede di Modena e Cesena

▪ Introduzione

Il concetto di tempo, da sempre al centro degli studi e delle ricerche di senso nelle civiltà del nostro pianeta, viene ripreso in questo articolo, frutto delle esperienze portate avanti nella formazione e nella clinica dall'Istituto ISCRA di Modena e Cesena dal 1981 ad oggi, al fine di approfondire la correlazione tra il sistema familiare e i contesti della psicoterapia. L'obiettivo rimane sempre quello di produrre nuove idee e nuovi stimoli, per il buon esito degli interventi di cura dei problemi psichici e psicologici dell'individuo, della coppia e della famiglia.

▪ Il tempo nella storia dell'uomo

La cosmogonia e Teogonia della Grecia classica pone prima degli Dei antropomorfi, interpreti della Teogonia, la natura e il tempo. Da Kronos origina tutto. Zeus da lui discende. Così, fin dall'uomo primitivo, il tempo era l'organizzatore della vita con la ciclicità e ripetitività degli eventi osservabili. I miti attorno al mondo sono ricchi di figure che permettono lo scandire dello stesso. Dai filosofi presocratici a quelli latini, fino ai santi cattolici, ognuno di loro ha portato il suo contributo: dal *πάντα ῥεῖ* di Eraclito al *De brevitate vitae* di Seneca fino ai noumeni kantiani. Idee staccate dagli oggetti sensibili e pertanto atemporali; il non percepibile dai sensi e dalla mente. Fino ad Einstein e alla relatività e dipendenza del tempo dallo spazio.

Dal paradosso del tempo che non esiste "oggettivamente" o esiste solo nella sua dimensione relazionale, nasce il nostro concetto di tempo condensato e tempo esistenziale. Un tempo condensato che ferma il divenire, perché da quel momento in avanti la vita sarà definita sull'accadimento di quel tempo: prima di Cristo e dopo Cristo è un esempio di ciò che determina un tempo condensato. Mentre il tempo esistenziale è il tempo necessario perché quell'avvenimento, avvenuto nel tempo condensato, sviluppi la sua portata. Ognuno di noi nella vita ha più o meno tempi condensati, e un buon ritmo fra tempi condensati e tempi esistenziali determina forse in gran parte la salute mentale. Il concetto di ciclo di vita ne è un esempio calzante.

Chi passa armonicamente le varie fasi della vita ha più serenità di chi rimane adolescente per sempre o nasce già vecchio, con il compito di far da genitore ai propri genitori.

▪ Il concetto di tempo nella storia del pensiero occidentale e orientale

"Per quanto tempo è per sempre?
A volte, solo per un secondo"
Lewis Carroll

Il concetto di tempo ha tenuto impegnati in studi scientifici, dibattiti filosofici e indissolubili riflessioni, pensatori e scienziati di tutto il mondo e, appunto, di tutti i tempi. Il tempo è oggettivo o soggettivo? È misurabile o dipende da una mera percezione dell'osservatore stesso? E ancora, perché abbiamo sentito e avvertiamo tutt'ora il bisogno di misurarlo e padroneggiarlo? A cosa serve e cosa causa il tempo nelle attuali società del mondo?

Per iniziare a guardare le complesse sfaccettature di questa nozione, sarà utile andare a scorrere la storia del concetto di tempo all'interno del pensiero occidentale e di quello orientale, osservarne sviluppi, similitudini e differenze, per poi comprendere l'impatto che le diverse visioni hanno oggi su di noi e sul nostro sistema sociale.

Iniziamo col dire che in Occidente la propensione alla misurazione dei fenomeni è antica quanto i Greci, nonostante evidenti differenze con le modalità e tecniche di rilevamento attuali. Per gli antichi Greci, l'elemento essenziale per una vita sana ed equilibrata consisteva nel saper tenere tutto nella giusta misura, che conduceva a una buona padronanza e consapevolezza di sé e dei propri desideri e, infine, all'autorealizzazione. Katà Métron, la giusta misura, veniva però stabilita da standard interni e soggettivi, in quanto andare oltre la giusta misura significava rompere un'armonia interiore, frammentarsi.

Progredendo, almeno temporalmente, la misura nella cultura occidentale è diventata sempre più il confronto di un oggetto con uno standard esterno, e dunque qualcosa di materiale e meccanico, il più possibile oggettivabile; tutto è diventato potenzialmente misurabile, compreso l'uomo con i suoi comportamenti, le sue emozioni e i suoi pensieri. Questo ha avuto ovvie ed evidenti ripercussioni sul pensiero sociale e individuale.

In Oriente, invece, la nozione di misura ha rivestito un ruolo marginale nello studio dei fenomeni, tanto che l'incommensurabile, tutto ciò che non può essere descritto e compreso dalla ragione umana, è considerato la realtà primaria e imprescindibile. Se l'incommensurabile è la realtà primaria, allora la misura oggettiva è ingannevole, illusoria, secondaria, e non può essere identificata con l'essenza stessa del reale.

Dunque, la misura e la percezione del tempo – così intrinsecamente connesse a colui che vive quel tempo, ma rese anche oggetto di scienze fisiche che fanno sfoggio di verità oggettive – hanno attraversato innumerevoli visioni e definizioni.

Partendo da questa cornice è opportuno iniziare, per comodità di analisi, con la concezione del tempo divulgata dal matematico, astronomo e teologo Isaac Newton (1643-1727). Lo studioso guarda il tempo come un flusso uniforme, immutabile ed eterno, indipendente da ogni cosa, descrivendolo attraverso una concezione rigida, matematica e assoluta. Secondo lo scienziato, per misurarne la durata, si deve definire un'unità di misura che tenga conto che il tempo non è un fenomeno tangibile e misurabile nel suo progredire soggettivo, ma devono essere utilizzati come riferimento fenomeni astronomici quali i moti terrestri di rotazione e rivoluzione. Pur dovendo sottolineare che la sua visione ha subito inevitabili mutamenti quando è diventato noto che tali moti hanno un andamento irregolare, ciò che a noi interessa è l'enorme impatto che questa teoria ha avuto sul pensare il tempo come un fenomeno misurabile scientificamente, totalmente sconnesso dal soggetto che lo osserva.

Nel 1904 entra in scena la visione rivoluzionaria del fisico tedesco Albert Einstein, che grazie alla teoria della relatività introduce una descrizione decisamente più elastica e dinamica di questo concetto, legandolo indissolubilmente alla nozione di spazio, nonché all'individuo che vive il tempo e nel tempo. La rilevanza che assume l'osservatore rende inevitabile la scomparsa di un passato, presente e futuro universalmente validi, rendendoli sempre dipendenti da un soggetto: quando l'osservatore si muove, porta con sé il proprio spazio e il proprio tempo.

Nel 1924 il filosofo Martin Heidegger conduce una celebre conferenza a Marburgo, nella quale rende definitivamente indissolubile il legame tra l'Esserci e il Tempo, descrivendo l'esistenza umana come delineata da alcuni caratteri costitutivi e, principalmente, dalla temporalità. Il tempo, perciò, sta alla base della vita dell'uomo, costituendone l'essenza stessa e diventando dunque qualcosa di mutabile: è quello che Heidegger chiama l'"essere di volta in volta", che indica la specificità temporale dell'esserci, definendo ogni uomo come unico e diverso dai suoi simili. L'Io non è mai specifico e determinato, ma si determina temporalmente e ciò significa che la temporalità è il suo stesso modo d'essere.

Heidegger, ponendo l'*esserci* al centro, ritiene anche che non esista un tempo unico per tutti, ma che ognuno in base al proprio personale progetto di vita ha in sé il proprio tempo, differente da quello degli altri, con un richiamo reso esplicito durante la conferenza alla teoria della relatività di Einstein.

Ancora, per il filosofo il tempo non può essere inteso come una cosa da misurare e decifrare precisamente, come un oggetto indipendente dall'Esserci e ad esso indifferente. Il tempo non è l'oggetto da misurare e calcolare, posto davanti al soggetto che misura e calcola, ma è piuttosto ciò che si fa attraverso il naturale scorrere dell'esistenza ed è solo in questo senso che si può parlare di un legame tra l'io e il tempo. Un ultimo aspetto interessante, soprattutto per il confronto con il pensiero Zen, è che Heidegger ritiene l'uomo impigliato nel suo presente, con una visione del passato come l'irrecuperabile, l'evento che è già accaduto e si è consumato e, quindi, fuori dalla prospettiva della quotidianità. Il futuro, al contempo, è non ancora presente, un tempo sul quale è possibile soltanto fare previsioni. Fatta questa breve disamina di due dei principali pensatori occidentali che si sono occupati del concetto di temporalità, andiamo a guardare quelli che sono gli aspetti centrali della concezione del tempo nelle culture orientali, sottolineando punti di contatto e divergenze.

Partiamo da due visioni totalmente contrapposte, che hanno inevitabilmente effetti sulla struttura della società e, di conseguenza, sull'individuo. L'idea di un tempo lineare, che parte da un punto e attraverso stadi di evoluzione arriva ad un altro è tipicamente insita nel mondo occidentale.

Ciò che invece caratterizza le culture orientali nella loro visione del tempo è indubbiamente la ciclicità, derivante dall'enorme importanza che viene attribuita al legame con la Natura. Non esiste un punto A da cui si parte e un punto B a cui si arriva, ma una serie di fasi che ritmicamente si susseguono, in un continuo divenire che non è misurabile quantitativamente. Ogni attimo è unico ma non irripetibile, in una logica fluida e ciclica. Lo scorrere del tempo è rappresentato dal continuo susseguirsi delle due dimensioni yin e yang, sia nell'ambiente circostante sia all'interno dell'individuo, e manca completamente quella stretta necessità di direzionare gli eventi e la vita tipica dell'Occidente.

Questo susseguirsi ciclico di fasi non deve essere però inteso come qualcosa di statico, immobile: così come la Natura si manifesta in cicli di stagioni che sono sempre le stesse, ma mai uguali a se stesse – ogni primavera è una nuova primavera – ciò consente la stabilità, ma anche l'innovazione.

Inoltre, tempo e spazio sono fortemente interconnessi, così come era stato sottolineato da Einstein con la teoria della relatività, e definiscono insieme le caratteristiche di un evento/oggetto, che non può essere descritto né solo cronologicamente, né solo spazialmente.

Ma la cultura orientale predilige la lentezza alla velocità? In parte.

È vero che la cultura Zen non consiste in un elogio della lentezza, piuttosto in un insegnamento alla consapevolezza. Un maestro Zen dice che ci sono due estremi con i quali dobbiamo confrontarci in continuazione. Il Buddha – il Buddha storico – ha insegnato la via di mezzo, che è appunto un equilibrio tra l'estremismo della lentezza e quello della velocità. Nello Zen, la nostra Scuola, si insegna ad essere capaci di adattarsi a tutte le situazioni, cosa possibile soltanto nel momento in cui noi, essendo costantemente attenti, presenti a noi stessi, sviluppiamo la retta presenza mentale. In quel momento, quando noi siamo presenti, siamo attenti, siamo capaci di essere veloci se vogliamo esserlo e se la situazione lo richiede, e di essere lenti o addirittura immobili se, appunto, decidiamo di fermarci a pensare o a meditare, possiamo accedere, attraverso la pratica ascetica, ad un tempo che possiamo definire infinito. Noi viviamo tutti i giorni nel tempo finito.

L'insegnamento ad esserci nel tempo, che consiste nella consapevolezza di come stiamo vivendo ogni momento, richiama in parte ciò che abbiamo visto prima a proposito delle tesi heideggeriane, e questo ci consente di continuare la danza tra contrapposizione e similitudini nelle due culture che stiamo prendendo in esame, perché nulla è rigido e tutto si interseca.

Abbiamo già accennato che la percezione del tempo influisce sull'idea di individuo all'interno della società, vediamo ora in che modo questo accade. Il saper stare totalmente centrati sul presente, su quello che viene chiamato il qui ed ora, fa sì che l'individuo debba essere concentrato sull'azione, su ciò che sta accadendo in quel momento. L'egocentrismo, tipico del pensiero occidentale, è visto come la causa principale della sofferenza dell'uomo: l'uomo si è sempre concentrato sul proprio io, fino a farne una specie di centro, e questo io è diventato così ipertrofico e ha assunto dimensioni narcisistiche tali da sostituirsi al mondo stesso, diventando il centro del mondo.

Un'altra conseguenza dell'egocentrismo onnipotente dell'uomo è la visione della morte e della malattia. Il tentativo di controllo della salute e della vita umana parte da un sentimento di non accettazione della morte, vista come fine.

Ma nella cultura Zen, l'Impermanenza è la caratteristica base di ogni evento e fenomeno: tutto inizia, scorre e se ne va. Questo comporta una visione completamente diversa della malattia, della vecchiaia, della morte, viste come fasi inevitabile di un ciclo.

▪ La presentificazione del passato e del futuro

Un'ora, non è solo un'ora, è un vaso colmo di profumi, di suoni, di progetti, di climi.
Marcel Proust, *Alla ricerca del tempo perduto*

Il tempo non esiste, per lo meno così ci dice la fisica. In particolare, quella del Novecento, che a seguito delle rivoluzionarie teorizzazioni quantistiche e della ancor più significativa – per le sue interconnessioni con le scienze psicoterapiche e lo studio delle relazioni umane – duplicità "onda-corpuscolo" della materia, giunge a dimostrare come il tempo non sia, di fatto, una dimensione fisica oggettiva. Esso non è quantificabile in maniera assoluta, valida e coerente a se stessa in ogni ordine di grandezza se non a fronte di un sistema di riferimento, che in quanto tale è relativo e passibile di una validità limitata a quella specifica cornice.

Il tempo, come spiega Einstein, diviene piegabile e mutevole, al muoverci verso l'alto. Rovelli (2017) dice che il tempo scorre più veloce in montagna e più lento in pianura, proprio a fronte del suo essere soggetto all'influenza della forza di attrazione gravitazionale che ne modula il dispiegarsi.

Il tempo, dunque, non esiste come variabile fisica oggettiva: è una convenzione dell'uomo, una variabile percepita dall'uomo nel suo processare l'esperienza dell'esistere.

E questo già ci permette di confortare la nostra mente razionale a fronte dell'eterno interrogarsi sul tempo e del perché sia stato – e sia tuttora – così lungamente dibattuto il suo potere di influenzamento e di significatività nei confronti dell'esperire la propria stessa esistenza.

Nella seconda metà dell'Ottocento, con la razionalizzazione del lavoro si verifica anche un processo di razionalizzazione del tempo, che viene, pertanto, staccato dalla sua matrice naturale, per divenire una variabile totalmente manipolata dall'uomo e sottoposta ai ritmi produttivi di ordine industriale e meccanico. Il tempo dell'orologio non è più il tempo dei raccolti e delle stagioni, della luce e del buio, cui erano ancorati anche gran parte dei processi umani di ordine biochimico, ormonale e neurotrasmettitoriale.

Dunque, questo scollamento del tempo dalla matrice naturistica che ne aveva fino a quel momento cadenzato il manifestarsi, lo affianca ad un nuovo sistema di riferimento, a cui consegue inevitabilmente una modifica nella percezione dello stesso da parte dell'uomo. In seconda battuta, uno scollamento di quest'ultimo dalla ritmicità naturale del proprio tempo biologico e psicologico.

Il tempo viene pensato in un modo nuovo.

È plausibile, pertanto, ipotizzare che ad esso, nella sua manipolazione mnemonica, l'uomo abbia cominciato ad attribuire significati sempre più strutturati e complessi.

È altresì plausibile cominciare a leggere il tempo dell'uomo come un processo in divenire e che la funzione mentale del suo pensarlo, presentificarlo, risponda ad esigenze sempre più complesse e strutturate da un punto di vista sia ontogenetico sia relazionale.

I più recenti contributi neuroscientifici si connettono alle istanze narrative che afferiscono ai processi di presentificazione dei tempi esistenziali di passato e futuro, in ambito psicoterapico e secondo l'epistemologia sistemico-relazionale, in modo da concederci un viaggio di comprensione bio-psico-sociale del processo del pensare il tempo. A tal proposito, risulta funzionale il lavoro con il trauma, il quale è particolarmente emblematico per comprendere la relatività psicologica del tempo, attraverso i processi di condensazione e ibernazione dello stesso che avvengono a livello intrapsichico. Ciò sia per quanto riguarda i contenuti relazionali ed esistenziali legati ad un tempo specifico di vita della persona, sia ad un livello più metacontestuale, per quanto riguarda la percezione stessa dell'individuo di essere in un fluire temporale di esistenza. Dunque, nella circostanza di riemersione di un ricordoo di un evento di natura traumatica, siamo di fronte alla necessità di gestire quella che potremo definire una perdita di orientamento della persona rispetto al proprio tempo esistenziale, uno scollamento, un essere fuori dal tempo della propria vita.

Quando si incorre in una circostanza dal valore traumatico per la persona – dal livello macro dei grandi atti lesivi all'invisibile dei traumi silenti legati all'identità, dalle disconferme relazionali precoci e reiterate ad una perdita relazionale – quello che i clinici registrano a livello psicologico è la disattivazione di alcune aree di contenuto e significato simbolico. Queste aree, connesse al tempo dell'accadimento, non vengono integrate in un ricordo temporalmente coerente e fluido dell'esperienza di sé.

Questa dinamica difensiva è in grado di distorcere del tutto la realtà, specie se inconsapevole: mantenendo separate, recluse in una porzione scissa della propria coscienza, quelle parti portatrici di un messaggio di sofferenza non elaborata, non vengono incluse nel senso di continuità del Sé. Ne deriva che l'identità stessa della persona risulta frammentata, non comprensiva di un ricordo sopportabile di quegli eventi. Ciò si esprime attraverso processi di congelamento del tempo interno, ravvisabili in manifestazioni sintomatiche quali amnesie, o al contrario in fissazioni a un tempo specifico, o ancora in fissazioni a oggetti relazionali o in comportamenti di evitamento. La dissociazione come processo psichico risulta funzionale non solo a dare alla persona la sensazione di non essere in un luogo/tempo a cui non è materialmente possibile sottrarsi, ma anche come meccanismo di difesa rispetto al sentire qualcosa di intollerabile, come il rifiuto, l'abbandono o il riemergere di un contenuto di dolore esistenziale non processato.

Spesso il corpo diventa il teatro di un passato che sembra non passare mai.

Porges (1994), psichiatra e neuroscienziato, ci illustra oggi attraverso la teoria polivagale come, di fronte ad uno stimolo percepito come minaccioso, il sistema nervoso centrale dell'individuo tenda ad attivarsi secondo una gerarchia di tre circuiti sinaptici e biochimici, dal più evoluto al più primitivo. Quando l'esposizione risulta eccessiva per la persona, questa attivazione circuitale induce uno stato di blocco nello stato di allerta dorsovagale, responsabile di quello che in termini psicologici e comportamentali registriamo come stato di freezing. Di fatto, nel processo dissociativo vengono a spegnersi quelle aree cerebrali che attivano il vissuto emozionale connesso al pericolo e al terrore, che sono però le stesse zone responsabili dell'orientamento e del senso del Sé. Ecco, dunque, perché di fronte ad un episodio dissociativo, acuto o cronicizzato che sia, assistiamo da un lato a un blocco del ricordo episodico, alla difficoltà ad avere accesso ai processi verbali della narrazione stessa, e dall'altro anche a manifestazioni di depersonalizzazione e derealizzazione, a parestesie, a immobilismi/irrigidimenti degli arti, talvolta accompagnati anche da una sensazione di freddo epidermico.

Dall'*intra* all'*inter-personale*, lungo tutta l'unità *bio-psico-sociale* della persona, assistiamo al blocco del tempo.

Il freezing, dunque, mediato da una disattivazione di specifici circuiti neurologici, è riscontrabile sia a livello dissociativo rispetto all'esperienza dell'evento, sia a livello di identità, sia a livello corporeo: quello che spesso ne consegue è allora una sensazione di paralisi del tempo interno della persona, fissata nell'istante nebuloso dell'evento-situazione dolorosa.

L'intervento psicoterapico consente di rimettere in moto la sensazione di immobilismo interna, attraverso il ri-approcciare il passato nella situazione di un nuovo setting di incontro relazionale, che aggiorna, anche plasticamente, la memoria dell'evento stesso.

Lo strumento attraverso cui avviene tutto questo è la narrazione.

La co-costruzione, in un incontro supportivo e fiducioso, di una versione meglio ricordabile e pertanto meglio integrabile in coscienza e nel senso di continuità del Sé, dell'evento/situazione dolorosa, è quanto di più ascrivibile alla funzione psicoterapica.

All'interno di un contesto di incontro che sappia offrire un contenimento sicuro, una riconferma identitaria ancorata a un senso di giustizia dell'esistere e del sentire, un rispecchiamento accogliente e non giudicante, la persona fa esperienza di un coraggio assistito. Ciò consente la riscrittura della memoria stessa, inducendo a un livello organico più profondo una riprogrammazione degli schemi procedurali connessi alla risposta a quell'evento e quindi una riparazione della memoria frammentata.

Poli (2020) sottolinea che la psicoterapia mette in evidenza che le sofferenze non se ne vanno solo ragionandoci sopra e che non sono da ricondursi ad un evento specifico, ma piuttosto a come ha reagito a quell'evento l'unità bio-psico-sociale che ci rappresenta come esseri viventi. E questa reazione dipende dal modo in cui la persona si è sviluppata, dalle sue esperienze di attaccamento e da come tutto questo complesso si regoli nel qui ed ora dell'incontro terapeutico.

Ancora Bassoli, Mariotti, Vandelli (Bassoli et al., 1981) ci confermano che si presuppone che l'aiuto che si dà all'individuo con maggiore resistenza al cambiamento consiste nell'introdurre energia a livello intrapsichico, per adattare i suoi tempi a quelli delsistema.

La presentificazione del passato diviene dunque, in terapia, il ri-percorso attraverso un accesso al sentire che sia in prima battuta garantito come possibile e legittimato; dove la persona possa non riattivare i processi di contenzione nei confronti della portata dolorosa del suo passato, ma senta di muoversi all'interno di un contenitore in cui il giudizio è sospeso e possa emergere una nuova narrazione identitaria. In essa si sente la libertà di concedersi, dunque di fare esperienza piena, abreatoria, del correlato emozionale elicitato da quel passato che viene a sciogliersi e a rinarrarsi nel dialogo terapeutico. Si ripresentifica il passato non in modo uguale a se stesso, ma integrandolo con tutti quei movimenti emotivi e relazionali che erano bloccati e inaccessibili nella loro manifestazione originaria, permettendo l'apporto e l'attivazione di nuove risorse su di esso. Un po' quanto asseriva il filosofo Henry Bergson nel suo affermare che il cervello serve a scegliere dal passato, a ridurlo, a utilizzarlo, ma non a conservarlo.

Nella terapia sistemica partiamo dall'assunto che la persona non porti mai solo se stessa, ma si accompagni, anche nella assenza fisica, di tutto il suo mondo di relazioni, consapevoli e implicite, e dei mandati transgenerazionali ricevuti, di cui può essere consapevole o meno; dunque, sappiamo anche che un simile processo di riscrittura non rimarrà confinato al solo individuo, ma che darà adito a effetti di rifrazione ed espansione che modificheranno le premesse con cui esso entrerà in relazione con gli altri. Pensiamo, quindi, al profondo potere trasformativo che assume questo processo quando, in stanza di terapia, si vengono a ospitare tutti i membri di un nucleo familiare, i quali saranno accompagnati a una ristrutturazione condivisa delle loro premesse relazionali, relative a uno specifico o a più eventi della loro storia di vita.

Oggi, nel processo della presentificazione del tempo passato – crocevia in cui confluiscono scienze mediche e psicoterapiche integrate – riecheggiano attualissime le parole di Sant'Agostino (1999), il quale afferma che senza nulla che passi non esisterebbe un tempo passato, senza nulla che divenga non esisterebbe un tempo futuro, senza nulla che esiste non esisterebbe un presente.

Nel pensiero agostiniano, che tanto ha ispirato le lezioni sul tempo in materia di psicoterapia ed epistemologia sistemica, passato e futuro sono due entità che esistono solo e sempre come presente, nell'animo umano, al momento dell'attivazione della funzione della riscrittura esperienziale del ricordo o della proiezione sull'avvenire. La base comune da cui diparte la dimensionalità del tempo è sempre il suo processarlo, il suo pensarlo, nel qui ed ora; S. Agostino aggiunge, riferendosi agli atti mentali, alle funzioni attivate cognitivamente rispetto al tempo, che nella memoria è il presente del passato, nell'attenzione il presente del presente, nell'attesa il presente del futuro.

Così come guardare a un ricordo traumatico all'interno di un nuovo schema aggiorna la memoria, per la presentificazione del futuro vale sostanzialmente lo stesso meccanismo trasformativo, quando nel presente si promuove l'attivazione di un processo di convogliamento di risorse e di potenziale verso l'ideale meglio formato.

Il principio di equi e multi-finalità di cui parlava Bertanlaffy (1968), secondo cui da premesse equivalenti possono darsi esiti diversi e da premesse diverse esiti simili, si infiltra anche nel pensiero proiettivo sul futuro quando, in terapia, si lavora nel presente per rinforzare il senso di agency della persona, dunque la possibilità per lei di reimpossessarsi del potere di scelta, di riprendere le redini della propria esistenza.

L'atto di presentificazione del futuro in psicoterapia apre a un campo di infinite possibilità. Nel momento in cui la persona pensa al proprio futuro, esercita un'opera di plasmazione su di esso, come se attivasse delle vie possibili. Il panorama delle alternative riscrive i mandati provenienti dall'eredità familiare, aprendo ad altre narrazioni possibili. Sfidare le premesse apre a mondi possibili e restituisce alla persona in sofferenza l'accesso alla speranza, intesa come funzione psichica di responsabilizzazione proattiva dell'individuo nei confronti della propria esistenza.

Il pensare il futuro apre anche alla questione della discrepanza fra l'ideale e il reale, che consente un lavoro di maturazione nell'individuo di fronte al proprio processare l'esistenza.

La premessa implicita che spesso si riscontra nella persona che si trova in un tempo psichico paralizzato e che si sente pertanto deprivata del proprio futuro, impossibilitata a pensarlo, è l'attesa del ciclico ritorno del fallimento e del tradimento da parte dell'esistenza; vi è di fondo un senso di profonda sfiducia nei confronti della vita, che viene temuta e processata come nemica. Questo innesca il blocco nei confronti dello stimolo di dolore e dell'errore, che non viene quindi accolto e fatto transitare internamente; non venendo processato, esso non può però attivare l'acquisizione di conoscenze e strumenti funzionali per il proprio sé, ma finisce col reiterare a catena dinamiche di evitamento e di difesa nei confronti di ogni circostanza, di ogni atto relazionale, congelando il tempo interno. Attraverso una presentificazione del futuro che sia neutrale e svincolata, si cerca di mostrare con delicatezza alla persona la possibilità di attribuire un valore evolutivo al dato d'esistenza, anche quando questo significa ostacolo e dolore, al fine di carpirne la possibilità oltre al vincolo. La differenza fra ideale e reale da frattura può divenire spazio: *uno* spazio atto ad accogliere nuove narrazioni potenziali. Questo potrebbe consentire di disancorarsi dall'idea primaria e meno evoluta di volere la vita come la si è pensata; e di poter cominciare ad accoglierla per come essa si offre e mostra, riconoscendo valore a quello che la persona possiede in termini esistenziali.

Il futuro presentificato retroagisce sul presente, creando le premesse nel qui ed ora per una possibile narrazione alternativa di esistenza.

In ultima istanza, è opportuno un cenno all'importanza dell'atto psichico nel presente, che consiste di fatto nell'unica dimensione del tempo su cui l'uomo abbia il potere di azione trasformativa. L'esperienza dell'esistere è propriamente ancorata unicamente nel presente, in quel susseguirsi inesauribile di infiniti atti presenti su cui si scrive la nostra stessa esistenza. L'esistere è di fatto la vita che accade nel qui ed ora; sul piano biopsicosociale è il cuore che batte, è il respiro che crea l'onda nella pancia, è il pensiero che attraversa l'attenzione consapevole di questo istante, è l'impulso subcosciente che attiva movimenti di apertura o evitamento, è il messaggio relazionale che connette e qualifica nell'intorno. Tutto passa dal qui e adesso.

Per essere efficace, il lavoro di accompagnamento psicoterapeutico della persona nel rimettere le pile all'orologio del proprio tempo psichico deve passare dall'accettazione del presente: solo da questo atto di accoglimento sarà possibile il movimento che procede dal deficit alla risorsa, e dunque il cambiamento.

Su qualunque asse temporale esso necessiti di dispiegarsi.

■ Il tempo per Gregory Bateson

"*Il tempo è fuori squadra*" è il titolo di un lavoro che Gregory Bateson invia nel 1978 all'Università della California (Bateson, 1979).

Nel testo l'Autore esprime raccomandazioni e invita chi ha la responsabilità di formare le giovani generazioni a tenere in considerazione lo stato di obsolescenza dei presupposti del pensiero scientifico più comuni e consolidati.

La conferenza diviene poi un saggio, scritto da Bateson nel pieno della sua elaborazione teorica.

La sua proposta di pensiero arriva a definire l'inattualità di alcune nozioni particolarmente diffuse, come il dualismo cartesiano che separa la mente dalla materia o l'assunto che tutti i fenomeni debbano essere studiati e considerati in termini quantitativi.

Secondo Bateson, le modalità conoscitive lineari e deterministiche si rivelano inadeguate alla comprensione sia dei fenomeni propriamente fisici, sia dei fenomeni viventi, che rispondono a esigenze primariamente creaturali e vanno perciò compresi con linguaggi inediti, ancora da inventare. Linguaggi che non seguono contrapposizioni dualistiche (natura-cultura, mente-corpo, individuo-società, io-tu, etc.), ma si esprimono nella danza interattiva della relazione che si nutre del contributo di tutti i suoi componenti.

Uno degli oggetti di studio di Bateson è la mente intesa, coerentemente con le premesse sopra esposte, come un accordo di parti interagenti, cioè un insieme interconnesso, uno schema interattivo i cui elementi sono costitutivamente in relazione reciproca.

La teoria della mente elaborata da Bateson (1979) assume, infatti, una prospettiva prettamente olistica, basata sulla premessa della differenziazione e dell'interazione delle parti. Una elaborazione teorica raffinata e innovativa che oltrepassa il tradizionale dualismo cartesiano con la sua contrapposizione fra principi antitetici, e presenta la mente come un processo interattivo, non collocabile in nessuna singola componente dell'organismo (scatola cranica, anima, personalità), ma in una unità più ampia strettamente connessa all'ambiente.

Una concezione di mente come processo interattivo, dunque, con caratteristiche autocorrettive ed evolutive che rimanda a un'impostazione ecologica, alla quale i vari elementi contribuiscono secondo nessi di relazione e scambio reciproci.

Come sappiano, per Bateson (1979) la relazione viene per prima dei singoli elementi: di conseguenza, al posto di un mondo popolato da io isolati e ben definiti, egli ci invita a vedere comunità circolari e comunicanti di soggetti che esistono in quanto sono in relazione con altri soggetti.

Il "penso dunque sono" cartesiano viene così sostituito dal "penso dunque siamo" di Heinz von Foerster, per il quale la formulazione di ogni pensiero, pur appartenendo al singolo individuo, deriva dall'interazione con un meccanismo mentale più vasto. In altre parole, la mente può essere vista e considerata come lo svolgimento dell'intero sistema di relazioni costituito dal coinvolgimento multisensoriale del percipiente nel suo ambiente.

Per avvalorare questa nuova teoria della mente, l'Autore utilizza come esempio l'uomo non vedente che espande la conoscenza del proprio mondo fino alla punta del suo bastone e la sequenza di interazioni circolari dell'uomo che, con una accetta, colpisce il tronco di un albero per abbatterlo.

Bateson, sempre in anticipo sui tempi, arriva a comprendere quello che oggi risulta evidente a chi si occupa di scienza sociale: la separazione tra l'organo e la funzione.

Il cervello non può essere identificato con la mente, e di certo non registra in modo passivo i dati che gli arrivano dall'esterno. E al tempo stesso l'informazione, che è da considerarsi il prodotto della mente, è il risultato dell'interazione del soggetto con il contesto ambientale.

Se, come intende Bateson, il mondo si apre alla mente attraverso un processo di rivelazione, allora la sua nuova proposta/impostazione – che potremmo definire ecologico-relazionale – comporta che parola e azione assumano significato solo entro quadri di riferimento più generali, ovvero, entro contesti. Prive di contesto, le parole e le azioni non hanno alcun significato. Ciò vale non solo per la comunicazione verbale umana, ma per qualunque comunicazione, per tutti i processi mentali, per tutta la mente, compreso ciò che dice all'anemone di mare come deve crescere e all'ameba cosa fare il momento successivo.

In altre parole, è solo definendo il significato di un contesto che un'azione assume valenza positiva o negativa, un pensiero diviene corretto o inefficace, un gesto adeguato o sbagliato. La mente si configura, quindi, come un aggregato simile a un vero e proprio sistema in senso ecologico.

Con le sue intuizioni, Bateson mette in discussione i paradigmi e i riduzionismi del passato, arrivando a proporre un'unità del tutto come categoria di analisi della condizione umana, restituendoci così una visione creativa e non deterministica del sapere, come pure un'inedita e innovativa ecologia della vita entro un processo di rifondazione epistemologica e di ricollocazione dell'uomo in un tutto interconnesso.

All'interno di questa innovativa visione dell'uomo e dei processi mentali che interagiscono ricorsivamente con l'ambiente, il concetto di tempo assume una particolare importanza.

Da cibernetico, Bateson arriva a sviluppare un'idea di tempo sistematizzando i diversi contributi teorici di questa meta-disciplina, riorganizzandoli in una visione sempre più raffinata ed elegante. Si può così ricapitolare, riflettendo sul concetto di tempo, la storia e le tappe dello sviluppo del pensiero cibernetico.

La prima cibernetica, quella del feedback negativo e dell'omeostasi, della minimizzazione delle differenze, porta con sé un'idea di tempo circolare, o per meglio dire ciclico. Il postulato della irreversibilità del tempo viene risolto concependo il cambiamento come qualcosa che avviene nel qui e ora, come una successione di pattern o schemi che si ripetono. Per l'osservatore che adotta questo modo di vedere, il tempo assume allora caratteristiche di sincronicità.

La seconda cibernetica, quella del feedback positivo, della morfogenesi e della massimizzazione delle differenze, porta con sé un'idea di tempo unidirezionale. Per l'osservatore che adotta questo modo di vedere, il tempo assume caratteristiche di diacronicità.

La prima e la seconda cibernetica entreranno a far parte della cibernetica di primo ordine quando, con il contributo decisivo di Heinz von Foerster (1987), si arriverà a definire la cibernetica di secondo ordine, quella dei sistemi osservanti.

Introducendo l'osservatore nel sistema osservato, non è data la possibilità di essere obiettivi e neutrali. Da qui la necessità di concepire la realtà non come un dato oggettivo, ma come una costruzione di significati condivisi e la rivalutazione di una conoscenza estetica intesa da Bateson come basata sulla sensibilità e sulla somiglianza. In questo senso, la conoscenza estetica è da considerarsi metaforica.

In altre parole, la metafora comprende tutti quei processi di comunicazione e di conoscenza che dipendono da asserzioni di somiglianza, cioè tutti quei processi mentali che si basano sulle premesse individuali che si fondano sulla sensibilità estetica.

La mente individuale si basa, quindi, su processi metaforici fondati sul meccanismo della somiglianza, o meglio sulle premesse interne di ognuno di noi. Le nostre epistemologie individuali sono fondate, e quindi funzionano, secondo il linguaggio analogico, quindi secondo la sensibilità estetica.

Integrando queste premesse, dal punto di vista della cibernetica di secondo ordine, il tempo è quindi da considerarsi processuale, non più sottoposto al primato della coscienza, ma comprensibile e conoscibile solo in una prospettiva estetica.

Se il pensiero-azione, che ci caratterizza come esseri umani, è processuale, allora esiste solo nel presente, è sincronico e scompare se lo si colloca nel passato o nel futuro.

Come è stato accennato, anche i processi metaforici che caratterizzano la nostra conoscenza del mondo sono espressione dei nostri pensieri-azioni, e quindi anch'essi hanno caratteristiche di sincronicità.

La novità che introduce Bateson è che, secondo la cibernetica dei sistemi osservanti, il tempo assume particolari caratteristiche diacroniche.

Infatti, nell'ambito della conoscenza estetica – da considerarsi, come si è visto, metaforica – il tempo ha un carattere complesso ed esprime l'incrocio del presente con la fluida dimensione temporale della storia, che va dal passato al futuro.

La conoscenza estetica può dunque essere considerata dentro e fuori del tempo, quindi atemporale ed eterna.

Queste caratteristiche di complessità del tempo nell'ottica della cibernetica di secondo ordine evidenziano la combinazione fra sincronia e diacronia, fra il qui e ora e la varietà di luoghi e tempi della storia.

La conoscenza estetica, meccanismo processuale che ci caratterizza come esseri umani, rappresenta infatti la combinazione del conoscere qualcosa di nuovo, che si incontra per la prima volta, in chiave diacronica, e del riconoscere quel che già era noto, che si incontra ancora una volta, in chiave sincronica.

In altre parole, rappresenta la combinazione del conoscere l'altro e del conoscere il Sé: una combinazione espressa dal fatto che, nel momento della conoscenza estetica, i propri schemi interni diventano luogo di conoscenza dell'altro. Si conosce l'altro nel Sé, il proprio Sé diventa un nuovo, più ampio proprio Sé, che include, almeno in parte, l'altro da Sé.

Come si è visto, le concezioni teoriche del tempo elaborate dalla prima e dalla seconda cibernetica non hanno soppiantato l'una a discapito dell'altra.

L'avvento della cibernetica di secondo ordine, con il conseguente incremento di complessità, non sostituisce il tempo ciclico della prima cibernetica, circolare e sincronico, o l'idea del tempo unidirezionale/irreversibile dei sistemi viventi della seconda cibernetica, rettilineo e diacronico, ma rappresenta una combinazione che parte anche da essi.

La combinazione fra il cerchio del tempo ciclico e la freccia del tempo unidirezionale dà luogo a quella che potremmo immaginarci come la spirale del tempo evolutivo.

Il tempo dal punto di vista batesoniano è, dunque, il tempo creaturale del mondo degli esseri viventi, quello della modulazione rigenerativa della vita.

▪ Il tempo nei processi trasformativi nel cambiamento

Carlos E. Sluzki (1991) afferma che nel corso di un certo numero di incontri, attraverso un tipo specifico di conversazione che chiamiamo terapia, ha luogo una trasformazione del modo in cui i pazienti parlano dei loro problemi, delle loro conseguenze e delle possibili soluzioni. L'autore continua sostenendo che un incontro si può definire "terapeutico" quando, al suo interno, ha luogo una trasformazione della storia narrata che lascia spazio a nuove esperienze, significati e interazioni, non più vincolati a definizioni e vissuti sintomatici; e che in effetti ogni trasformazione tende ad essere una nuova combinazione delle componenti della storia precedente. In conclusione – egli afferma – le trasformazioni sono il risultato dell'intero processo terapeutico che offre opportunità di cambiamento.

In un articolo pubblicato in Terapia Familiare Bassoli (Bassoli et al., 1995) afferma che consulenza e terapia, in un approccio sistemico e relazionale sono connesse ai concetti di trasformazione e cambiamento. I due termini, spesso considerati sinonimi, hanno invece un significato in parte diverso. Per "trasformazione" si intende un mutamento più o meno vistoso di forma, dove, attingendo alla definizione filosofica, per "forma" si intende l'essenza, dinamicamente contrapposta a materia, sia nei dati esteriori sia nei dati strutturali. Per "cambiamento" si intende invece la sostituzione che riguarda in tutto o in parte la sostanza e l'aspetto. Il concetto di trasformazione pare quindi più vicino ad una posizione di *sia-sia* rispetto a una di *o-o* evocata in parte dal concetto di cambiamento. Oggi mi pare largamente condiviso che in una cibernetica di secondo ordine non è il terapeuta che cambia il sistema e fa scomparire il problema, ma il sistema è accompagnato dal terapeuta in una trasformazione che può portare, attraverso le proprie risorse, al cambiamento. Si passa da una epistemologia che si occupa del che cosa e quindi del contenuto, ad una che si sposta sul come e cioè sul processo, che diviene l'elemento veramente significativo nella relazione terapeutica.

In un articolo successivo, Sluzki (1999) aggiunge che, attraverso tale processo, si facilita la trasformazione delle storie basate sul problema in storie formalmente migliori, che contengono soluzioni o alternative costruttive che spostano la centralità della storia originaria nella complessità delle narrazioni.

Andolfi (Andolfi e Angelo, 2000) afferma che il cambiamento implica il passaggio da uno stato di funzionamento mentale a un altro, e che la mente è un'entità complessa basata su una rete di relazioni tra strutture di diversa natura. A livello psicologico e comportamentale – egli aggiunge – il cambiamento va inteso come una modificazione delle relazioni esistenti tra le parti che concorrono a formare la mente; e ancora, il cambiamento si pone inevitabilmente come problema di trasformazione della struttura cognitiva, tale da produrre una modificazione comportamentale nella persona e, di conseguenza, nel sistema di riferimento.

In tal senso, il termine trasformativo assume un significato legato al processo che può portare al cambiamento in quanto evento. Così l'apprendimento viene dal contesto e il terapeuta diventa tramite per l'unione di contesti. La tecnica diventa trasformativa e può concorrere a portare a un cambiamento evolutivo, a quella modifica della visione del mondo proposta da Bateson (1972, 1977).

Gli strumenti di tecnica sistemica

Il genogramma 3D

Il genogramma 3D è una forma tridimensionale di genogramma, ideata da Mauro Mariotti, che permette di raccogliere informazioni sulla relazione del sistema – coppia o famiglia – tramite la rappresentazione spaziale della propria storia familiare.

L'utilizzo del genogramma 3D permette di mettere in luce alcuni tra i più significativi processi descritti nell'ambito della teoria sistemica, fra cui il coupling (Maturana e Varela, 1985), il ciclo vitale (Bowen et al., 1979), le gerarchie e i confini (Minuchin, 1976), i triangoli relazionali (Haley, 1983).

Durante la seduta, i terapeuti raccolgono informazioni sia dalla struttura e dalla composizione del genogramma, sia dalle emozioni suscitate dall'esercizio che può essere proposto al singolo, alla coppia o alla famiglia.

Per la somministrazione si utilizza un kit composto da 50 legnetti di diverse forme e colori, così divisi:

- 12 pezzi rossi: 2 ponti, 2 quadrati, 2 rettangoli, 2 cerchi, 2 cilindri e 2 triangoli;
- 12 pezzi verdi: 2 ponti, 2 quadrati, 2 rettangoli, 2 cerchi, 2 cilindri e 2 triangoli;
- 12 pezzi blu: 2 ponti, 2 quadrati, 2 rettangoli, 2 cerchi, 2 cilindri e 2 triangoli;
- 12 pezzi gialli: 2 ponti, 2 quadrati, 2 rettangoli, 2 cerchi, 2 cilindri e 2 triangoli;
- 2 pezzi unici: 1 cilindro grande giallo e 1 quadratino piccolo giallo.

Viene data come consegna ai membri della famiglia di visualizzare se stessi in tre momenti temporali differenti – passato, presente e futuro – e di riflettere su come la struttura familiare si sia evoluta nel tempo. A turno ogni partecipante sceglierà un legnetto per rappresentare se stesso e utilizzerà altri pezzi per rappresentare nello spazio i membri della famiglia e altre persone significative nella propria storia, collocandoli alla distanza che viene valutata più adeguata rispetto alla relazione.

La rappresentazione tridimensionale permette la raccolta di informazioni di tipo analogico, facilitando l'accesso a mondi di significato interni al sistema che sarebbero difficilmente meta-comunicati o che sono sovente protetti da meccanismi di difesa verbali.

Ogni sistema familiare ha un passato che delinea i significati degli eventi presenti, che a loro volta definiscono il passato, creando con esso un anello autoriflessivo. In questo quadro si inserisce il tempo futuro che, ricevendo significato dal passato e dal presente, a sua volta li influenza.

Nel pensiero sistemico è centrale la visione circolare del tempo, che va a contrastare la più rigida e lineare visione dei clienti: operando, quindi, a livello di ciascuna dimensione temporale, si può produrre un effetto sulle altre, determinando un movimento relazionale.

In quello che è definito "tempo condensato" in frazioni dense di tempo avvengono eventi, consci o inconsci, fondamentali per l'individuo. Nel più lento tempo esistenziale, le conseguenze relazionali di questi eventi si strutturano e consolidano, contribuendo a costruire la storia dominante della relazione familiare. Nella cornice della terapia, l'utilizzo del genogramma 3D contribuisce a presentificare momenti di tempo condensato in cui eventi specifici hanno determinato un cambiamento del sistema e delle sue dinamiche relazionali interne. Durante le sedute il terapeuta aiuta, quindi, il sistema a elaborare nel presente eventi, significati e relazioni spesso saldamente legati al passato.

In quest'ottica il genogramma tridimensionale è uno strumento che può essere facilmente adattato alle personali storie dei clienti. Nelle terapie con le coppie si può chiedere a ciascuno di rappresentare la propria rete relazionale prima dell'incontro con il partner; e poi, utilizzando gli stessi pezzi, o aggiungendone dei nuovi, la coppia può costruire insieme un nuovo genogramma che rappresenti la rete relazionale che si è venuta a creare dopo la loro unione. La visualizzazione della costruzione del genogramma 3D del partner può facilitare la comprensione delle determinanti del funzionamento dell'altro, aiutando entrambi a comprendere i vincoli delle proprie storie evolutive e gettando nuova luce sulle dinamiche di coppia nel presente. Chiedendo di costruire insieme il genogramma del futuro, l'individuo, la coppia, o la famiglia vengono messi davanti alla necessità di confrontarsi sulle rispettive aspettative e ciò può far affiorare nodi relazionali non ancora affrontati apertamente. Nella coppia, così come nelle terapie individuali o familiari, il genogramma 3D può essere utilizzato per analizzare momenti della storia familiare legati a eventi normativi, normalmente legati al ciclo di vita del singolo o non normativi come le morti improvvise, incidenti, malattie, separazioni, che hanno costretto il sistema a riorganizzarsi e cambiare le proprie dinamiche interne.

L'utilizzo di questo strumento facilita la ristrutturazione della storia familiare, agevolando lo sblocco di dinamiche disfunzionali consolidate e valutate come immutabili.

L'obiettivo è quello di creare un tempo che possa essere rappresentazione di un *continuum* in cui gli avvenimenti del passato e del presente si colleghino al futuro, per produrre una destabilizzazione della storia dominante che lasci spazio alla creazione di nuove narrazioni più funzionali al sistema.

■ Il disegno sistemico della casa

Il disegno sistemico della casa è uno strumento di tecnica che si rifà a concetti cardine della terapia sistemica quali il valore del contesto (Bateson, 1976), l'importanza dei confini relazionali (Bassoli e Ampollini, 2007), la trasformazione delle trame narrative (Sluzki, 1991) e il tempo (Bassoli et al., 1981).

L'utilizzo dello strumento prevede che l'individuo, la coppia o la famiglia disegni su fogli di carta o su una lavagna la pianta e/o la struttura in tre dimensioni della propria abitazione attuale, successivamente si chiede di disegnare le case significative abitate nel passato e la casa desiderata per il futuro.

Questo strumento permette una certa libertà e creatività di somministrazione: il disegno può essere effettuato da un singolo soggetto o da tutte le persone coinvolte nella seduta. Questa attività spesso porta a scambi di opinioni tra i presenti e alla compartecipazione al progetto.

Partendo da questi disegni il terapeuta può ricercare, a seconda delle necessità, le connessioni tra le varie case nel tempo oppure concentrarsi sugli spazi significativi di una singola casa, estrapolando così informazioni relative alle relazioni familiari vissute nei vari ambienti domestici, alle modalità con cui tali spazi sono vissuti dai membri della famiglia e alle componenti storiche del sistema familiare, collegate al suo ciclo vitale. Il terapeuta può cogliere le eventuali differenze o concordanze tra il racconto verbale e le rappresentazioni inconsce che il disegno porta alla luce.

La casa è un luogo fisico e simbolico in cui l'essere umano vive le relazioni: nella casa dell'infanzia il bambino è cresciuto tra le relazioni con genitori, fratelli e altri parenti; nella casa attuale l'adulto rappresenta lo svolgersi delle proprie relazioni sentimentali e familiari. Emergono quindi i sottosistemi che in quel luogo sono esistiti o esistono. Inoltre, nella casa l'essere umano vive il tempo, il quale cambia forma nelle sue qualità passate, presenti e future. Nel tempo attuale si consumano gli episodi quotidiani, il passato diventa un tempo della memoria, custode di informazioni biografiche, ecologiche, relazionali, e il futuro diventa il tempo dell'ambizione, dei desideri o dei timori.

Quando il disegno sistemico della casa viene integrato al genogramma e al ciclo vitale è possibile mettere in risalto come la casa è cambiata, in quali modi è stata abitata nel corso degli eventi importati della famiglia e come sono cambiati i rapporti interpersonali in relazione agli ingressi e alle uscite dei suoi membri.

Il disegno aiuta la famiglia a formare progressivamente una nuova narrazione della propria storia familiare, e una storia meglio narrata favorisce la consapevolezza di emozioni, sentimenti e fatti dimenticati, aiutando così a prendere in considerazione nuovi scenari di vita futura.

In ambito clinico e sperimentale è emerso che il disegno della casa è uno strumento efficace per permettere ai soggetti osservati di metacomunicare sui loro vissuti, accedendo ad aspetti comunemente non raggiungibili perché oggetto di censura o di difese; è funzionale all'uscita da situazioni di impasse; facilita la riduzione della tensione e aumenta il coinvolgimento in seduta.

In conclusione, questo strumento consente di esplorare su più livelli le relazioni e le istanze interne di chi è osservato.

▪ Primo caso clinico: il tempo per Marta e Matteo

Marta e Matteo contattano per un problema di coppia: Marta non vuole avere un figlio, solo il dover diventare madre nell'immediato futuro la terrorizza e rifiuta totalmente questo pensiero, mentre Matteo vuole un figlio, anche tra un anno, ma non vuole rinunciare all'idea di diventare padre e non si spiega la netta posizione di Marta. Entrambi concordano sul fatto che non vorrebbero lasciarsi, per cui pensano al percorso terapeutico come l'ultima opportunità per la loro storia.

Marta ha 31 anni e gestisce in società una piccola attività alimentare, come imprenditrice; si è dedicata con scrupolo e impegno, investendo tempo e risorse, alla sua autonomia lavorativa. Matteo ha 29 anni, lavora in un'azienda agricola come operaio e nella stagione estiva aiuta il padre nell'attività rurale di famiglia. I ragazzi stanno assieme da poco più di due anni, dopo il primo lockdown sono andati a vivere assieme nella casa ristrutturata di Marta, vicino ai suoi genitori. Per Matteo è la prima convivenza e storia seria, ci tiene a tenere unita la coppia, in passato ha avuto storie brevi ed è sempre stato lasciato; Marta ha già convissuto per un breve periodo con il ragazzo precedente, con il quale ha avuto una storia durata dieci anni, conclusasi perché lui voleva figli, ma al tempo stesso la faceva sentire sola nel portare avanti la progettualità di coppia e, inoltre, sentiva l'invadenza dei propri genitori nel mettere su famiglia.

Già da queste poche informazioni risulta evidente che la coppia sta portando in consulenza un paradosso, che vede rispettivamente l'una immobilizzata in un tempo statico, l'altro proiettato nel futuro, entrambi collocati in un tempo ipotetico che non offre altre possibilità, in una logica di aut-aut. Da ciò scaturisce un'impasse nella coppia, anche nel pensare alle proprie famiglie di origine, in quanto i genitori di entrambi si auspicano di diventare nonni e tramandare i relativi miti familiari, che sostengono l'importanza della famiglia e dell'unione tra i suoi membri; un'aspettativa, questa, che porta la coppia a confliggere, contrapponendo una posizione favorevole di lui e una opposta di lei, facendo sentire quest'ultima in qualche modo inadeguata e responsabile (il concetto di responsabilità ha in questa relazione terapeutica un valore particolarmente importante).

Il terapeuta, durante i primi colloqui, avverte questo sentimento di impasse, dovuto sia alla pesantezza di stare dentro un paradosso sia al rispettare i tempi di ciascun membro della coppia. Per quanto riguarda il ruolo del terapeuta, è fondamentale il lavoro di supervisione e il confronto con l'équipe, in quanto gli permettono di stare sulla propria frustrazione, dovuta all'impasse, e di gestire le proprie emozioni e i propri tempi durante i colloqui con la coppia. Più lento è il processo di avvicinamento, dei tempi di Marta e Matteo, per il quale appare essenziale lavorare sulle proprie storie e sulle connessioni tra esse, comunicando la fatica di tollerare le differenze tra i loro tempi individuali, il tempo della terapia e quello della vita quotidiana.

Marta è figlia unica, ha saputo, diversi anni fa, da racconti vaghi della madre che, dopo tre anni dalla sua nascita, ella ha avuto un aborto spontaneo, del quale poi non si è più parlato. La madre lavora in un magazzino, è dedita alla famiglia, supporta le richieste del padre pur rimanendo marginale agli affari di famiglia (da adolescente sarà Marta piuttosto ad essere coinvolta dal padre nelle questioni finanziarie e burocratiche). La madre ha tre sorelle più piccole, di cui non parla più di tanto. I nonni materni sono morti abbastanza recentemente a causa di malattie. Il padre è un contadino, proprietario di terreni, uomo pratico avrebbe voluto un figlio maschio per insegnargli il mestiere. Fino ai 12 anni di Marta hanno vissuto nella casa originaria del padre, con i nonni paterni, poi si sono trasferiti dopo la morte della nonna (il nonno era morto anni prima per un infarto). Il padre aveva tre fratelli a cui era molto legato e una sorella. In particolare, lo zio Pino, il secondo genito con il quale condivideva molto tempo e passioni, la pesca e il mare, morto nel 2011 a causa di un tumore.

Matteo ha un gemello a cui è molto legato e con il quale trascorre molto tempo. Tali passioni sono sostenute dalla famiglia, in particolare tramandate dal padre e dal suo fratello gemello che gestiscono un'azienda agricola costruita dal nonno di Matteo. Quest'ultimo ha una sorella di 33 anni, sposata da 8 anni con due figli piccoli. Particolare la struttura familiare di Matteo, che è riproposta nella famiglia di origine paterna, dove anch'egli ha una sorella maggiore e un fratello gemello. La madre lavora come operaia in un'azienda alimentare, dopo la prima gravidanza ha lasciatoil lavoro per dedicarsi della famiglia e l'ha ripreso da circa un paio di anni.

Nonostante entrambi condividano il mito della famiglia e della sua unità, sono emerse differenze significative tra i due: Marta, pur considerando la famiglia come una grande risorsa, sin dalla tarda adolescenza ha cercato di individualizzarsi, porre confini chiari tra lei e i suoi genitori, lottando per avere i suoi spazi e portare avanti i suoi progetti; Matteo non ha mai avvertito questa esigenza di differenziazione, forte del fatto che con il padre, il fratello e lo zio condividono gli stessi interessi. Tra loro si è creata una forte alleanza maschile, che Matteo cerca di riproporre con il suocero, anche a discapito della relazione con Marta.

L'esplorazione e le connessioni con le proprie storie, le proprie emozioni e l'incastro di coppia hanno permesso ai due di vedersi in modo diverso e di rispettare e ricollocare, nel presente, i propri tempi. Il tempo della terapia si è trasformato nel corso di una seduta nella quale Matteo riporta la sua difficoltà nell'imporsi nei confronti dei genitori di Marta; un esempio è dato dal fatto che Matteo pranza a casa dei suoceri tutti i giorni e, a volte, Marta non c'è per incompatibilità di orari lavorativi, perciò lui si ritrova lì solo. Fino a quel momento, sia per comodità che per difficoltà a rifiutare l'invito, per il timore che i suoceri ci rimanessero male, Matteo ha sempre accettato questa routine, pur non avendo sempre voglia di farlo.

Durante i colloqui è riuscito a verbalizzare questa sua difficoltà e il disagio insito in quest'altro paradosso; inoltre è riuscito a mettersi nei panni di Marta che da sempre lotta per definire i propri confini e che ora si sente compresa dal proprio partner. Questo passaggio è stato la chiave che ha permesso di ritrovare una certa armonia tra i tempi della coppia, della terapia e della terapeuta.

Fare esperienza di come si possa sentire l'altro ha permesso a Matteo di comprendere maggiormente la storia e il bisogno di differenziazione di Marta; contemporaneamente Marta ha percepito una maggiore alleanza con il suo compagno, cosa che le ha permesso di affidarsi a lui e condividere un progetto assieme, senza sentirsi più sola contro tutti. Tollerare la frustrazione e l'incertezza nel presente, connetterlo con il proprio passato e con i bisogni individuali attuali ha dato la possibilità di poter pensare a un futuro differente da quello che si aspettavano all'inizio del percorso terapeutico, non più vincolato a pensieri come "o ci lasciamo, o uno dei due deve cedere all'esigenza dell'altro".

Attraverso il disegno sistemico della casa e il genogramma 3D (quest'ultimo proposto lungo la linea temporale passato-presente-futuro) la coppia ha sperimentato i nuovi apprendimenti relativi alla loro relazione, facendo emergere le loro risorse e facendoli lavorare sui loro limiti: tutto ciò ha consentito di aumentare i gradi di libertà rispetto al loro futuro. Marta è riuscita a considerare l'idea di poter avere un figlio, concordando alcune regole con Matteo e ipotizzando la costruzione di un contesto dove non si senta troppo stretta; d'altra parte, Matteo ha allentato la presa sulla generatività, lasciando spazio e tempo a Marta. Gli ultimi colloqui con la coppia si sono focalizzati su questi nuovi apprendimenti, in senso batesoniano: se una prima parte della terapia era concentrata maggiormente sull'analisi del problema e sull'allargamento del campo, una corposa parte centrale del percorso si è soffermata sulle connessioni e su nuovi apprendimenti, dando vita alla struttura temporale del tempo condensato, nel quale si sono verificate le maggiori trasformazioni narrative. I successivi colloqui, fino alla conclusione di questo percorso che è durato sei mesi (nei primi tempi la cadenza dei colloqui era settimanale, poi ogni due, infine ogni tre), sono stati fondamentali per strutturare i nuovi apprendimenti e le nuove regole; non solo, il tempo esistenziale dell'ultima parte della terapia, che prosegue poi nella loro quotidianità, è importante per sperimentarsi in modo nuovo nella relazione, anche mettendo in conto qualche inciampo comunicativo, ma con la possibilità di poterselo dire, in quanto stanno condividendo un progetto comune.

■ Secondo caso clinico: il terzo tempo di Alex

Al primo incontro Alex si presenta motivato, ma gli si legge in viso un velo di tristezza; afferma di aver pensato ormai da tempo di rivolgersi a uno psicoterapeuta, ma di non essersi mai prima d'ora determinato a prendere questa decisione perché non è facile aprirsi con una persona sconosciuta.

La prima domanda riguarda sua famiglia di origine: è nato a Firenze dove ha vissuto con i suoi fino al 2019, anno in cui, per seguire la compagna Sara che aveva trovato un nuovo impiego a Ravenna, si è spostato con lei in quella zona in una casa che hanno preso in affitto. Attualmente lui mantiene la residenza a Firenze in quanto, come spesso ribadisce, nel suo futuro si vede nella sua città natale, dove vorrebbe acquistare una casa e farsi una famiglia, avendo accanto amici e parenti.

È il terzogenito di casa: i suoi genitori sono commercianti, da anni portano avanti, insieme ai fratelli di mamma, l'attività avviata nel secondo dopoguerra dal nonno materno Lorenzo.

Ha due fratelli più grandi: Luciano, fidanzato da anni, vive ancora in casa con i genitori, e Federico, sposato con due figli piccoli.

Alex è fidanzato con Sara da circa quattro anni: si sono conosciuti tramite amici in comune a Firenze, dove lei abitava per lavoro. È originaria del sud della Sicilia ma ha viaggiato tanto per lavoro, in Italia e all'estero.

La relazione con Sara inizia travolgente, Alex ha la sensazione che sia quella giusta. Tuttavia, nel corso del tempo, questa energia positiva va spegnendosi; dapprima nella quotidianità, successivamente in un graduale rallentamento fino all'arresto dei rapporti intimi: cala il gelo. Alex si sente imbarazzato, prova un sentimento di vergogna al solo pensiero di un'intimità sessuale con Sara.

Cresce il malessere, ma nessuno dei due ha il coraggio di affrontare il problema apertamente.

Arriva in terapia portando, come tema di superficie, proprio questa situazione di stallo, che genera in lui un'eco di insoddisfazione e profonda frustrazione, spesso causa di una pressoché totale anedonia.

Inoltre, alcune dinamiche familiari di cui tende a farsi carico emotivamente lo appesantiscono e lo fanno sentire impotente e, non meno importante, pare che la diagnosi di una malattia intestinale cronica ricevuta dieci anni fa sia stata probabilmente vettore di significati altri, ancora non metabolizzati.

La sensazione è che ci sia una scarsa connessione tra il pensato e il sentito, in un funzionamento strutturale che pare tagliar via l'emozione e piuttosto improntare la vita al principio del dovere, un tema pregnante nella mitologia della famiglia, sia quella paterna che quella materna.

La difficoltà nell'empatizzare e nel mettersi nei panni di (si blocca alle domante triadiche e circolari), il modesto accesso all'emotività (vedi disegno della casa del passato, la mitica casa appartenuta alla famiglia materna in cui ha vissuto finoall'adolescenza) e le ridondanze che porta quando tento di porre differenza, rendono il lavoro con lui molto dispendioso di energie, per il terapeuta, ma sicuramente anche per lui.

Tuttavia, il terreno così poco accessibile su cui si cammina in terapia con lui fa rilevare una sensazione di impasse (forse simile a quella che sta vivendo lui nella sua vita) e sperimentare una dimensione di dubbio e di ansia, relativa al sentire una condizione di blocco in cui è faticoso sostare e che apre al paradosso relazionale di un doppio legame irrisolto.

L'ipotesi è che nella famiglia di Alex la dimensione soggettiva dell'individuo venga inglobata dall'unicum familiare, con il suo corteo di miti e valori, a tal punto da impedire il necessario processo di differenziazione.

Il mandato familiare, proveniente sia dal ramo paterno che da quello materno, sembra perentorio: la vita deve essere orientata prima di tutto al lavoro, al sacrificio, alla famiglia, a costo di penalizzare le proprie emozioni (il cui valore è comunque scarsamente riconosciuto) e i propri bisogni personali.

Quando si cresce, si cambia, ci si allontana: Alex si convince che il diventare adulti significhi perdere i legami di un tempo e trovarsi in una dimensione di solitudine e di vuoto affettivo. Come se non fosse possibile, se non attraverso un taglio emotivo (Bowen et al., 1979), lasciarsi alle spalle l'infanzia accedendo all'età adulta, portando nel cuore un senso di perdita non risolvibile per mancata capacità d'integrazione tra passato, presente e futuro.

Un vissuto che torna e che si esprime come una ridondanza all'interno delle sedute: un'intensa malinconia per ciò che è stato e ora è perduto, come se l'infanzia, vissuta attorniato dagli affetti familiari e ancora libero da pesi di responsabilità, e l'adolescenza, dedicata alla sperimentazione del Sé nell'abbraccio rispecchiante del gruppo di amici con cui si condivideva tutto come fossero una famiglia, avessero trattenuto il senso di appartenenza, il significato, la meta, il senso, lasciando Alex adulto, sì, ma solo e svuotato.

Concedersi la libertà di poter mettere in discussione questa rappresentazione, di poterla stressare, costituisce per Alex un terreno molto fertile da lavorare in terapia. La narrazione attuale del paziente testimonia un tempo sospeso: Alex vive nel presente ostaggio del ricordo di un passato che non può tornare, e dunque sembra perduto e nell'impossibilità di immaginare un futuro, in quanto non è possibile una narrazione che armonizzi queste tre dimensioni della sua storia.

La diagnosi di una malattia cronica come la sua, invalidante sì ma con la quale si può imparare a convivere con un discreto grado di adattamento, pare aver stressato un mito familiare fondante a livello identitario per Alex e aver pertanto messo in discussione la sua narrativa rispetto al futuro. Da quel momento in poi, lui in quella narrativa non si riconosce più, tuttavia non è riuscito a costruirle un'alternativa che integrasse gli elementi di novità e di consapevolezza nel tempo acquisiti. Non s'intravede un terreno di possibilità per il futuro: Alex vive un tempo condensato che sembra non scorrere mai, come se le lancette fossero bloccate a quel giorno di novembre, in quello studio medico, seduto a quella fredda scrivania al momento della diagnosi. Un'impasse in cui confluiscono una serie di eventi a cui lui non è riuscito a dare un valore trasformativo: il passaggio dall'adolescenza all'adultità (che per lui coincide con la fine delle scuole superiori e l'ingresso all'università), la rinuncia allo sport e la conseguente perdita del gruppo di appartenenza, la doverosa emancipazione dalla famiglia (che lui pensa ma forse non sente di voler raggiungere), una prima importante delusione d'amore, la diagnosi.

In assenza di un sufficiente grado di resilienza, dominato da un profondo senso di solitudine (che tutt'ora sembra essere l'unica emozione che riesca a percepire) Alex si difende come può, accedendo a un progressivo freezing emotivo, che vince solo per i brevi periodi nei quali instaura una nuova relazione sentimentale ma esclusivamente nella fase iniziale, quando riesce a coinvolgersi emotivamente. Tuttavia, si tratta di brevi parentesi, che poi tendono a riportarlo sempre alla medesima deriva di apatia e insoddisfazione.

Nel mito familiare si legano frequentemente fantasmi di rottura o di perdita, la preoccupazione che la libera espressione dell'individualità possa in qualche modo costituire una minaccia di disgregazione del nucleo familiare piuttosto che un elemento di accrescimento e trasformazione dei legami (Onnis, 2016b). Su queste basi, spesso in queste storie si verifica la messa in atto implicita, da parte della famiglia, di condotte volte all'impedimento dello svincolo dei singoli in modo da mantenere l'omeostasi del sistema e proteggerlo da eventuali perturbazioni; la famiglia e ciascun membro in quanto individuo vivono, dunque, una dimensione di sospensione, nella quale non è possibile alcuna transizione né cambiamento, come se si trovassero in una sorta di mitico arresto del tempo (Onnis, L., 2016b). Questo può generare nei singoli un notevole grado di sofferenza che non di rado si traduce nella produzione di sintomi, sovente di natura somatica (in questi casi è il linguaggio del corpo che parla) che, secondo la Teoria dei Sistemi, fungono da messaggeri della rigidità disfunzionale del sistema a cui appartiene il membro sintomatico.

Queste riflessioni fanno ipotizzare che un altro obiettivo importante e non secondario al progetto di svincolo sul quale stiamo lavorando, volto al cambiamento migliorativo della qualità di vita e ad un'evoluzione trasformativa della storia di Alex e di tutti i suoi vissuti, potrebbe essere quello di rendere esplicito l'implicito e accompagnare il paziente a trovare una sua grammatica che gli permetta di sentirsi a proprio agio nel connettere emozioni e pensieri, doveri e desideri, risorse e fragilità.

Il terapeuta sente che tutto ciò sarà possibile solo nel rispetto dei tempi del paziente: guarire sì, ma senza correre il rischio di una fuga nella guarigione. Allo stesso tempo, il terapeuta stesso percepisce il bisogno di una finestra di tempo utile a far sedimentare le idee, a consolidare le connessioni, a lasciare che le integrazioni tra le varie dimensioni temporali si costruiscano man mano nella relazione, nell'armonizzarsi dei tempi del paziente e del terapeuta.

Alla fine del primo anno di terapia si è aperto un nuovo terreno di possibilità, il tempo esistenziale ha ripreso il suo movimento: sarà faticoso camminarci sopra, qualche volta si potrà inciampare, qualche altra fermarsi, qualche altra ancora frenare o decidere di andare più veloce.

Ma ciò che conta è che si sia liberata una nuova via di accesso da approfondire con curiosità, alla ricerca di una nuova storia da raccontare, in cui sentirsi meglio e smettere di avere tanto spesso il mal di pancia.

Forse la mancata integrazione tra zone di luce e zone di ombra, in terapia sta lasciando spazio a una nuova possibilità di convergenza: il terzo tempo di Alex.

Uno spazio terapeutico in cui portare nel presente un passato e un futuro diversi da quelli morfostatici portati dal paziente, in grado di integrarli senza cadere nell'impasse, dando vita così a una riorganizzazione di significati e relazioni che apre a nuovi scenari possibili e svincola dal blocco sintomatico portato in consulenza. Se quest'ultimo ha rappresentato un allarme funzionale al richiedere unaiuto, in questo modo smette di essere necessario al paziente, che ora può costruire nuovi equilibri.

5. Curare con la parola e... senza. Il dialogo tonico intercorporeo nella relazione terapeutica

di Marcellino Vetere[15]

▪ Sintomo e ferita

La psicopatologia è lo studio della sofferenza psichica dell'essere umano. Soffrire significa *portare su di sé*: nell'incontro con noi, dunque, il paziente porta su di sé un dolore che ha bisogno di essere accolto e compreso (Francesetti, 2019 p.5).

La nostra professione nasce e si concretizza nella possibilità di aiutare individui e famiglie a curare le ferite che sono fonte della loro sofferenza. "Chi mai entrerebbe nei nostri studi o nei Servizi se non perché ha, o altri che lui/lei ama hanno, delle ferite da curare?" (Vetere, 2008) .

Di solito una famiglia richiede una terapia perché uno dei suoi membri presenta un *sintomo* che è l'espressione esterna di un disagio che il terapeuta può vedere nell'*hic et nunc*.

La *ferita*, invece, non è così evidente. Può provenire dalle fasi precedenti del ciclo vitale o addirittura dalle generazioni precedenti, agisce silenziosamente all'interno delle dinamiche familiari, fino a produrre un vero e proprio blocco evolutivo, visibile attraverso quello che noi chiamiamo sintomo. È dunque da ricercarsi nel *là e allora* della storia familiare. Se il sintomo è individuale, a soffrire è sempre tutta la famiglia.

▪ La famiglia può ferire

La sofferenza nasce dal campo relazionale che la persona ha attraversato, comprendendo in questo anche la sofferenza che proviene dalle generazioni precedenti, la cui memoria ci abita per vie relazionali e biologiche (Francesetti, 2019).

La famiglia è il primo e più importante campo che ognuno di noi ha attraversato, il luogo privilegiato dello scambio relazionale.

Il carattere organizzativo/gruppale dello scambio, però, ci insegna Kurt Lewin (1951), tanto può aprire a un'opportunità di crescita individuale, quanto può diventare un vincolo e un blocco della stessa.

Questo significa che gli scambi tra la famiglia e il singolo, e dei membri tra di loro, si aprono sempre a una biforcazione: possono costituire un'opportunità e una risorsa per la crescita, o un pericolo e un danno per i componenti della famiglia.

Un trattamento clinico deve avere la stessa cura e attenzione sia per la famiglia nel suo insieme sia per i suoi membri, ciascuno con le sue caratteristiche.

---

[15] Psicologo, psicoterapeuta, mediatore familiare, socio fondatore e didatta senior dell'Istituto Veneto di Terapia Familiare, direttore della sede di Vicenza dell'ITFV, professore a contratto presso l'Università Cattolica Sacro Cuore di Milano per la psicologia delle famiglie ricomposte, didatta e supervisore AITF, membro della Commissione didattica dell'AIMS, membro del Comitato di redazione della rivista *Storie e Geografie Familiari*.

Ci sono dolori connessi alle innumerevoli occasioni di conflitto e incomprensione che possono ferire, dal momento che in famiglia coesistono membri appartenenti a tre generazioni, due generi e almeno due stirpi (o tre/quattro se si tratta di famiglie ricomposte).

In questo caso, la famiglia rappresenta il luogo privilegiato per il trattamento dei *dolori fisiologici* connessi alla crescita e ai passaggi di fase, che sempre richiedono una riorganizzazione di tutti i rapporti.

Ci sono dolori che, invece, nascono da ferite conseguenti a eventi traumatici imprevedibili: talvolta questi dolori non vengono elaborati dalle persone direttamente coinvolte, ma restano comunque nel sistema e, come *fiumi carsici,* passano dai membri di una generazione a quelli della generazione successiva.

Una ricerca condotta dal *Center for Desease Control and Prevention* ci dice che un americano su cinque ha subito molestie sessuali da bambino; uno su quattro è stato picchiato da un genitore tanto da riportare ferite visibili sul corpo; una coppia su tre è coinvolta in violenze fisiche; uno su quattro è cresciuto con genitori alcolisti; uno su otto ha assistito al pestaggio o al massacro della propria madre (Van der Kolk, 2015).

Il corpo presentifica la sofferenza

Per fortuna apparteniamo a una specie estremamente resiliente, ma in ogni caso le esperienze traumatiche lasciano traccia sia nella nostra famiglia, con segreti oscuri che si tramandano da una generazione all'altra, sia su larga scala nella storia e nella cultura.

Bessel Van der Kolk (2015) ci accompagna a osservare da vicino la lotta disperata con cui la mente della persona traumatizzata cerca di liberarsi dagli effetti dell'esperienza vissuta, mentre il corpo, pervaso da sensazioni ed emozioni soverchianti, la trattiene incatenata nel passato.

In altri termini, mentre le strutture neocorticali, per garantire la sopravvivenza, si impegnano ad andare oltre, le strutture sottocorticali non sono così abili a denegare quanto accaduto e, sempre per garantire la sopravvivenza, ne conservano imperitura memoria. Prova ne è che basta un accenno di pericolo perché questi circuiti secernano enormi quantità di ormoni dello stress.

Traumi e ferite producono, pertanto, una sofferenza che non è solo mentale, ma anche profondamente *incarnata,* corporea (Francesetti, 2019).

Le possibili vie di riparazione delle ferite

Ci sono psicoterapie che, per accedere alla sofferenza della ferita originatasi nel *là e allora,* utilizzano la via *top-down* (pensiero-emozione-azione) e ci sono metodi che, invece, accedono alla sofferenza attraverso una via *bottom-up* (sensazioni-emozioni-pensieri).

La via *top-down* consiste nel parlare, ri-connettersi agli altri, il che ci aiuta a capire cosa ci succede mentre elaboriamo le memorie traumatiche.

La via *bottom-up* permette al corpo di fare esperienze che contrastino, in modo profondo e viscerale, l'impotenza, la rabbia e il collasso davanti al trauma.

Indipendentemente dalla via e dal metodo che si intende utilizzare per accedere alle ferite, lo scopo di una psicoterapia non può che essere quello di invertire il *circolo vizioso* all'interno del quale disperazione, ingiustizia e sfiducia si rincorrono in modo perverso, e far sì che fiducia, speranza e giustizia si rincorrano rinforzandosi reciprocamente in un *circolo virtuoso*.

Spesso il termine "sistemico" viene usato come se fosse una stampella su cui appendere qualsiasi abito. Il modello simbolico relazionale che Scabini e Cigoli (2012) hanno messo a punto grazie a un percorso di ricerche cliniche condotte presso l'Università Cattolica di Milano durato oltre trent'anni, si basa, invece, sull'accezione che Edgar Morin dà di sistema (Morin, 2007).

Per questo filosofo e padre fondatore dell'epistemologia della complessità, *sistema*, *relazione* e *organizzazione* sono tre facce dello stesso fenomeno, tutte sottoposte alla legge dell'*interazione*. Coerentemente con questa definizione *triadica* di sistema, il modello simbolico-relazionale si fonda sull'interazione continua e reciproca di tre pilastri – la relazione, la transizione e la generatività – e di tre principi: organizzativo, simbolico e dinamico.

Per dare un'idea di questa interazione continua prendiamo, ad esempio, il principio simbolico che è quello che dà il nome al modello.

Il principio organizzativo ci dice che la famiglia è una forma sociale primaria alla cui base c'è il divieto di incesto, il principio dinamico ci dice che gli scambi all'interno del nucleo familiare avvengono all'interno di una dinamica che si muove tra dono e obbligo e, infine, il principio simbolico ci dice che la famiglia è sì il luogo privilegiato degli affetti, ma è anche il luogo generativo della responsabilità personale e dell'ethos che riguarda la relazione.

Le qualità etico-affettive che si trovano alla base dello scambio in tutte le relazioni coniugali, genitoriali e tra le stirpi si muovono tra: fiducia/sfiducia, speranza/disperazione, giustizia/ingiustizia.

Di queste tre qualità etico-affettive, dal mio punto di vista è importante partire dalla speranza, per almeno due ordini di motivi: uno psicologico e uno biologico.

Infondere speranza e generare fiducia sono state considerate da Erik Erikson (1968; 1984) e dai suoi allievi Harris e Meltzer (1983), tra le funzioni emotive di base che la famiglia svolge relativamente alla crescita della persona.

Per quanto riguarda la fiducia, tanto occorre essere degni di riceverla da parte degli altri, quanto occorre avere fiducia negli altri.

La speranza è il sentimento che permette di affrontare e superare le crisi che la relazione con l'altro regolarmente propone. Inoltre, la speranza connette la fiducia alla giustizia. È, infatti, solo in un clima di speranza-fiducia che la persona può progettare e avvertire il senso di giustizia che motiva il desiderio di conoscere e apprendere.

La speranza è un farmaco, è la tensione ideale sia della fiducia che della giustizia, è ciò che dà senso a entrambe. È ciò che consente alla fiducia di andare oltre lo scacco e lascia intravedere la possibilità di riparare ciò che viene avvertito come ingiusto (Vetere, 2017).

Queste qualità rappresentano le potenziali risorse, le fonti benefiche della storia familiare e consentono a tutti i membri della famiglia, ma in particolare ai figli, di far fronte alle eventuali esperienze critiche e agli eventi drammatici che la vita riserva (Scabini e Cigoli, 2012).

Fabrizio Benedetti, uno dei massimi esperti degli effetti placebo, afferma che "la speranza è il desiderio e l'aspettativa che il futuro sia migliore del presente. È una proprietà della specie umana che non ha corrispettivi nel mondo animale".

Tutti noi speriamo in qualcosa, ma chi soffre spera più di ogni altro, persino qualora appaia rassegnato e sfiduciato. Se e quando la speranza si accende, nel cervello si producono oppioidi e cannabinoidi (Benedetti, 2018).

Prestare la carne

Se è così che stanno le cose, di quale strumento disponiamo per generare fiducia e infondere speranza?

Nell'adattamento cinematografico del romanzo di Stephen King *"Il miglio verde"*, troviamo un bellissimo esempio di cosa significhi attraversare l'esperienza di far passare il dolore da un corpo all'altro. John Coffey, un detenuto dalla mole imponente ma dal cuore tenero, ha questa straordinaria capacità di *aspirare* le cellule malate, cosa che farà prima con il suo amato topolino, poi con le cellule tumorali della moglie del direttore del carcere.

Nella stanza di terapia, per conoscere una sofferenza incarnata può venirci in aiuto la conoscenza sensoriale e pre-riflessiva di quanto accade nel *con-tatto* che si crea nell'incontro con il paziente.

Per svolgere una funzione di supporto che permetta al paziente di attraversare tale sofferenza con un'esperienza alternativa, il terapeuta può solo basarsi sulla sua capacità di cogliere quanto emerge dalla situazione ed essere pronto a dare valore a qualsiasi cosa possa sentire.

Trattandosi di una valutazione immediata, sensoriale, pre-riflessiva e pre-verbale, richiede una grande capacità di fidarsi di se stessi e non lasciarsi travolgere dal dolore che emerge nella relazione.

Poiché il terapeuta non può scegliere cosa sentire, bisogna prevedere possano emergere sia vissuti sintonici ed empatici, sia risonanze discordanti, inattese, strane, divergenti, disturbanti...*fuori luogo*.

Il *fuori luogo* è una risonanza importantissima, in quanto parla proprio della parte dell'esperienza che, per poter sopravvivere, è stata dissociata. Se per un verso non può essere ricordata, dall'altra è perennemente presente nelle pieghe della relazione.

Non sono soltanto le esperienze dolorose a poter non essere attraversabili: anche la gioia o il piacere non vengono assimilati se non sono sostenuti da una relazione che li riconosce, li valida e ne rispetta i confini. Se un bambino vive in un'atmosfera di lutto continuo imparerà a non gioire, cioè il suo corpo non attraverserà la gioia.

Qualsiasi situazione che, nella relazione, non consente l'emergere di un vissuto e non sostiene nell'assimilarlo, è alla radice della psicopatologia (Francesetti, 2019).

Con la parola, ovvero la via top-down

La psicoterapia che utilizza principalmente la via *top-down* sta traendo un grande contributo dalle neuroscienze cognitive (Rizzolati e Sinigaglia, 2006; Damasio, 1995 e 2022; Gallese et al., 2006; ecc.) e dagli studi dell'Infant Research (Beebe e Lachmann, 2015; Weinberg e Tronick, 1996; Stern 2005 e 2011, ecc...).

Nell'arco di alcuni decenni, un gruppo di ricercatori del Boston Process of Change Study[16] ha effettuato una serie di osservazioni sulla relazione madre-bambino alla nascita e nei primi anni di vita.

L'esperienza e il materiale acquisito nel corso di queste ricerche sono stati utilizzati anche per individuare i fattori alla base del cambiamento terapeutico. Essi prendono in considerazione, in particolare, due aspetti della comunicazione in terapia: accanto alle *parole psicologiche* che fanno parte di ogni dialogo terapeutico, sembrano acquistare un'importanza determinante gli *atti psicologici* legati al comportamento, a ciò che un terapeuta fa attraverso la comunicazione non verbale all'interno della relazione, anche indipendentemente da una volontà comunicativa (Angelo e Degiorgis, 2017).

"Dati non confermati indicano che, al termine di una terapia conclusasi con successo, la maggior parte dei pazienti tendono a ricordare due tipi di eventi nodali da cui ritengono di essere stati cambiati. Uno riguarda l'interpretazione (o le interpretazioni) essenziale che ha riorganizzato il loro paesaggio intrapsichico; *l'altro riguarda 'momenti' speciali di autentica connessione... con il terapeuta, che hanno modificato la relazione con lui e, di conseguenza, il senso di sé del paziente* (corsivo nostro). Dicendo questo, i pazienti lasciano intendere che molte terapie falliscono o vengono abbandonate non a causa di interpretazioni errate o non accettate, ma perché *si perdono opportunità di stabilire un collegamento significativo tra due persone* (corsivo nostro). Benché sia impossibile sostenere che esiste una correlazione diretta tra la qualità di ciò che si ricorda e la natura dell'esito terapeutico, non si può sottovalutare che sia i momenti di incontro autentico, sia il fallimento di questi incontri vengono spesso ricordati come eventi fondamentali della terapia" (BCPSG, 2008, p. 426).

■ Origini dell'attaccamento e psicoterapia con gli adulti

L'esperimento dello Still Face di Tronick (Weinberg e Tronick, 1996) è un ottimo esempio di come avvenga il mirabile dialogo tra madre e bambino.

L'esperimento consiste nel riprendere *face to face* uno scambio madre-bambino. La mamma, a un certo punto, rompe la sintonizzazione affettiva con il figlio e lo guarda impassibile per un breve tempo. Il bambino effettua vari tentativi di ristabilire il contatto, ma l'impassibilità della mamma lo manda in disperazione.

---

[16] Il Boston Change Process Study Group (BCPSG) è stato creato nel 1995 da un gruppo di studiosi nel campo dello sviluppo, della psicoanalisi e della teoria sistemica applicata ai sistemi dinamici. Esso ha dato origine all'approccio *intersoggettivo* nello studio della relazione, attualmente il più accreditato nell'ambito scientifico. Tra i membri del gruppo troviamo Daniel Stern, Karen Lyons-Ruth, Louis Sander e altri nomi famosi. L'obiettivo è quello di comprendere ciò che accade nella relazione psicoterapeutica durante il processo di cambiamento e già si sono raccolti dati importanti.

Non appena la mamma riprende il dialogo tonico con il bambino, rapidamente la sintonizzazione ritorna.

Questo esperimento mostra chiaramente che:

- *autoregolazione* e *regolazione interattiva* si rincorrono e si influenzano reciprocamente, in modo che ognuno dei due si autoregola sulla base dell'interazione con l'altro;
- *rottura e riparazione* permettono alla coppia madre-bambino, così come alla coppia terapeuta-paziente, di sperimentare la capacità di recuperare;
- *prestare la carne* è la strada maestra per stabilire un con-tatto profondo e rassicurante con l'altro.

Il tutto avviene attraverso il *dialogo tonico intercorporeo* tra madre e bambino.

La ricerca sull'interazione faccia a faccia ha profonde implicazioni per la psicoterapia, in quanto descrive l'origine delle capacità relazionali e dei modelli di comunicazione non verbale che continuano a operare, in modo simile, anche nell'adulto.

La tecnica della microanalisi delle interazioni madre-bambino mostra in che modo la mente si organizzi nel corso dell'interazione, e come entrambi contribuiscano a generare complessi schemi relazionali nelle comunicazioni vis-à-vis già all'età di 4 mesi attraverso il volto, la voce e l'orientamento spaziale. La microanalisi rivela aspetti impercettibili della durata di frazioni di secondo, che, osservate a velocità normale, spesso sfuggono all'occhio umano. Esiste, cioè, un livello di comunicazione *sotterraneo*, dal quale emergono informazioni importanti su come la mente si organizza.

In realtà, i processi relazionali che, attimo dopo attimo, modellano il Sé e l'interazione, sono alla base della comunicazione vis-à-vis tra individui adulti. Si tratta di processi che restano costantemente sullo sfondo, formando l'intelaiatura a partire dalla quale emergeranno le narrazioni verbali.

Il *dialogo agito* tra madre e bambino genera in entrambi una serie di *aspettative* sulle sequenze di azioni e *interazioni* che possono essere previste, attimo dopo attimo, in se stessi e nell'altro. Queste aspettative consistono in anticipazioni di ciò che accadrà, ma anche in riattivazione di ricordi di ciò che generalmente è accaduto nel passato.

Il vero contributo dell'Infant Research, afferma Lachmann, non sta nell'idea sostenuta in passato che, nel trattamento dell'adulto, possono essere ricapitolati stati di vita precedenti, ma nella scoperta che i processi fondamentali che regolano l'interazione a livello non verbale rimangono gli stessi per tutta la vita.

■ La parola è un farmaco, se...

> *"Le parole innescano lo stesso meccanismo dei farmaci, e in questo modo da suoni e simboli astratti si trasformano in vere e proprie armi che modificano il cervello e il corpo di chi soffre. Recenti*

scoperte dimostrano che le parole attivano le stesse vie biochimiche di farmaci come la morfina e l'aspirina" (F. Benedetti, op. cit.).

Poiché le parole, nel corso dell'evoluzione, sono venute prima dei farmaci, è più corretto dire che sono i farmaci che innescano gli stessi meccanismi biochimici delle parole.

Le parole possono guarire, ma possono anche fare molto male, essere tossiche e produrre danni.

Se in famiglia si usano parole empatiche, di conforto, fiducia e motivazione, esse diventano il mezzo più importante per infondere speranza.

Una conferma di ciò ci viene dalla teoria polivagale di Stephen Porges, che spiega ampiamente perché un tono di voce rassicurante possa modificare considerevolmente il modo in cui ci sentiamo. Per lo stesso motivo, se le parole vengono usate in modo inappropriato possono ferire e anche uccidere.

Il prof. Benedetti, uno scienziato che si occupa di ricerche sull'effetto placebo, ci dice che il nostro cervello possiede una farmacia interna, pronta a entrare in azione in tutte quelle circostanze in cui avviene una relazione di fiducia tra un individuo e un altro.

In tutti i mammiferi la socialità mette in moto queste sostanze con effetti benefici: un esempio per tutti è la diminuzione del dolore con il contatto sociale.

> *"La farmacia del cervello si è evoluta allo scopo di aggregare i membri di un gruppo sociale in modo tale che la socialità produca effetti benefici sul singolo individuo. Se i membri di un gruppo sociale, attraverso il loro comportamento compassionevole, si prendono cura del ferito, del malato, del debole, del vecchio, il gruppo sociale compie un balzo evolutivo" (F. Benedetti, op. cit. pag.27).*

La *farmacia interna* si è evoluta per fare del contatto sociale uno dei più efficaci e potenti meccanismi di benessere e sopravvivenza.

Le parole, dunque, possono essere delle potenti frecce che colpiscono precisi bersagli nel cervello che sono gli stessi bersagli dei farmaci.

Nel suo libro riporta il caso di Cornelia, una paziente che ha subito toracotomia. Utilizzando parole positive mostra l'effetto analgesico delle stesse: la paziente solleva il braccio, come se le fosse stato somministrato un potente analgesico. L'esperimento viene corredato dalla misurazione del quantitativo di oppioidi e cannabinoidi presente nel cervello che, risultando aumentato dall'uso delle parole positive, confermano il potere analgesico di esse.

Il dialogo tonico intercorporeo

> *"Ciò che fa cambiare in terapia è la conoscenza relazionale esplicita, il detto, il rendere dicibile ciò che non lo è, o è la competenza relazionale implicita, l'indicibile?"*
> *Daniel Stern*

Nella danza interattiva – tra madre e bambino, terapeuta e paziente, coppie di innamorati – si verificano necessariamente momenti di rottura del dialogo tonico intercorporeo. Anche questa parte del processo si verifica inconsapevolmente e senza strappi. Si verificano, cioè, momenti di rottura del dialogo tonico intercorporeo tra madre e bambino. Rendersene conto, e correre ai ripari, permette a entrambi di fare un'esperienza di competenza relazionale.

Nonostante le numerose differenze tra madre-bambino e terapeuta-paziente, questi principi possono chiarire in che modo, nel trattamento degli adulti, l'interazione si organizza a livello non verbale. Una psicoterapia dell'interazione dovrebbe occuparsi della dimensione non verbale o *implicita* (emotivo-procedurale) dell'interazione, oltre che di quella verbale o *esplicita*.

La dimensione non verbale è spesso inconsapevole, ma accompagna continuamente, come un sottofondo, il processo di influenza reciproca.

I processi impliciti sono estremamente mutevoli e della durata di pochi secondi, ma hanno il potere di strutturare la modalità con cui ciascun membro della diade terapeutica impara a sentirsi percepito, compreso, riconosciuto dall'altro e a gestire la riparazione di eventuali passi falsi nel processo terapeutico.

Tra i principi organizzativi che riguardano l'interazione in terapia, il più generale riguarda l'integrazione tra autoregolazione e regolazione interattiva.

L'individuo viene continuamente influenzato sia dal suo comportamento sia da quello dell'altro. Il comportamento è, al tempo stesso, comunicativo e autoregolatorio. L'autoregolazione e la regolazione interattiva sono simultanee, complementari e, in condizioni ottimali, in equilibrio dinamico.

Parallelamente al dialogo verbale e narrativo che ha luogo nel trattamento degli adulti, è presente un *dialogo agito*, di natura procedurale, e dunque implicito. Anche se questo dialogo agito è in larga parte inconsapevole, a tratti lo si può notare nelle esperienze corporee (Downing, 2011).

La famiglia può guarire

La famiglia, per far fronte alla sofferenza, non è raro che si organizzi rinchiudendosi in una specie di *blindaggio emozionale* che, sebbene comporti altra sofferenza, dà però un certo senso di esistenza pseudo-normale.

La comunicazione, in questi casi, si gioca seguendo un copione che, con molto travaglio e spesso con molta intelligenza, è stato creato dalla famiglia presente e da quelle delle generazioni precedenti: come un cane che si morde la coda, accuse e rimproveri si ripetono, i malintesi si moltiplicano, l'aggressività intra ed extra familiare aumenta e le persone perdono la speranza (Vetere, 2008).

Quando però l'esperienza della famiglia in trattamento comincia ad essere fonte di apprendimento per i singoli, appaiono quelle risorse che la paura dell'angoscia aveva nascosto. E così può accadere che:

- lo stupido mostri di essere intelligente,
- il freddo si scopra pieno di tenerezza,
- il cattivo appaia nelle sue debolezze.

Le famiglie spesso non sanno di avere risorse, o se lo sanno spesso finiscono per disprezzarle perché provenienti dalle generazioni passate.

Il blocco evolutivo che la famiglia porta in terapia richiede, dunque, una [illegible] di significati che connettano il *qui ed ora* del sintomo, con il *là e allora* della [illegible]

Senza la parola, ovvero la via bottom-up

I metodi *bottom-up* attingono a piene mani alle neuroscienze affettive (Darwin, 2012; Porges, 2018; Panksepp e Biven, 2014).

Nel libro *L'espressione delle emozioni* (Darwin, 2012), Charles Darwin sostiene che: "Gli uomini e gli animali superiori, specie i primati, hanno alcuni istinti in comune... hanno i medesimi sensi, le intuizioni e le sensazioni, le stesse passioni affezioni ed emozioni, anche le più complesse, come la gelosia, il sospetto, l'emulazione, la gratitudine e la magnanimità".

Lo scopo principale delle emozioni, afferma Darwin, è quello di iniziare un movimento, che riporterà l'organismo alle condizioni di sicurezza ed equilibrio fisico:

> *"I comportamenti per evitare o scappare da un pericolo si sono chiaramente evoluti per rendere ogni organismo competitivo in termini di sopravvivenza, ma, in modo inappropriato una fuga prolungata o un comportamento di evitamento potrebbero mettere l'animale in una posizione svantaggiata rispetto alla riproduzione, utile per un'efficace preservazione della specie; ciò poiché la riproduzione, a sua volta, dipende dall'accudimento, dalla protezione e dall'accoppiamento, che sono il contrario dell'evitamento e della fuga".*

In altre parole, se un organismo è bloccato su una modalità di sopravvivenza, le sue energie sono impiegate per combattere nemici invisibili, il che non lascia spazio per il nutrimento, la cura, l'amore.

Per noi umani significa che, finché la mente si difende da assalti inesistenti, i nostri legami più intimi ne sono minacciati, insieme alle capacità di immaginare, pianificare, giocare, apprendere e prestare attenzione ai bisogni delle altre persone.

Per Darwin le emozioni intense coinvolgono non soltanto la mente, ma anche l'intestino e il cuore. Cuore, intestino e cervello comunicano intimamente attraverso il "nervo pneumogastrico", che è quello maggiormente coinvolto nell'espressione e nella gestione delle emozioni sia negli uomini che negli animali.

Quanti problemi di salute mentale, dalla dipendenza da sostanze ai comportamenti autolesivi, iniziano come tentativi di gestire il dolore fisico, insopportabile, legato alle nostre emozioni? (Bessel van der Kolk, op.cit)

■ La teoria polivagale

Nel 1994 Stephen Porges presentò la Teoria polivagale, costruita a partire dalle osservazioni di Darwin e integrata dai successivi 140 anni di ricerca e scoperte scientifiche (Porges, 2018).

Il termine "polivagale" si riferisce ai molti rami del nervo vago, quello che Darwin chiamava pneumogastrico, che connette numerosi organi quali il cervello, i polmoni, il cuore, lo stomaco e l'intestino. Quando una persona è agitata, la gola diventa secca, la voce si fa tesa, il cuore batte forte e la respirazione diviene rapida e superficiale.

La teoria polivagale ci ha fornito una più sofisticata comprensione della biologia della sicurezza e del pericolo, ci ha chiarito perché il sapere di essere visti e sentiti dalle persone importanti della nostra vita può farci sentire calmi e al sicuro e, di conseguenza, perché essere ignorati o sentirsi rifiutati può indurre reazioni di rabbia o di collasso mentale. Infine, ci aiuta a capire perché una sintonizzazione focalizzata con un'altra persona può farci uscire da stati di disorganizzazione e di terrore.

Dal punto di vista clinico, il principale merito della teoria polivagale è di mettere le relazioni sociali di fronte e al centro della comprensione del trauma. La conseguenza pratica è di stimolare l'esigenza di ricercare nuovi approcci alla cura, focalizzandosi sul rafforzamento del sistema corporeo, per regolare l'*arousal* (Van der Kolk, 2015).

Dall'Infant Research abbiamo appreso come autoregolazione e regolazione interattiva si rincorrano e si rinforzino reciprocamente, il che comporta che gli esseri umani siano capaci di sintonizzarsi in modo stupefacente sui sottili cambiamenti emotivi delle persone e degli animali che stanno intorno.

I neuroni-specchio registrano la nostra esperienza interna, e il nostro corpo procede con adattamenti che avvengono in tempo reale rispetto a ciò che stiamo osservando.

Per esempio, i muscoli del nostro volto forniscono alle persone intorno indizi relativi al nostro stato emotivo (siamo calmi o eccitati), segnali di come sia il nostro cuore (agitato o quieto), indicazioni sull'azione che stiamo per compiere (stiamo per aggredire o per sottrarci).

Quando il messaggio che ci arriva da un'altra persona è: *sei al sicuro con me,* ci rilassiamo.

Se abbiamo la fortuna di avere delle buone relazioni, ci sentiamo anche nutriti, supportati e ritemprati quando guardiamo l'altro negli occhi.

▪ Gli strumenti di cura

Il gruppo

La nostra cultura ci porta a focalizzarci sulla nostra personale unicità, ma il cervello è concepito per far sì che noi funzioniamo come membri di una tribù. Siamo parte di quella tribù anche quando siamo da soli, indipendentemente da quello che stiamo facendo.

Se si va al di là dei sintomi, ci si rende conto che quasi tutte le malattie mentali comprendono sia la difficoltà di stabilire relazioni soddisfacenti, sia problemi nella regolazione dell'*arousal.*

L'attenzione costante che la medicina ha nella ricerca del farmaco specifico per la cura di ogni particolare disordine distrae dall'occuparsi, invece, del modo in cui i nostri problemi interferiscono con la possibilità di funzionare come membri di una tribù (Bessel van der Kolk, op.cit.).

Potersi sentire al sicuro con altre persone è forse l'aspetto più importante della salute mentale. Nessun medico può prescrivere una ricetta per l'amicizia e l'amore: sono capacità complesse che si acquisiscono a fatica.

La teoria polivagale, afferma van der Kolk, ci ha aiutato a capire perché programmi di yoga per le donne abusate, programmi teatrali e corsi di karate per le persone sopravvissute a stupri, tecniche di gioco e stimolazioni sensoriali con i sopravvissuti ai disastri, pur essendo strumenti così differenti e non convenzionali, funzionino così bene. (Bessel van der Kolk, op.cit.)

Il trauma, continua l'Autore, ci defrauda del sentimento di essere padroni di noi stessi. La vera sfida insita nel percorso di cura coincide con il ristabilire la padronanza del corpo e della mente, vale a dire di noi stessi.

Le emozioni e le sensazioni che ci sono rimaste impresse dell'evento traumatico sono vissute non come ricordi, ma come reazioni fisiche devastanti nel presente.

Mentre il cervello razionale si esprime in pensieri, il cervello emotivo si manifesta attraverso reazioni fisiche: sensazioni viscerali, battito cardiaco, respiro corto e superficiale, sensazioni di crepacuore, voce flebile e strozzata, movimenti fisici caratteristici del collasso, della rigidità, della rabbia e dell'impotenza.

Per guarire, la mente, il cervello e il corpo devono convincersi che ci si possa tranquillamente lasciare andare. E ciò accade solo quando ci si sente sicuri a livello viscerale.

Il con-tatto

Il modo più naturale per calmare lo stress coincide con l'essere toccati, abbracciati, cullati: tutte azioni che ottengono l'effetto di abbassare l'*arousal* e ci fanno sentire integri, al sicuro, protetti e in controllo. Non si può guarire completamente se non ci si sente sicuri nella propria pelle.

Il con-tatto deve essere fermo e sicuro. Niente di troppo veloce, il tocco deve essere lento, facile da seguire per il paziente.

Se si decide di agire, non si può esitare. L'esitazione trasmette la mancanza di fiducia in noi stessi. Il movimento lento, accuratamente sintonizzato sul paziente, è diverso dall'esitazione. Quando si è toccati, si risveglia quella parte del corpo che viene toccata. Quando la tensione muscolare viene rilasciata, le emozioni possono riprendere a scorrere.

Un tocco fermo e rassicurante permette ai pazienti di sapere di essere al sicuro: non è più necessario stare in allerta.

Il ritmo

I movimenti collettivi e la musica ampliano il nostro contesto di vita, danno significato a qualcosa che va oltre il nostro destino individuale. I riti religiosi utilizzano, in tutto il mondo e in tutte le religioni, movimenti ritmici che ritroviamo costantemente in tutti i rituali: dalla preghiera al Muro del Pianto a Gerusalemme ai canti e ai gesti nella liturgia della messa cattolica, dai movimenti tipici della meditazione nelle cerimonie buddhiste fino ai rituali ripetitivi delle cinque preghiere quotidiane dei mussulmani.

La musica fa sì che le persone che potrebbero sentirsi spaventate dal sentirsi sole, una volta insieme, diventino paladine di se stesse e degli altri. Il linguaggio, la danza, i cortei e il canto sono tutti modi, squisitamente umani, in grado di infondere un sentimento di speranza e di coraggio.

Lo storico Plutarco attribuisce al passo di marcia introdotto da Licurgo l'invincibilità delle legioni spartane: "il marciare al suono della tibia senza rompere le file...posatamente e col cuore lieto, erano dal canto guidati al periglio; perché non è verisimile che ne' cuori sì disposti entrasse paura né ira, ma generosa costanza franchezza" (Bessel van der Kolk, op.cit.).

Nella guerra degli ottant'anni dell'Olanda contro l'impero spagnolo, la situazione volse a favore degli Olandesi quando il comando fu assunto dal principe Maurizio d'Orange che impose al suo esercito, fino allora sgangherato, esercitazioni accompagnate da tamburi, flauti e trombe. Queste pratiche collettive non solo infusero ai suoi uomini un senso di appartenenza e di solidarietà, ma resero anche possibile eseguire delle manovre complicate. Questo tipo di addestramento si diffuse rapidamente in tutta Europa.

Jaak Panksepp, nato in Estonia, raccontò a van der Kolk la straordinaria storia della Rivoluzione cantata del suo Paese.

Nel giugno del 1987, in una serata estiva, diecimila partecipanti al Festival della canzone estone si presero per mano e cominciarono a cantare canzoni patriottiche vietate nei cinquant'anni di occupazione sovietica. Queste feste popolari e di protesta continuarono e l'11 settembre 1988 trecentomila persone (un quarto di tutta la popolazione) si riunirono a cantare e a chiedere pubblicamente l'Indipendenza. Nell'agosto 1991 il congresso dell'Estonia proclamò l'Indipendenza, e quando i carri armati sovietici tentarono di intervenire la gente si unì a mo' di scudo umano per proteggere la radio e la TV di Tallin.

Sempre più oggi in psicoterapia si cerca di combinare approcci *top-down* (che attivano il coinvolgimento sociale) con metodi *bottom-up* (che calmano la tensione fisica nel corpo).

■ La Psicoterapia Familiare Corporea

Nel nostro Istituto da quasi quarant'anni utilizziamo, in determinate situazioni cliniche e quando si sia creata una forte alleanza terapeutica, un breve ciclo di incontri (2-3 al massimo) che prevedono l'uso integrato di tre strumenti operativi: il gioco, il corpo e il gruppo.

La Psicoterapia Familiare Corporea (così chiamiamo questa procedura) prende i primi passi dalla psicomotricità relazionale di André Lapierre e dall'esperienza di psicomotricità relazionale fatta con gruppi di pazienti psicotici cronici in trattamento presso il Centro di Salute Mentale di Treviso.

Della psicomotricità conserva il setting: assenza di parola, spazi ampi, abbigliamento comodo, durata, regole, materiali altamente simbolici e uso della musica.

Nel corso degli anni è diventata una potente opportunità di generare fiducia e infondere speranza in famiglie devastate dalla sofferenza. Lo scopo del ciclo di incontri è quello di immettere una leggerezza che da tempo manca in queste famiglie sofferenti. Sappiamo che vivere un'esperienza che possa risultare *forte* e *leggera* al tempo stesso, può permettere di implementare la *fiducia* nelle relazioni familiari e la *speranza* nell'evoluzione positiva della situazione.

La presenza di oggetti metaforici, con potente significato simbolico, e un sottofondo musicale che *accompagna e sostiene* l'attività di gioco in assenza della parola, creano un *campo energetico condiviso* che immette *leggerezza* e contemporaneamente va in *profondità,* sbloccando, talvolta, emozioni incistate.

L'esperienza clinica ci ha insegnato, e le più recenti teorie neurobiologiche lo confermano, che gli strumenti non verbali hanno il potere di far emergere ciò che le parole non potrebbero mai dire. In particolare, l'uso degli strumenti pre-verbali ha il potere di evocare ricordi sopiti, di far riemergere vissuti lontanissimi, che rimandano alle fasi iniziali della vita: proprio per questo attivano fortissime angosce che richiedono un contenitore molto empatico e supportivo. Se il tatto svolge la funzione di pulsante attivatore di emozioni forti e rimanda ad altri con-tatti, il gruppo-famiglia deve essere messo nelle condizioni di poter costruire la membrana protettiva che permetta di contenere, gestire, diluire, le forti angosce che le antiche paure faranno riemergere (Vetere, 2019).

In questo tipo di incontri, le forme vitali evocate dal terapeuta hanno la stessa funzione delle sintonizzazioni affettive rilevate tra madre e bambino, per cui si creano così "momenti d'incontro" che promuovono il cambiamento e il progresso verso un livello intersoggettivo più profondo.

Dal momento che le sensazioni e le emozioni più sono arcaiche, meno possono essere espresse a parole, possiamo entrarvi in con-tatto solo se siamo in grado di *ascoltarci per ascoltare* e di *osservarci per vedere.* Mentre per la gestione del *dialogo verbale* lo studio, la conoscenza, le tecniche possono aiutarci, la gestione del *dialogo tonico* richiede un allenamento all'uso delle proprie *risonanze emotive.*

La posizione mentale del terapeuta dovrebbe essere simile a quella dell'allenatore di una squadra, disposto a giocare in prima persona e fare per primo ciò che chiede agli altri di fare; un allenatore che, con i suoi suggerimenti, aiuti ciascuno a capire come utilizzare al meglio il proprio ruolo e contribuire così al buon funzionamento della squadra.

■ Tre isole in un oceano di sofferenza

Presentiamo un caso clinico di nucleo familiare nel quale sono state utilizzate entrambe le vie di riparazione delle ferite – *con la parola e...senza* – e si è potuto fare ricorso a strumenti clinici sia *top-down* che *bottom-up.* All'interno di un processo terapeutico che ha prevalentemente utilizzato la via top-down è stato introdotto un breve ciclo di incontri che hanno utilizzato una procedura bottom-up.

Il padre

Persona schiva e taciturna, si definisce "stanco di sentirsi richiamato a fare delle cose che gli altri padri possono tralasciare". È un uomo livido di rabbia per le ingiustizie che la vita gli ha riservato.

Dirà di sé di essere sovrastato dai sensi di colpa per non essere stato un padre misericordioso nei confronti della figlia sofferente durante i sei anni di ospedalizzazione, e di non essere stato un marito presente e di supporto alla moglie, impegnata ad accudire costantemente la figlia.

La madre

Imprenditrice di successo, molto attiva, tende a trovare soluzioni e risolvere tutti i problemi che il figlio si crea e crea a loro. Il motore di tanto attivismo è il tentativo di sanare i sensi di colpa per aver lasciato solo il figlio dai sei ai dodici anni, quando era impegnata ad accudire la figlia in ospedale; la sua paura di perdere l'unico figlio rimastole finisce per rallentarne un sano processo di emancipazione e individuazione.

La coppia genitoriale

I genitori, dopo la morte della figlia cinque anni fa, si sono separati, ma vivono ancora sotto lo stesso tetto perché sembra che ci sia sempre qualche difficoltà che impedisce al padre di uscire di casa.

Attualmente il rapporto del padre con il figlio è «disimpegnato» mentre il legame della madre con il figlio è diventato fortemente «invischiato».

La figlia

Di origine indiana, viene adottata all'età di 2 anni e mezzo.

All'età di sette anni si scopre affetta da una malattia cardiopolmonare congenita che la porterà a vivere per sei anni (dai 9 ai 15) in ospedale, dove muore quando il fratello di anni ne ha 12.

Il figlio

Di origine indiana come la sorella, viene adottato anch'egli all'età di 2 anni quando la sorella ne ha cinque. Giunge in terapia con i genitori per la sua difficoltà a gestire la rabbia.

Ha comportamenti aggressivi e impulsivi che lo hanno portato ad agiti altamente distruttivi per sé e per gli altri e gli hanno comportato diverse denunce.

L'aggressività viene agita a livello verbale anche nei confronti della madre.

Il ragazzo evidenzia di aver vissuto una *doppia perdita:*

- la morte della sorella
- la perdita della famiglia in seguito alla separazione dei genitori.

Il sintomo

Il paziente designato, diciassettenne, viene accompagnato in seduta dai due genitori adottivi, separati da circa tre mesi.

Giungono in terapia su indicazione del terapeuta che segue individualmente il ragazzo da circa due anni per la gestione della rabbia.

La richiesta

La mamma si fa portavoce della famiglia, evidenziando due ordini di problemi. In primis i comportamenti aggressivi e impulsivi del figlio, dettati dall'incapacità di gestire la rabbia, che gli hanno comportato delle denunce, una di queste da parte di un genitore di un compagno di classe che frequentava una ragazza che piaceva anche al figlio. L'aggressività viene agita a livello verbale anche nei confronti della madre.

■ Terapia Familiare con la parola

Molto rapidamente emerge la funzione relazionale del sintomo e la sofferenza familiare inespressa di cui il figlio si fa carico.

Si tratta di una famiglia devastata dal dolore per la perdita della figlia/sorella e per la lunghissima ospedalizzazione che ha costretto ognuno dei tre a vivere tale dolore senza poterlo mai condividere. La madre definirà questa condizione come quella di tre isole in un oceano di sofferenza.

Il padre è un signore piuttosto schivo e taciturno; sin da subito dichiara di non essere per nulla felice di dover presenziare a tali sedute e più volte nel corso della terapia ribadirà di essere "stanco di sentirsi richiamato a fare delle cose che gli altri padri possono tralasciare", ossia occuparsi di un figlio irresponsabile e violento, così lontano dai suoi canoni di comportamento.

Con il figlio, pur essendoci una vicinanza fisica, manca una qualsiasi capacità di comunicare emozioni e stati d'animo, per cui il rapporto è talmente disimpegnato da risultare inesistente e inefficace nel contenerlo e frenarne gli agiti.

Il padre dirà di se stesso di essere sovrastato dai sensi di colpa per non essere stato un padre misericordioso nei confronti della figlia, sofferente durante i sei anni di ospedalizzazione e di non essere stato un marito presente e di supporto alla moglie impegnata ad accudire costantemente la figlia. Il padre sembra totalmente incapace di gestire il dolore, proprio e altrui, e di usare la fuga come meccanismo di difesa. È un uomo livido di rabbia per le ingiustizie che la vita gli ha riservato, rabbia che il ragazzo sente e che, sommata alla propria rabbia, determina agiti altamente distruttivi per sé e per gli altri.

Forse per compensare tale disimpegno paterno, la madre risulta sin troppo presente e vive con il figlio un legame che nel tempo è diventato fortemente invischiato. Da una parte c'è il bisogno di sanare i sensi di colpa per averlo lasciato solo e dall'altra la signora teme di perdere l'unico figlio rimastole. Questo intreccio di disimpegno paterno e iperinvestimento materno, di bisogno di riparazione e paura di perdita finiscono con il rallentare e spesso bloccare un sano processo di emancipazione e individuazione.

■ Terapia Familiare senza la parola

Quando, dopo oltre un anno di incontri, abbiamo sentito una buona *alleanza terapeutica* e un sufficiente livello di affidamento, abbiamo proposto un ciclo di incontri di Psicoterapia Familiare Corporea, metodo *bottom up* che prende le mosse dalla psicomotricità relazionale, ne usa setting e oggetti metaforici e, soprattutto, abolisce l'uso della parola durante gli incontri.

L'uso contemporaneo e integrato di tre strumenti (il corpo, il gioco e il gruppo familiare) crea un *campo energetico* che trascende l'individuo e il gruppo e può sbloccare emozioni incistate. Può permettere in un clima *come se* l'avverarsi di un paradosso: andare in profondità immettendo leggerezza. Anche il solo partecipare e condividere un'esperienza ha il potere di *generare fiducia* e *infondere speranza*.

In questo caso, l'utilizzo del ciclo di tre incontri di Psicoterapia Familiare Corporea ha permesso di riaprire il tema del lutto non elaborato e di condividere la sofferenza, sino ad allora vissuta privatamente.

Tre i momenti salienti:

- Il primo, quando la madre *partorisce* un figlio con alle spalle l'ex marito che la sostiene prendendosi cura di lei e del nascituro
- il secondo, quando il figlio viene portato in spalla come si fa con un feretro in una processione funebre
- il terzo, quando il padre lo deposita dentro ad una cassa dicendo: "non era abbastanza vivere questa sofferenza una volta, abbiamo dovuto riviverla!"

■ Dopo gli incontri di P.F.C.

Dopo tali incontri, il padre trova la forza e il coraggio di uscire di casa e andare a vivere in un appartamento per i fatti suoi.

Il ragazzo, nonostante tutti i tentativi fatti per farsi bocciare all'esame di maturità, riesce a sostenere l'esame e ad essere promosso.

Un mese dopo, aumenta l'aggressività verbale verso la madre ("sei una troia, ti uccido"). Quando la madre gli comunica di non volerlo più in casa in quanto non accetta tali comportamenti nei suoi confronti e lo spedisce dal padre, il ragazzo tenta il suicidio ingoiando diverse pillole e minaccia i genitori di usare il coltello verso se stesso.

Pur essendo una situazione ad alto rischio, chiediamo ai genitori di tenere ferma la loro posizione, ossia di non cedere al ricatto in quanto cedere significherebbe dargli lo scettro per qualsiasi angheria con un pericolo ancora più alto.

Dopo tali incontri il ragazzo rilancia in aggressività e agiti violenti. Prenderà letteralmente per il collo la sua amica-morosa, incrementerà l'uso di cannabis e alcool, tenterà il suicidio tagliandosi le vene in casa con il vetro di una cornice che conteneva la foto della sorella, richiamando così a gran voce il padre in casa. Il padre, in grandissima difficoltà, durante la seduta non riesce nemmeno a dire di essere atterrito per il dolore del figlio, ma dirà: "sono paralizzato dal dolore di un altro essere umano!"

A questo punto il ragazzo attiva dei comportamenti disfunzionali con l'obiettivo di attivare il padre in una funzione paterna. Richiede una maggiore presenza e partecipazione nella sua vita. Ha bisogno di essere fermato e contenuto.

Con i suoi agiti è riuscito ad attivare una collaborazione tra genitori separati in una funzione genitoriale condivisa. Non accetta la separazione dei suoi genitori e dice: "con la morte di mia sorella non ho perso solo lei, ho perso anche i miei genitori".

■ Uso collaborativo dei test

A questo punto decidiamo di proporre al giovane un approfondimento individuale che nel nostro Istituto, da alcuni anni, in collaborazione con l'Università Cattolica di Milano avviene con un assessment collaborativo. Si tratta di una modalità semi-strutturata di matrice umanistica e sistemica basata sul lavoro di Finn (2009) "in cui i test psicologici sono usati non solo per la diagnosi, la pianificazione e la valutazione degli esiti del trattamento, ma anche come chiave di volta per un intervento terapeutico breve" (Vetere e Aschieri, 2019).

L'assessment collaborativo è un metodo centrato sul cliente che dà grande importanza alla possibilità di costruire una buona relazione con l'adolescente. Utilizza una serie di tecniche per aumentare l'alleanza terapeutica con quei pazienti che sono più riluttanti a incontrare professionisti della salute mentale. Con la famiglia dell'adolescente l'obiettivo principale è quello di aiutare tutti i membri a rileggere le loro storie in modo più compassionevole (Vetere e Aschieri, 2019).

In seguito all'assessment, la famiglia torna in seduta quasi stupita dei progressi fatti dal figlio. Si sono assorbiti gli aspetti violenti e provocatori, il figlio inizia a lavorare, inizia una relazione stabile con una ragazza e settimanalmente va a dormire dal padre.

A distanza di qualche mese tornano per una seduta di controllo. È questa l'occasione in cui il ragazzo esprime il suo disappunto nei confronti della madre che vive come assillante. La signora inizierà una terapia personale.

■ Sintesi finale

Quando il cuore soffre e la mente non è in grado di elaborarne il dolore, il corpo presentifica la sofferenza attraverso sintomi. Di solito una famiglia richiede una terapia perché uno dei suoi membri presenta un *sintomo* che è l'espressione esterna di un disagio che il terapeuta può vedere nell' *hic et nunc*.

La *ferita* che l'ha prodotto non è così evidente e, di solito, è da ricercarsi nel *là e allora* della storia familiare. Per accedere alla sofferenza della ferita originatasi nel *là e allora,* si può utilizzare la via *top-down* (pensiero-emozione-azione) o la via *bottom-up* (sensazioni, emozioni-pensieri).

L'interazione terapeuta-paziente si svolge sempre su due livelli: uno implicito e uno esplicito, entrambi attraversati e condizionati dal *dialogo tonico intercorporeo* che sempre accompagna ogni comunicazione verbale e non verbale.

L'articolo si conclude con un caso clinico che ha visto l'utilizzo integrato di entrambe le vie di riparazione delle ferite.

6. Riflessioni sul tema della cura e dell'arte.
Un caso con una famiglia con paziente psicotica
di Conny Leporatti

*"Nel dolore del corpo ci troviamo immersi,
mentre il dolore dell'anima sale dal
profondo della vita interiore"*
Luigina Mortari (2015)

*"La vita, intesa come immagini, non sa cosa
farsene delle dinamiche familiari
e delle predisposizioni genetiche.
Prima di diventare una storia,
ogni vita offre sé stessa come un continuum
di immagini e chiede di essere vista prima di tutto"*
James Hillman (2009)

La cura è una pratica mossa dall'intenzione di procurare beneficio all'altro. La cura è un'occasione di dotare l'esistenza di senso, inteso come significato, come direzione, come modo per cogliere un'eredità e trasmetterla agli altri. Prendersi cura significa esserci e prendersi cura di sé e, al contempo, prendersi cura dell'altro. Luigina Mortari (2015) ha a lungo riflettuto sul tema della cura, a cui ha attribuito 3 diversi significati.

La cura come terapia, come processo all'interno del quale chi ha bisogno riceve una terapia a favore del suo stato, per il miglioramento della sua condizione.

Altro significato, la cura intesa come conservazione, come protezione di un bene, come prendersi cura di persone, oggetti, animali, cose, relazioni.

Altro significato ancora, la cura come educazione, ovvero come azione volta a rendere autonomi gli altri, consentendo loro di svolgere una vita sufficientemente buona e soprattutto sufficientemente consapevole.

Per ciascuno di noi, sentirsi dentro una relazione di cura è una necessità indispensabile, che ci accompagna per tutta la vita. Sappiamo bene che la mente esiste nella relazione con l'altro e che, se non vi è interazione, non vi è crescita e non vi è maturazione (Siegel, 2001). Non essere nei pensieri di un caregiver, non essere accolto, protetto, considerato, stimolato, curato, determina per un figlio uno stato di sofferenza assai elevato, il cui impatto varia in base all'età nella quale questo stato di carenza, e talvolta di abbandono, si verifica. Cosa accade quando un figlio non ha avuto modo di sentirsi sufficientemente sentito in una relazione di cura, anzi è stato precocemente gravato di un dovere di cura? Rifletteremo insieme su questa domanda e presenterò l'esperienza di una psicoterapia con una famiglia con paziente psicotica. Vorrei però tornare a riflettere insieme su come cercare ciò che fa bene nella relazione di cura.

Sempre Luigina Mortari (2015) sostiene che l'orientamento a cercare ciò che fa bene si attualizza in alcune "posture", quali prestare attenzione; ascoltare, esserci con le parole, i silenzi, l'immagine; comprendere; sentire con l'altro; esserci in una distante prossimità che consente di sostenere in ogni caso la fatica dell'altro; avere coraggio.

Muovendo dalle riflessioni di Luigina Mortari (2015), dalle riflessioni e dal lavoro di James Hillman (2009) e dalle riflessioni di Rodolfo De Bernart (2007, 2008) si intende pensare insieme sul triangolo relazionale costituito da immagine d'arte, famiglia e terapeuta, dove il "prendersi cura" è supportato da un "medium" regolatore di distanza – l'opera d'arte – che protegge, sostiene, contiene nell'intensità emotiva del colloquio e delle risonanze della famiglia e del terapeuta (Toscani, 2018). L'immagine, infatti, tende a favorire un primo livello di rappresentabilità, stabilendo tra il soggetto e la sua storia relazionale una distanza che favorisce l'ascolto, la pensabilità e il dialogo. Ma le immagini d'arte, in particolare, sono talmente forti da evocare emozioni e sensazioni spesso più intense di quelle della vita reale? Negli studi e nelle ricerche di (Gallese & Wojciehowski, 2011), risulta con chiarezza di sì.

> *"Forse perché nell'esperienza estetica possiamo temporaneamente sospendere la nostra presa sul mondo delle nostre occupazioni quotidiane. Liberiamo nuove energie e le mettiamo al servizio di una nuova dimensione, che, paradossalmente, può essere più vivida della realtà. L'esperienza estetica delle opere d'arte [...] può essere infatti interpretata come una sorta di "simulazione incarnata libera" (liberated embodied simulation). Quando guardiamo un'opera figurativa [...] la nostra simulazione incarnata viene liberata, cioè viene esonerata (freed) dal peso (burden) del modellare la nostra presenza reale nella vita quotidiana. Guardiamo all'arte da una distanza di sicurezza dalla quale la nostra apertura al mondo ne esce ampliata. In un certo senso apprezzare l'arte significa lasciarsi il mondo alle spalle per afferrarlo più pienamente"* (Gallese e Wojciehowski, 2011).

Nella mia esperienza clinica indubbiamente, ciò che sorprende nell'uso delle immagini in terapia, e delle immagini d'arte in particolare, è la coerenza della narrazione implicita che si dipana attraverso il succedersi della scelta delle immagini da parte del paziente, della coppia e della famiglia (Leporatti, 2005, 2010, 2011, 2014a, b, 2016a, b, 2020a,b, 2021).

Sono passati circa trenta anni dall'inizio della mia attività clinica e da allora tante cose sono cambiate. Mi riferisco alle conoscenze acquisite in ambito neuropsicologico e alle evidenze cliniche divenute prassi nell'operare in psicoterapia, dalle acquisizioni in riferimento alle teorie dell'attaccamento (Ainsworth et al., 1978; Crittenden, 1999) alle concettualizzazioni relative ai processi di mentalizzazione (Fonagy, 1991; Fonagy et al., 1993, Fonagy e Target, 2001, Fonagy et al., 2002), ai neuroni specchio quali basi neurofisiologiche dell'intersoggettività e dell'empatia (Gallese et al., 2005). Nel mio percorso clinico, ho iniziato a utilizzare le immagini d'arte in psicoterapia per un'intuizione del tutto occasionale, che tanto si lega alla mia storia personale, al rapporto di mio padre e della mia famiglia con le immagini d'arte e alla mia sensibilità nei confronti dell'immagine. Dall'uso occasionale che ne ho fatto nei primi anni '90, è conseguito un lavoro di ricerca che ha coinvolto progressivamente colleghi vicini e lontani, sia italiani che europei, che di ambito mondiale. Oggi il lavoro è riunito in una raccolta di 260 immagini, suddivise in 26 categorie, con 10 immagini per ciascuna categoria (Leporatti, 2020a, b). Le categorie della raccolta delle immagini d'arte sono:

1. Bambino
2. Casa
3. Cibo
4. Coppia
5. Dca
6. Donatore
7. Donatrice
8. Dono
9. Famiglia
10. Fratelli
11. Genitori
12. Gioco
13. Identità di Genere
14. Individuo femminile
15. Individuo maschile
16. Lavoro
17. Madre
18. Malattia
19. Morte
20. Nonni
21. Origini
22. Padre
23. Risorse
24. Sessualità
25. Trauma
26. Vecchiaia

Le 10 immagino che compongano ciascuna categoria sono quelle che sono state scelte con più frequenza dai pazienti nel corso della mia attività clinica nel corso degli anni e sono frutto anche dello scambio e dell'interazione con tutti i colleghi che hanno utilizzato lo strumento nel corso della sua definizione. A tal fine vorrei citare quale ultima esperienza circa la validità della raccolta delle Immagini d'arte, una ricerca condotta sulla validità della categoria CIBO.

Si tratta di una ricerca, "Tell Me What You See, And I'll Tell You How You Look. Uso di immagini d'arte e disturbi del comportamento alimentare", presentata al XIV Congresso Internazionale della Società Italiana per lo Studio dei Disturbi del Comportamento Alimentare (SISDCA) nell'anno 2021. Lo studio (Leporatti e Di Gesto, 2021) ha esplorato le caratteristiche psicometriche della categoria CIBO contenuta nella Raccolta delle Immagini d'Arte (Leporatti, 2020a, b). La ricerca si propone di rilevare, attraverso le 10 immagini d'arte della categoria CIBO, la rappresentazione mentale, i pensieri e le emozioni elicitate dall'im-magine del cibo.

La categoria si è rilevata particolarmente utile nel lavoro terapeutico inerente all'area dell'alimentazione (rapporto con il cibo, disturbi dell'alimentazione). I risultati conseguiti dallo studio hanno evidenziato buone caratteristiche psicometriche dello strumento.

È vero che tanto lavoro resta ancora da fare, ma il mio auspicio è che la collaborazione attivata negli anni con colleghi e colleghe vicine e lontane prosegua, nella direzione di una ulteriore ricerca e di un proficuo approfondimento.

Vorrei adesso presentare il caso di una famiglia con paziente psicotica che, a mio avviso, rappresenta con chiarezza il legame tra il tema della cura e l'uso delle immagini d'arte, con particolare attinenza al tema della necessità per ciascuno di noi di sentirsi all'interno di una relazione di cura, necessità che, appunto, ci accompagna per tutta la vita.

▪ Il caso

Il caso di Francesca e della sua famiglia

Francesca è una giovane donna di 37 anni, ha una laurea in giurisprudenza e diversi master a indirizzo internazionale, vive a Londra e la sua famiglia di origine vive a Firenze.

È figlia unica e i suoi genitori si sono separati quando Francesca aveva 4 anni.

Richiede una psicoterapia poiché manifesta una profonda sofferenza e un malessere psichico importante, caratterizzato da tratti psicotici di rilievo. Manifesta disturbi della forma del pensiero, alterazione del flusso delle idee e alterazioni dei nessi associativi, disturbo del pensiero con ideazioni prevalenti di tipo persecutorio, disturbi della sensopercezione con allucinazioni olfattive e tattili. Ha pensieri suicidari ricorrenti, soprattutto quando ha attacchi di angoscia profonda che non riesce a controllare e che spesso la attanagliano, soprattutto la sera. Vista la complessità della situazione, rifletto con Francesca sull'opportunità di chiedere aiuto a un collega psichiatra affinché la paziente possa essere presa in carico e avviare una terapia farmacologica. Concordiamo di darci alcune sedute per valutare insieme. Le nostre sedute hanno luogo il venerdì sera, quando Francesca torna da Londra per il fine settimana. All'incontro successivo approfondiamo le sue difficoltà nella vita quotidiana: Francesca parla di grande disagio relazionale che si è complicato e aggravato sempre più nel corso della pandemia di Covid-19. Riferisce di avere da tempo relazioni di coppia occasionali della durata di una notte o poco più, riferisce di non avere amici o amiche e di vivere sostanzialmente in solitudine dal lunedì al venerdì. Narra di essersi trasferita a Londra da circa 12 anni, di essere molto capace nel suo lavoro, per mezzo del quale si occupa di diritto internazionale in ambito aziendale. Riferisce che il lavoro la conferma da sempre circa il proprio valore, anche se tende a cambiare con frequenza studio legale o compagnia di appartenenza. Approfondiamo insieme la sua storia familiare:

Genogramma

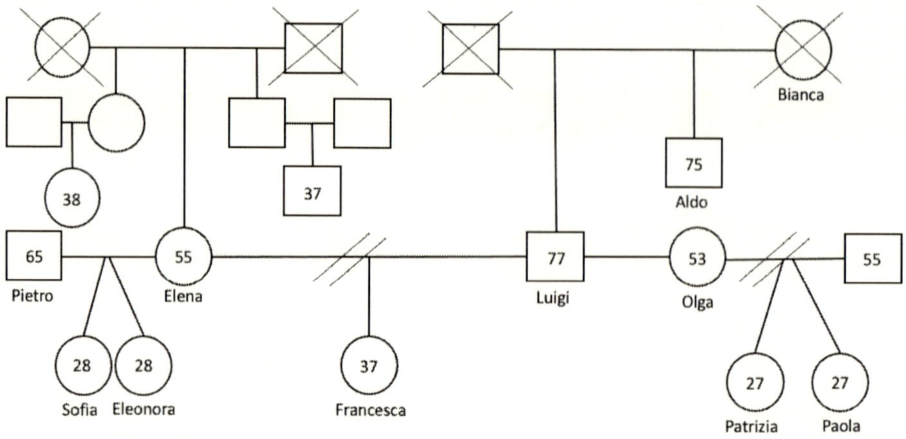

Francesca aveva già raccontato di essere figlia unica di due genitori con grande differenza di età. La madre, Elena, attualmente ha 55 anni, il padre, Luigi, attualmente ne ha 77.

Il padre e la madre si sono conosciuti tramite le rispettive famiglie. La famiglia del padre è una nota famiglia di notai che si tramandano la professione di generazione in generazione. I genitori di Luigi erano molto amici dei genitori di Elena, la madre di Francesca, e tramite queste frequentazioni Elena e Luigi si sono incontrati. Quando la madre Elena aveva 18 anni e il padre Luigi ne aveva 40 è nata una relazione che di lì a breve si è concretizzata nell'arrivo di Francesca. Le famiglie sono rimaste molto colpite dall'evento, anche se in modo diverso. La famiglia del padre – molto tradizionale, molto legata al censo e all'appartenenza – ha visto nella bella Elena una buona e promettente moglie per il primogenito Luigi. La famiglia di Elena, una famiglia che si tramanda da generazioni un'azienda che si occupa della lavorazione di metalli preziosi, non ha mai visto di buon occhio l'unione di Elena con Luigi, anzi si è posta diverse domande sull'opportunità di questa frequentazione. Francesca riferisce che di fatto il padre e la madre si sono sposati e che la madre è andata a vivere nella casa di famiglia del padre, insieme ai suoceri e al cognato Aldo, di due anni più giovane del marito. Francesca riferisce che la convivenza ha avuto durata relativamente breve, quando lei aveva 4 anni i genitori si sono separati. Riferisce di essere rimasta a vivere con il padre, i nonni paterni e lo zio paterno, mentre la madre è andata a occuparsi della filiale dell'azienda di famiglia a New York. Mentre Francesca parla della sua storia, sul suo volto traspare un forte senso di solitudine e di spaesamento. Parla di sé come di una bambina sostanzialmente sola, cresciuta con il padre, lo zio e il nonno assai austeri e con la nonna, malevola nei confronti della propria madre e di lei stessa, molto severa e con richiesta alta di prestazioni scolastiche. Francesca riferisce che la madre ha avviato una relazione con un altro uomo da lì a breve, uomo che ha poi sposato e con il quale ha concepito, diversi anni più tardi, due figlie gemelle, Sofia ed Eleonora.

Riferisce infine che non frequenta la madre e le sorelle da tanti anni e alla mia esplicita richiesta di quando le abbia incontrate l'ultima volta, Francesca riferisce di non averne memoria. In merito alla situazione affettiva del padre, Francesca riferisce che ha da diversi anni una relazione con una donna divorziata, che attualmente ha 53 anni e due figlie gemelle di 27 anni, Patrizia e Paola. Riferisce di non aver mai incontrato Olga, la compagna del padre, su esplicita richiesta del padre stesso e di conoscere soltanto di vista le figlie Patrizia e Paola. Nel corso della narrazione, Francesca si commuove ripetutamente ed esprime con lunghi silenzi e occhi lucidi la fatica della narrazione.

Alla seduta successiva Francesca chiede espressamente di essere aiutata anche farmacologicamente. Riferisce che l'aver parlato della sua storia, anche se superficialmente e senza aver approfondito i suoi vissuti, le ha provocato forte angoscia e ripetuti desideri di porre fine alla sua vita. Decidiamo insieme di ricorrere al supporto del collega psichiatra e, viste le forti implicazioni familiari, la mancata elaborazione della separazione dei genitori, i possibili effetti dei vissuti dei genitori circa la loro separazione e il loro divorzio, anche in ordine alla genitorialità e in riferimento a Francesca, propongo alla paziente di iniziare una terapia familiare con la famiglia divorziata. Francesca è spaventata e combattuta dalla richiesta: teme che il padre non venga, data l'età e la struttura di personalità rigida, e che la madre non venga perché disinteressata, visto il lungo periodo di assenza di rapporti tra lei e sua figlia. Spendiamo la seduta su questo tema.

Lavoro con Francesca sulle sue emozioni, sulle sue idee, i suoi timori, organizziamo insieme la richiesta che Francesca rivolgerà a entrambi i genitori.

All'incontro successivo Francesca si presenta con la madre.

Riferiscono che il padre Luigi si è rifiutato di partecipare, dichiarando inutile il percorso e impossibile per lui trovarsi nella stessa stanza con l'ex moglie. Lavoriamo insieme sulle preoccupazioni di Francesca e sulle idee della madre circa la mancata partecipazione del padre. La madre manifesta la sua difficoltà ad essere presente in seduta, visti i lunghi anni di silenzio intercorsi tra lei e la figlia, al tempo stesso esprime però preoccupazione per lo stato di salute di Francesca. Si rende disponibile a chiedere lei stessa al marito di partecipare alle sedute di Terapia Familiare.

L'incontro successivo non avrà luogo su richiesta di Francesca, poiché il padre non avrà ancora risposto alle richieste della madre circa la sua presenza in seduta. Ci incontreremo nuovamente due settimane dopo, e alla seduta sarà presente tutta la famiglia: la madre, il padre, Francesca. Entriamo nel merito delle dinamiche familiari e della situazione attuale della famiglia divorziata. Francesca approfondisce la sua condizione di vita quando è a Firenze. Nel frattempo, la nonna e il nonno paterni sono deceduti, lo studio notarile è affidato al padre Luigi e allo zio Aldo. I tre vivono insieme nella grande casa di proprietà della famiglia paterna. Lo zio Aldo, di 75 anni non si è mai sposato ed è sempre rimasto a vivere in famiglia.

La madre riferisce di essere tornata a vivere a Firenze da 10 anni, da quando le figlie Sofia ed Eleonora hanno terminato la scuola superiore negli Stati Uniti e lei e il marito Pietro, anch'egli italiano, hanno deciso di comune accordo di fare rientro in Italia per consentire alle figlie di frequentare architettura a Firenze. Riferisce di aver costantemente cercato negli anni la figlia, ma di avere avuto sempre meno opportunità di contatto con lei, man mano che il tempo trascorreva. La madre dichiara di aver perduto i contatti con Francesca, quando Francesca aveva circa 11 anni. Nel periodo intercorso tra i 4 e gli 11 anni di Francesca, la bimba è andata regolarmente negli Stati Uniti dalla madre nel periodo estivo e per le vacanze di Natale. Ha diradato progressivamente i contatti con la madre a partire dall'inizio della scuola media. I contatti tra loro si sono interrotti del tutto quando Francesca frequentava la seconda media. La signora riferisce che la figlia si è rifiutata di parlare con lei via Skype, si è rifiutata di andare negli Stati Uniti e di incontrarla quando veniva a Firenze con il marito. Con rammarico e con emozione, riferisce il rifiuto della figlia di incontrare le sorelle sia alla nascita, sia negli anni successivi. Concordiamo che nella seduta successiva inizieremo un lavoro sulla storia di Francesca bambina. Nella seduta successiva utilizzo le immagini d'arte e chiedo a ciascun componente della famiglia di scegliere nella categoria BAMBINO della Raccolta delle immagini d'arte "I colori della luce" (Leporatti, 2020a, b) quale bambina è stata Francesca.

La madre sceglie l'immagine 1.7 A. Renoir (1879), Marguerite-Thérèse Berard, olio su tela, Metropolitan Museum, New York

Il padre sceglie l'immagine 1.5 A. Renoir (1876), La petite fille à l'arrosoir (Bambina con innaffiatoio), olio su tela, National Gallery of Art, Washington, D.C

Francesca sceglie l'immagine 1.8 A. Modigliani (1918), La bambina in azzurro, olio su tela, collezione privata

Osservo le immagini scelte e mi rendo conto di come le immagini scelte dai genitori si distinguono sostanzialmente dall'immagine scelta da Francesca per se stessa. Dell'immagine scelta dal padre mi colpisce la compitezza della bambina, una piccola adulta, perfettamente abbigliata e pettinata, con in mano un innaffiatoio. Sembra una piccola padrona di casa, sembra tutto ma non una bambina. Dell'immagine scelta dalla madre, mi colpisce la tenera età della bimba. L'immagine scelta dalla signora rende l'idea di come la madre sia rimasta al momento in cui si è separata e ha lasciato la casa del marito e anche la figlia, trasferendosi a New York.

Dell'immagine scelta da Francesca, mi colpisce la compitezza della bimba simile alla bimba scelta dal padre, ma molto più triste, molto più compita, con gli occhi addolorati, le mani intrecciate in grembo, l'aria gentile ma rassegnata. Parliamo insieme di che tipo di bambina è stata Francesca.

Il padre, molto rigido, è molto formale, parla di una bambina silenziosa e obbediente, che a tratti aveva scatti di rabbia e pianti inconsolabili ai quali poneva soluzione la nonna paterna. Alla mia domanda sul come la nonna consolasse la bimba, il padre risponde: *"Cara dottoressa, mia madre è sempre stata una donna forte, con noi figli maschi adottava modalità brusche ed efficaci. Questo era il suo stile ed è quello che ha mantenuto con Francesca"*.

Rimango molto colpita dalla narrazione e penso alla solitudine di questa bimba con la madre lontana, senza neppure uno spazio per esprimere le sue emozioni, la sua rabbia, il suo dolore, la sua solitudine. La madre riferisce di una bambina sorridente e curiosa, interessata al mondo e desiderosa di scoprire cose nuove. Parla di Francesca e della sua notevole abilità nel disegno, abilità che riconduce al proprio padre, il nonno materno di Francesca, ideatore di tanti modelli della collezione dell'azienda di famiglia, gioielli e oggettistica.

Francesca parla di sé come una bambina senza ricordi. Non ricorda i tempi della scuola, non ricorda quando la mamma se n'è andata, non ricorda le amiche. Improvvisamente una lacrima le scende lungo il viso. Riferirà di aver capito in quel momento perché ha scelto quella immagine. Rappresenta lei il giorno del suo sesto compleanno, quando ha fatto una festa a casa sua e non è venuto nessun compagno di scuola. Aggiunge che la nonna si è arrabbiata molto, perché ha dovuto buttare tutti i dolci che aveva comprato per la festa.

Lavoriamo insieme sulle condizioni di difficoltà di Francesca. Chiedo a entrambi i genitori che ricordi hanno di quel periodo e di come sono stati vicini a Francesca nella separazione e nel successivo divorzio. Il padre riferisce di essere stato molto arrabbiato per la separazione, di aver parlato con la moglie solamente tramite i suoi avvocati. Riferisce tuttora di essere qui soltanto per il bene di Francesca e di ritenere Elena l'unica responsabile della sofferenza della figlia. Ritiene che la scelta di Elena di separarsi, oltre a costituire un'onta per la propria famiglia di origine, una macchia per lo studio notarile che si tramanda di generazione in generazione, anche fonte di incredibile sofferenza per lui stesso e per la figlia. La signora, che a fatica non è intervenuta mentre l'ex marito la accusava, riferisce l'impossibilità di vivere in quella casa – "*non una casa ma un mausoleo*"– di come abbia tentato con il marito di trovare una soluzione alternativa, soprattutto dopo la nascita della figlia, e di come alla fine abbia deciso per la separazione. Alla mia domanda del perché se ne sia andata senza portare con sé Francesca, la signora risponde di aver provato a ottenere la custodia di Francesca ma senza esserci riuscita. Riferisce di aver tentato un accordo con il marito al quale non si è mai giunti. Conclude il suo racconto con queste parole "*Dottoressa, Francesca è un modo per trattenere me. Luigi pensava di ricattarmi per mezzo di nostra figlia, ma io sapevo che se fossi rimasta sarei impazzita. Ho pensato che l'unica soluzione fosse andarmene e tornare a prendere Francesca più tardi*". Francesca ascolta con interesse i racconti della madre, e successivamente con tono sprezzante aggiunge "*quel momento, cara mamma, non è mai venuto...*".

Lavoriamo sul senso di tradimento e di abbandono vissuto da Francesca, sull'impossibilità per lei di sentirsi dentro una relazione di cura, sulla fatica di tenere insieme il mondo materno e il mondo paterno, Firenze e New York, la vitalità, intelligenza e l'ironia della madre con la stabilità, le certezze, le sicurezze ma, anche la rigidità del padre. Il lavoro prosegue nella seduta successiva; e in quella successiva ancora decido di indagare quali genitori sono stati i genitori di Francesca, chiedendo al padre, alla madre e a Francesca stessa di scegliere un'immagine che li rappresenta.

Dalla categoria GENITORI la madre sceglie l'immagine 11.6 P. Signac (1886-1887), La salle à manger (La sala da pranzo), olio su tela, Kröller-Müller Museum, Otterloo, Paesi Bassi

Il padre sceglie l'immagine 11.9 P. Renoir (1897), Confidences (Confidenze), olio su tela, collezione privata

La figlia sceglie l'immagine 11.10 G. Klimt (1910-1915), Tod und Leben (Morte e vita), olio su tela, Leopold Museum, Vienna

Rimango molto colpita dall'immagine scelta da Francesca.

Decido comunque di iniziare dall'immagine scelta dalla madre. La signora riferisce "siamo noi, io e Luigi, ognuno con lo sguardo perso nel proprio mondo, sulle proprie cose. La nostra storia è stata uno sbaglio, dovevamo fare i genitori di Francesca ma non ci dovevamo sposare. Non sarei mai dovuta andare a vivere in quella casa... credo che Francesca ci abbia visti sempre così, se non addirittura più distanti di così, più arrabbiati, lui che mi accusava di essere una testa matta e io che lo accusavo di essere un manichino". Dell'immagine mi colpiscono l'effettivo isolamento di entrambe le figure, l'evidente differenza d'età tra i due e l'ambiente perfetto, la tavola è apparecchiata ma è una tavola molto formale, non sembra esserci spazio per amore, creatività, giovinezza, ancora meno per una bimba piccola. Dell'immagine scelta dal padre, mi colpiscono le dinamiche relazionali. La signora è di spalle, rivolta verso il signore, in atteggiamento confidenziale. Il Signore sembra porgere l'orecchio per ascoltare quello che la signora sta sussurrando. Più che una coppia di genitori, sembra una coppia coniugale. Chiedo a Luigi come ha vissuto l'essere genitore di Francesca nella relazione con Elena. Il padre riferisce di avere profondamente amato Elena e di aver profondamente amato Francesca in quanto sua figlia. Di essere rimasto completamente travolto dalla decisione di Elena di separarsi, decisione che non ha mai compreso, né mai accettato. Spende gli ultimi 10 minuti della seduta per parlare del loro matrimonio e di quanto si sia adoperato per cercare di scongiurare questa separazione. Nonostante i miei ripetuti tentativi di parlare in quanto genitori della bimba, Luigi non si mostra in grado di rimanere neanche per qualche minuto sul pensiero della figlia, ma torna sistematicamente a parlare di sé e della relazione con l'ex moglie, del proprio dolore, dell'onta della propria famiglia dovuta alla separazione che "è stata sulla bocca di tutta Firenze per anni". Mi rendo sempre più conto della solitudine e della desolazione dell'ambiente familiare nel quale Francesca è cresciuta. Ripetutamente i nostri sguardi si incontrano. Sono sguardi che parlano, soprattutto quello di Francesca, il suo cercare il mio sguardo e fissarmi speranzosa, affinché io possa comprendere il dolore della sua solitudine nel corso della sua infanzia e adolescenza. Infine, pensiamo insieme all'immagine scelta da Francesca. L'immagine è sconvolgente. Ed in effetti Francesca parlerà poco, dirà che quella immagine rappresenta il legame tra lei e sua madre, l'incombenza della sua nonna paterna e la presenza forte del padre, sempre concentrato sulla relazione finita con la moglie e non sulla propria figlia, "Dottoressa non c'è mai stato spazio per me come ero, per come mi sentivo né per ciò di cui avevo bisogno. Se avessi fatto i capricci, la nonna mi avrebbe punito; se avessi voluto il babbo, il babbo avrebbe avuto da fare; se fossi voluta andare a casa degli altri nonni, la nonna avrebbe detto che non c'era nessuno per accompagnarmi... Quella casa era grandissima, il parco era grandissimo, ma non c'era neanche un bambino. Alla fine, avevo trovato un gatto pezzato che viveva in fondo al parco e che non ho mai avuto il coraggio di portare a casa, con la paura che lo cacciassero. Andavo io a portargli da mangiare ogni pomeriggio, prima di cominciare a fare i compiti". Continua a presentarsi nella mia mente la solitudine di Francesca, e cerco di stringere con lei un intreccio di riflessioni, di sguardi, di parole che facciano sì che Francesca possa sentirsi accolta in questa stanza di terapia e compresa nel suo dolore.

Alla seduta successiva continuiamo a lavorare sulle emozioni emerse nel corso della seduta precedente. La madre riferisce di come la sua famiglia di origine si sia adoperata al massimo per rimanere vicina a Francesca, ma di come le mura della villa del padre siano state sostanzialmente invalicabili, le chiavi del cancello rigorosamente nelle mani di nonna Bianca. La seduta verrà spesa sui percorsi processuali relativi alla separazione e sull'avvio dei primi viaggi di Francesca negli Stati Uniti, presso la madre e il marito della madre.

Nella seduta successiva ritengo importante approfondire l'immagine che Francesca ha di ciascun genitore. Chiedo pertanto soltanto a Francesca di scegliere un'immagine che rappresenti la madre e un'immagine che rappresenti il padre.

Dalla categoria MADRE per l'immagine della madre Francesca sceglie l'immagine 17.2 A. Renoir (1878), Madame George Charpentier et ses enfants (Madame George Charpentier con i suoi figli), olio su tela, Metropolitan Museum, New York
Dalla categoria PADRE sceglie l'immagine 22.9

P. Cézanne (1866), Antoine Sauveur Aubert, l'oncle de l'artiste (Antoine Sauveur Aubert, lo zio dell'artista), olio su tela, Metropolitan Museum, New York

Decido di muovere dall'immagine del padre. Francesca riferisce di questo padre tanto amato, ma tanto rigido, tanto attento a lei sul piano della sicurezza e delle prestazioni scolastiche, quanto chiuso a ogni tipo di cambiamento, tanto conosciuto e ben voluto in città, quanto vecchio nelle idee e nelle modalità relazionali.

> *"Sì, dottoressa, mio padre è sempre stato un uomo vecchio, che si vestiva da vecchio, che pensava da vecchio, che non mi è mai venuto a prendere a scuola, non è mai venuto a parlare con i miei insegnanti, non mi ha mai accompagnato da nessuna parte né ha mai tessuto nessuna relazione con i genitori dei bambini della mia classe quando ero alla scuola elementare e dei ragazzi della scuola superiore. I lunedì tutti raccontavano dei fine settimana passati con i propri genitori, al cinema, al parco, perfino al circo... Io non sono mai stata al circo, né ad alcuna festa di compleanno dei compagni di scuola... dopo la festa dei 6 anni, alla quale nessun compagno di scuola è venuto, non abbiamo più fatto feste di compleanno... Spegnevo le candeline con la nonna, il nonno, il babbo e lo zio.*

Facevo una festa quando andavo a New York, dalla mia mamma, diversi mesi più tardi, ma erano tutti amici suoi e di Pietro... io avevo pochi amici a New York, del resto ci andavo poco".

Mentre Francesca parla, il padre stringe palesemente la mascella ed è sempre più rigido sulla sedia.

Ci dedichiamo all'immagine scelta la Francesca per rappresentare la madre. Mi colpisce la signora ben vestita seduta sul sofà con due bambine vestite in modo identico. Chiedo a Francesca chi delle due sia lei e Francesca risponde *"nessuna delle due dottoressa... quelle sono Sofia ed Eleonora... quella è la mamma con le mie sorelle..."*. C'è sempre un silenzio profondo. Un silenzio pesante, che nessuno riesce a interrompere. Chiedo a Francesca quanto abbia desiderato essere su quel divano con sua madre e le sue sorelle. Francesca, dopo un lungo silenzio sospeso, nel corso del quale nessuno interviene, né io, né la madre, né il padre, risponde *"tante volte ho desiderato essere a New York con loro...tante volte ho desiderato gridare quanto fosse ingiusto che la mia mamma non fosse stata con me, così come lo era con le mie sorelle... tante volte avrei voluto chiamare la mamma e dirle queste cose, ma poi non l'ho fatto..."*. Chiedo a Francesca perché non abbia chiamato la madre e Francesca risponde *"Forse perché pensavo che non le interessasse..."*. Mentre Francesca parla, la madre è visibilmente emozionata. Dichiarerà ripetutamente e a lungo di non avere avuto cognizione del suo dolore e della sua solitudine.

Ritengo sia giunto il momento di capire perché Francesca ha interrotto i rapporti con la madre. Francesca dichiara di essere stata sempre più gravata dal peso di portare a casa buoni risultati scolastici, man mano che gli anni di studio aumentavano. Dichiara di essere stata mandata alla scuola francese, nonostante conoscesse perfettamente l'inglese e avesse espressamente chiesto di andare alla scuola internazionale, in lingua inglese. Racconta che la nonna aveva insistito e ottenuto che la nipote fosse iscritta all'istituto francese e che studiasse tutte le materie in lingua francese. Chiedo a Francesca come si è sentita in quel periodo.

Francesca risponde "Dottoressa mi sentivo orfana... nessuno che mi ascoltasse, che cercasse di capire che cosa desideravo, che cosa mi faceva stare bene, che cosa mi faceva tanta paura... andare a quella scuola significava studiare moltissimo... il francese è simile all'italiano, ma completamente diverso dall'inglese... La nonna non sopportava l'inglese, diceva "quella lingua barbara... la lingua di tua madre" ... Mi sentivo spaccata, mi sentivo divisa a metà, alla fine vivevo la maggior parte dell'anno a Firenze... ho cercato di sopravvivere...".

"Amputando metà delle tue radici – penso io –, rinunciando a tua madre e al tuo ramo materno pur di mantenere un minimo di lucidità e lo spazio di sopravvivenza all'interno della famiglia di tuo padre". È il mio pensiero clinico, non lo condivido. Lavoriamo a lungo sul periodo dell'adolescenza di Francesca, su che cosa abbia pensato la madre. Nel frattempo, la terapia farmacologica ha iniziato a dare i suoi frutti, gli stati di angoscia di Francesca sono molto diminuiti nel tempo, sostanzialmente riesce a vivere a Londra dal lunedì al venerdì senza particolari difficoltà. Le difficoltà relative ai disturbi dei contenuti e della forma del pensiero sono via via scomparsi, i disturbi sensopercettivi sono stati più difficili e faticosi

da risolvere, ma adesso Francesca vive una sostanziale condizione di serenità sul piano della sintomatologia.

Decido di chiedere a Francesca e alla sua famiglia di scegliere un'immagine che rappresenti che donna sarà Francesca. Mi interessa esplorare la fiducia che i genitori di Francesca ripongono nelle potenzialità evolutive di questa giovane donna.

Dalla categoria INDIVIDUO FEMMINILE la mamma sceglie l'immagine 14.3 E. Schiele (1910), Porträt einer Frau (Ritratto di donna), litografia a colori, Metropolitan Museum, New York

Il padre sceglie 14.5 E. Schiele (1915), Porträt von Edith Schiele der Frau des Künstlers

Francesca sceglie 14.4. A. Modigliani (1918), Ritratto di Jeanne Hébuterne di profilo, olio su tela, collezione privata, Parigi

Dell'immagine materna mi colpiscono la determinazione e la creatività dell'abbigliamento della giovane donna, dell'immagine scelta dal padre mi colpisce invece il senso di inquietudine e comunque di spaesamento che caratterizza in ogni caso la figura scelta, mentre dell'immagine di Francesca mi colpisce il volto serio, ma comunque attento, e lo sguardo rivolto altrove. Nel frattempo, Francesca ha conosciuto Pierre, un collega coetaneo appena arrivato nello studio legale nel quale lavora attualmente Francesca. Pier ha 40 anni, è separato e ha un figlio di 4 anni che vive con la madre a Parigi. Lavoriamo sui contenuti delle immagini scelte, sul futuro e sull'idea che tutti e tre hanno della strada che c'è ancora da percorrere. Lavoriamo per alcune sedute sul nesso tra i vissuti di Francesca circa il suo essere donna e le immagini che entrambi i genitori hanno di lei. Introduciamo le tematiche del mito e del mandato familiare, cerchiamo di guardare insieme come è Francesca e come desidera essere oggi, qui e ora, e domani, dove e con chi vorrà.

Nelle sedute successive ci concentriamo sulle risorse che Francesca ha a disposizione per il suo percorso. Chiedo a tutti e tre di scegliere un'immagine dalla categoria RISORSE sul tema di quali risorse abbia Francesca per proseguire il suo percorso di vita.

La madre sceglie l'immagine 23.6 E. Potthast (1910), Blonde and brunette (Bionda c bruna), olio su tela, collezione privata

La madre dirà "*adesso che ci siamo ritrovate non ci perderemo nuovamente*". Mentre parla si commuove e non trattiene la commozione. Anche Francesca ha gli occhi lucidi.

Il padre sceglie l'immagine 23.8 A. Renoir (1898), Déjeuner à Berneval (Colazione à Berneval), olio su tela, collezione privata

Dell'immagine dirà "*Francesca ce la farà, non è più sola...*" e non riuscirà a dire nient'altro.

Osservo l'immagine scelta dal padre, un interno familiare, una donna con un bambino in primo piano e un'immagine maschile concentrata su un libro. Da un lato mi colpisce l'immagine ottimistica che il padre di Francesca ha per il suo futuro, che rimanda in ogni caso a una relazione di coppia. Mi rammarica il fatto che in ogni caso il padre veda le risorse di Francesca non in Francesca, ma al di fuori di lei, con qualcun altro, e comunque in una relazione di coppia.

La relazione di coppia che è mancata a lui, mancanza che non ha elaborato e rispetto alla quale non ha voluto condividere la propria vita e la propria famiglia con la vita e la famiglia della sua compagna Olga, che frequenta sporadicamente, tornando sempre a dormire nella casa di famiglia.

Ci concentriamo poi sull'immagine di Francesca 23.7 E. Potthast (1916), Wading (Veduta), olio su tela, Buchholz Gallery, New York

È un'immagine serena, un luogo quieto sul lago.

Francesca dirà "ho il desiderio degli Stati Uniti... sto parlando col Pierre di trasferirmi a Chicago... potrebbe essere una buona opportunità di lavoro per entrambi... suo figlio potrebbe raggiungerci come facevo io con la mia mamma... sicuramente Pier non lo perderà di vista..."

Accolgo positivamente il fatto che Francesca dichiara che "*sta valutando di trasferirsi a Chicago*", una propria valutazione personale, che indubbiamente sta condividendo con Pier per verificarne l'opportunità e la fattibilità, ma è una decisione sua, che appartiene al suo desiderio di costruire un ponte e radici sempre più strette con gli Stati Uniti.

Nelle sedute successive la situazione di Francesca migliora sempre più. Ci lasciamo di lì a breve, quando la frequentazione di Francesca con Pier si è stretta ancor di più. Insieme hanno deciso di abbandonare il progetto di trasferirsi a Chicago. Francesca dirà

> *"Dottoressa è stato utile pensare che fosse possibile, importante poterne parlare con Pier e riflettere insieme a lui su questo aspetto... È stato bello valutare insieme che sarebbe stato troppo complesso e decidere di rimanere in Europa. Stiamo valutando se rimanere a Londra o se trasferirci a Parigi, vicini a suo figlio... come lei ben sa... il francese oramai per me da tanti anni non è più un problema...".*

Francesca pronuncia queste parole sorridendo, con un'inaspettata soddisfazione, stringendomi l'occhio, in un gesto di forte complicità. Ci saluteremo definitivamente due sedute più tardi.

Il caso di Francesca è l'emblema di come sia indispensabile per ciascuno sentirsi dentro una relazione di cura, per Francesca sentirsi nella mente dei genitori, riconosciuta nei suoi bisogni e nelle sue esigenze, e di cosa accada quando questo non avviene ma anzi un figlio è precocemente gravato da un dovere di cura nell'esigenza, infine, di doversi prendere cura di un genitore e di dover rinunciare all'altro per un conflitto di lealtà fortissimo.

Quando ci salutiamo, al termine della terapia, Francesca mi saluta così "Grazie Dott.ssa... non so cosa sarebbe accaduto se non l'avessi ascoltata nella richiesta di coinvolgere la mia famiglia... forse avevo paura che non ci sarebbero stati... pensavo e temevo di non avere una famiglia... è stata una bella scoperta, è stato un cammino lungo quello che abbiamo fatto insieme, con tanto dolore ma anche con tanta passione...".

Passione.

La passione fa parte del prendersi cura, dell'esserci, del desiderio di comprendere l'altro e di sentire insieme all'altro, di esserci con una distanza prossima che consente di sostenere l'altro, avendo il coraggio di farlo.

"...ci vuole passione..."

Queste le ultime parole di Adriana Caponi, mia madre.
16 novembre 1928 – 9 giugno 2020

7. La complessità del legame di appartenenza nella famiglia adottiva

Utilizzo delle tecniche non verbali in terapia

di Elisa Ceccarelli[17]*, Francesca Fontanesi*[18]

▪ Premessa

"*Una questione complessa quella della complessità*", scrive P. Dominici (2023): la complessità è una caratteristica strutturale e connaturata ai gruppi umani, alle relazioni, al sistema sociale, al mondo biologico.

Come premessa epistemologica, per presentarvi il nostro approccio operiamo la scelta di campo di approfondire il concetto di *complessità*: *(cum-plècto,* ovvero *intrecciato, tessuto insieme)* un sistema non lineare, composto di molti elementi collegati tra loro e dipendenti uno dall'altro, non riducibile (l'insieme è superiore alla somma delle parti), non ripetibile né prevedibile, non riconducibile al rapporto lineare di causa-effetto; riguarda in particolare i fenomeni biologici e sociali; richiede una visione sistemica, non sequenziale.

Lo differenziamo dal concetto di *complicato (cum-plico,* ovvero *con piegature, che è possibile "s-piegare")* che rappresenta un fenomeno o un sistema scomponibile nelle sue parti, lineare, ripetibile, con rapporti di causa-effetto a partire dai quali è possibile realizzare modelli matematici che permettono di prevederne gli sviluppi. Se voglio davvero osservare e comprendere le relazioni e le dinamiche in continua evoluzione nei gruppi umani devo osservarne l'insieme, la globalità, le connessioni, le relazioni sistemiche, uscendo da una logica lineare di causa-effetto.

Se partiamo dal presupposto che ogni famiglia è un sistema complesso, una famiglia adottiva lo è ancora di più, nel senso che la famiglia adottiva si trova ad affrontare la sfida del "coniugare il tema della reciproca appartenenza insieme al rispetto delle differenze" (Scabini e Cigoli, 2012), caratteristica che aumenta il livello di complessità, appunto.

Questo è vero anche nel caso della genitorialità biologica, ma lo è ancor più nell'adozione, per l'estraneità delle origini dovuta all'assenza di un patrimonio genetico comune e alla mancata condivisione dei primi momenti di vita.

---

[17] Elisa Ceccarelli: Psicologa, Psicoterapeuta sistemico relazionale, Terapeuta EMDR. Staff clinico e trauma ITFB, Didatta AITF.

[18] Francesca Fontanesi: psicologa clinica e di comunità, psicologa scolastica, psicoterapeuta familiare e relazionale, psicoterapeuta AITF. Équipe clinica ITFB, docente della scuola di specializzazione ITFB.

Intreccio e relazione

La parola "complesso" contiene nella sua etimologia i termini: "intrecciato", "tessuto insieme".

Utilizzeremo il termine *intreccio* come parola chiave per entrare e farci guidare nel corso del nostro intervento. "L'*intreccio* che si sviluppa nella storia di una famiglia adottiva risente delle esperienze storiche del bambino e delle altre complessità legate a quella specifica famiglia, che prescindono dall'esperienza adottiva. C'è il rischio che tutte le difficoltà che eventualmente s'incontrano, invece, vengano addebitate all'adozione come evento". (Cigoli, 1997)

Il percorso adottivo di ogni bambino dipende dal *prima,* cioè dalla storia adottiva di quel bambino, dal tipo di abuso, negligenza e rifiuto sofferto e dalle specifiche reazioni dei genitori adottivi, a loro volta influenzati sia dai comportamenti dei bambini, sia dalle loro aspettative, proiezioni, storie familiari e modelli educativi.

I bambini continuano a impiegare nel nuovo ambiente di cura le strategie che hanno sviluppato per sopravvivere in situazioni di abuso e negligenza, nonostante ora si trovino in un contesto familiare sicuro.

> *"La forza trasformativa dell'adozione sta nel far sperimentare al bambino nuove esperienze di accudimento in discontinuità con la sua esperienza precedente. Se invece le esperienze di accudimento che il bambino riceve nella famiglia adottiva ricalcano i modelli insicuri sperimentati nel passato non c'è possibilità di evoluzione, ma conferma delle proprie rappresentazioni di sé, degli altri e del mondo"* (Vadilonga, 2010).

La terapia dovrebbe favorire, da parte dei genitori, risposte più funzionali rispetto alla riproposizione delle strategie inadeguate apprese dai bambini nei contesti di origine. L'intervento terapeutico primario, quindi, prima ancora dell'individuazione di nuove strategie, è la rilettura dell'*intreccio* che viene fatto con la famiglia al completo. "Quello che chiamiamo *intreccio* proprio della storia, altro non è se non la struttura emotiva stessa della famiglia, lo spazio che si è venuto a creare tramite i vissuti personali espressi e non". (Francini e Vito, 2002)

Il lavoro con la famiglia adottiva comporta quindi necessariamente la ricostruzione di questo *intreccio.*

La seconda parola chiave che ci accompagna in questo intervento è *relazione* intesa come

> *"contesto significativo di osservazione e di intervento, legame affettivo e risorsa evolutiva del paziente con i suoi altri significativi e con lo psicoterapeuta, matrice di formazione dell'identità e della sua coerenza evolutiva. Consideriamo inoltre la relazione come campo interattivo nel quale si ripropon-*

gono e ripetono nel presente le risorse, le ferite e i traumi dell'attaccamento e dello sviluppo. Ferite che emergono nei conflitti genitoriali creando nei partner sofferenza, malinteso, conflitti, ma che tuttavia costituiscono un'occasione indispensabile per aprire le persone a nuove esperienze riparative o trasformative." (Toscani, 2018).

■ Utilizzo delle tecniche non verbali in terapia

Per entrare nella complessità e nella ricostruzione dell'intreccio con la famiglia adottiva, in terapia ci aiutano l'orientamento sistemico-relazionale-strutturale-esperienziale e le tecniche non verbali, che permettono di trovare una nuova chiave di accesso al mondo interno dei pazienti e alle loro dinamiche entro il sistema famiglia. Come dice G. Bateson (1972, 1977): "l'immagine è uno dei modi più vantaggiosi per far passare informazioni tra mondi altresì incomunicabili". E dobbiamo a Rodolfo de Bernart (1985, 1987, 1991, 1992) la sistematizzazione e lo sviluppo delle tecniche non verbali in psicoterapia, che danno la possibilità di accedere al vissuto emozionale dei pazienti superando il canale verbale e cognitivo spesso saturo, permettendo di esprimersi al di là delle parole.

Come afferma Giacometti,

> *"il lavoro con le immagini tende a privilegiare il lavoro di costruzione e ricostruzione dell'esperienza attraverso la riattualizzazione e drammatizzazione dell'incontro tra mondi interni nell'area della relazione. Le interazioni del qui e ora riproducono il processo collusivo, l'incastro tra mondi interni dei partecipanti, le difese interpersonali e l'uso difensivo dell'altro, ma in uno spazio, quello della terapia, in cui l'incastro saturo viene allentato a favore della formazione di un senso nuovo attraverso nuovi nessi"*. (R. de Bernart, 2003).

Il riferimento teorico al lavoro di Toscani, Francini e Leporatti (Francinin et al. 2018) costituisce un importante tentativo di sistematizzazione delle tecniche non verbali cercando di individuarne le origini, gli sviluppi e i contesti di applicazione in base alla fase del processo clinico e gli obiettivi da raggiungere. Infatti, è fondamentale tenere a mente che la scelta e l'applicazione delle varie tecniche basate sulle immagini non possono prescindere da un attento ragionamento clinico rispetto alla fase del processo terapeutico in cui ci troviamo – assessment, approfondimento diagnostico... – al tipo di informazioni vogliamo ottenere e ai nostri obiettivi. A seconda di quali tecniche non verbali utilizziamo e di come le utilizziamo potremo attivare memorie implicite e sensomotorie molto arcaiche, preverbali, di forte impatto e intensità emotiva. Pertanto, è indispensabile che il clinico conosca di ognuna potenzialità e limiti e, soprattutto, che le scelga tenendo conto del contesto della relazione con quel paziente e quella famiglia in quel dato momento. La relazione funziona da contenitore terzo che accoglie, riflette, modula, contiene, aiuta a risignificare le esperienze.

■ Caso clinico: la famiglia A

Sposati da tre anni, dopo tre tentativi di gravidanze con esito negativo, la coppia di genitori, Fiorenza e Pino, decide di intraprendere il percorso adottivo.

La prima adozione è di una bambina con problemi psico-fisici gravi presenti fin dalla nascita (Rosa, 32 anni).

Successivamente la coppia, guidata da un forte spirito religioso e altruistico, decide di trasformare la propria casa in una comunità familiare di accoglienza. Nel corso degli anni si alterneranno molti bambini in affidamento, poi decideranno di adottare Silvia (16 anni) e Maria (14 anni).

Al momento dell'incontro con la famiglia A., Silvia, che chiameremo "paziente designata", a seguito di due episodi di fuga da casa con la messa in scena di un finto rapimento, su decreto del Tribunale dei Minorenni è affidata al Servizio Sociale del Comune di appartenenza. Il Servizio Sociale ha il compito di provvedere all'elaborazione di un progetto per il superamento del disagio e delle difficoltà relazionali che emergono all'interno del nucleo familiare. I genitori, affaticati e preoccupati del comportamento della figlia, hanno proposto l'inserimento di Silvia in una comunità terapeutica al fine di superare le criticità sopra evidenziate, ma la minore ha espresso forte angoscia all'ipotesi di tale possibilità. I genitori allora, in accordo con il Servizio Sociale Territoriale, si sono rivolti al nostro Istituto per una consulenza, al fine di comprendere meglio i bisogni e le difficoltà della figlia e avviare una comprensione delle relazioni familiari per valutare un'ipotesi alternativa all'inserimento comunitario, che avrebbe potuto rappresentare per la ragazza un ulteriore trauma da abbandono.

Al momento della consulenza, Silvia frequenta la scuola ed è tenuta dai genitori sotto stretta sorveglianza, con l'obiettivo di responsabilizzarla e ritrovare una fiducia venuta a mancare. I genitori la descrivono come irraggiungibile emotivamente e incapace di prendere consapevolezza dei comportamenti messi in atto. Sul finire del percorso di consulenza, i genitori riportano due episodi gravi che li hanno molto allarmati: un furto di 250 euro presso il maneggio di cavalli che Silvia frequenta e un allontanamento da casa durato una giornata, preceduto da una lettera in cui la ragazza comunicava il suo malessere interiore e avvisava i genitori su dove sarebbe andata e quando sarebbe tornata.

Silvia, di origine italo-tunisina, entra nella comunità familiare a due anni e mezzo circa. La madre è italiana, il padre è tunisino; i Servizi descrivono il padre come un uomo violento, da cui poi la madre si separerà. La madre lascia la bambina con la nonna, la quale chiede aiuto ai Servizi Sociali perché incapace di gestire la nipote, che risulta essere una bambina molto "impegnativa". Nella famiglia è presente la bis-nonna, che sembra essere stata l'unica figura positiva e accudente. In questo quadro familiare è presente anche il compagno della nonna, figura molto ambigua con gravi precedenti penali che sembra aver *"terrorizzato"* Silvia.

Il padre adottivo, Pino, racconta che al momento dell'inserimento era molto spaventata e terrorizzata da tutte le figure maschili. Qui registriamo una carenza di informazioni circa l'esposizione e il tipo di molestie ricevute da Silvia nella famiglia di origine. Al momento dell'inserimento i genitori descrivono Silvia come una bambina molto precoce sul piano cognitivo, con frequenti e disturbanti incubi notturni, con crisi di rabbia e pianto molto forti che la mamma descrive come "*animalesche*" che facevano molta fatica a placare. L'unica strategia che funzionava era un contenimento attraverso il dolore con un "*pizzicotto*" o una "*sculacciata*".

Il padre afferma che Silvia, crescendo, è stata sempre molto bisognosa di contatti fisici e contenimento e che qualche mese dopo l'inserimento, in tempi molto rapidi, comincia a chiamare "mamma" Fiorenza. La coppia riferisce che questo è stato un momento molto importante e decisivo nella scelta dell'adozione, già comunque avviata anche su sollecitazione da parte dei Servizi Sociali vista la complessità della situazione di Silvia e le loro buone competenze genitoriali. La riflessione che i genitori portano è che, essendo la terza bambina arrivata nella comunità familiare, non sono mai riusciti a valorizzarla. La labilità attentiva e le difficoltà relazionali con i pari non hanno facilitato l'accompagnamento alla sua crescita. In più, sono ben presto emerse difficoltà nell'accettazione di caratteristiche personali come il colore della pelle: fino alla terza elementare Silvia si è sempre disegnata rosa. Punto di contatto fisico con la madre adottiva erano i capelli ricci di Fiorenza, che Silvia amava toccare.

Maria, di origine italo-marocchina, ha una madre con un ritardo mentale che ha manifestato tendenze suicide con già due figli, affidati anche loro a una comunità. Il padre, marocchino, è un uomo violento denunciato dalla stessa moglie, e non ha mai riconosciuto la bambina. Maria entra quindi all'età di appena tre mesi nella famiglia-comunità A. e continuerà ad avere un rapporto con entrambi i genitori prima, poi solo con la mamma, attraverso incontri protetti.

I genitori descrivono Maria, che è stata inserita molto precocemente nella famiglia affidataria e che quindi è stata meno esposta a incurie e maltrattamenti, come una bambina molto precoce sul piano cognitivo, molto vivace e di carattere impulsivo; a differenza di Silvia, lei è più in grado di modulare le emozioni, più riflessiva e consapevole di sé. Anche la relazione con i genitori naturali è orientata, a differenza della sorella, su una visione più realistica dei loro limiti e possibilità.

L'incontro con la famiglia adottiva: nella stanza della consulenza non ci siamo trovate di fronte solo la famiglia adottiva.

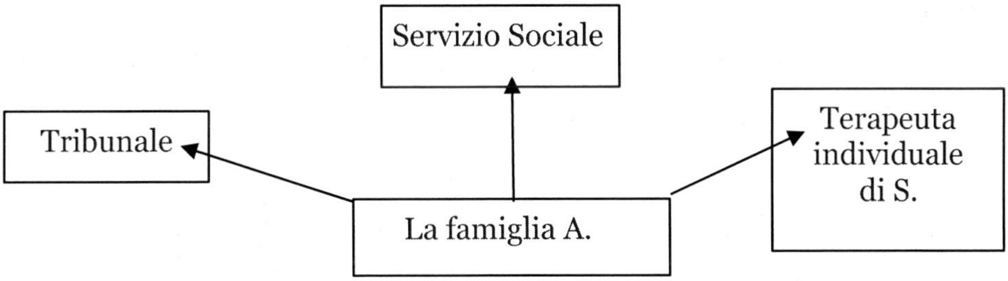

■ 1. Il percorso dalla fase diagnostica all'obiettivo terapeutico

Gli obiettivi delle prime sedute in fase diagnostica hanno riguardato:

- Osservazione della relazione presente tra i membri della famiglia
- Nell'assessment iniziale introduciamo la tecnica del disegno congiunto e quella dell'oggetto simbolico.

- Clima emotivo
- Confini, struttura
- Qualità e stili relazionali
- Alleanze

- Clima emotivo
- Memorie implicite ed episodiche
- Qualità delle relazioni attuali

Disegno congiunto della famiglia

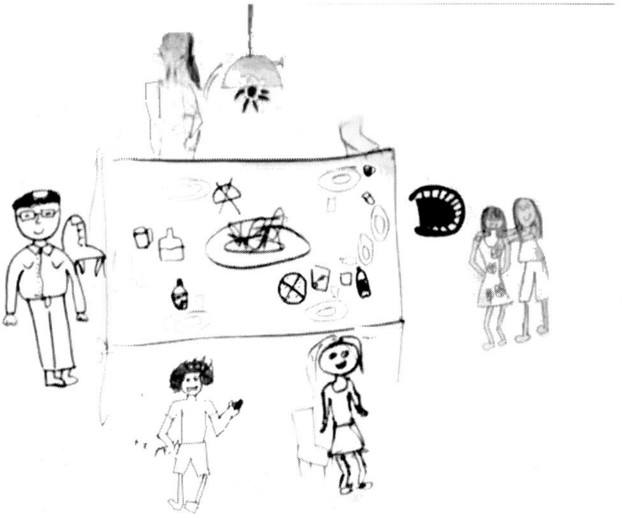

Durante l'esecuzione del "Disegno Congiunto" della famiglia, in cui si chiedeva a tutti i membri della famiglia di disegnarsi in un momento in cui fanno qualcosa insieme, è emerso che l'idea di cosa disegnare è partita da Silvia (a tavola tutti insieme mentre mangiano), un tema a contenuto realistico che rappresenta un momento di condivisione e di nutrimento.

Dopo un breve confronto, S. propone di rappresentare il momento del pranzo, perché è difficile pensare ad altri momenti nei quali siano tutti insieme, compresa la sorella R.

Il papà prende l'iniziativa e comincia a disegnare il tavolo al centro, confermando il suo ruolo centrale nell'esecuzione dei compiti in famiglia e nel fornire il contenimento.

Nessuno disegna se stesso, ma ognuno disegna qualcun altro in maniera molto precisa e realistica. Tutte le figure rappresentate occupano più o meno lo stesso spazio nel foglio: S. disegna papà, M. disegna la mamma con il dito puntato che la sgrida e con la faccia arrabbiata, il papà disegna S. che guarda verso R. e M. disegna R. in sedia a rotelle e include anche la sua educatrice, dietro richiesta di M.

La mamma è presente, osserva, ma è quella meno coinvolta, distante anche fisicamente, e sarà Maria che la chiama dentro chiedendole di disegnarla. La madre avrebbe un'altra idea in testa, cioè che ognuno debba disegnare se stesso, ma non lo dice; ci confessa di essere molto stanca quel giorno e molto provata fisicamente dal caldo che la metta fisicamente a dura prova. Anche M., sebbene sia quella che lancia l'idea, ha una partecipazione intermittente, andando ogni tanto a giocare con la sabbiera e lasciando il foglio al papà e Silvia. Tutti si riconoscono nel disegno che ha fatto l'altro di se stesso, compresa S.; la mamma riconosce però che è generalmente meno arrabbiata di come l'ha disegnata S. Il clima è rilassato e piacevole, anche se tutti comunicano la paura di sbagliare e di non disegnare bene. Sono emerse le alleanze tra S. e papà e tra M. e la mamma che ci confermano esistono anche a casa, perché S. dice che il papà è quello più comprensivo e "morbido" e che con la mamma fa più fatica a parlare. Invitata a dirci perché con la mamma è più difficile, S. non riesce a esprimersi e teme che la mamma possa dispiacersi.

Risorse: M. sembra avere una funzione di collante rispetto agli altri membri della famiglia e di sostegno specifico rispetto alla sorella S. che sembra appoggiarsi a lei. S. si concentra sulla rappresentazione della sorella Alexia con minuzia di particolari nel rappresentare la sedia a rotelle prima e la sua figura vicino all'educatrice.

Anche se a livello relazionale vengono segnalati atteggiamenti e comportamenti di S. in casa che non sempre tengono conto dei bisogni o dei segnali non verbali di fastidio o di sofferenza espressi dalla sorella R., S. sembra averla molto presente dentro di sé.

▪ L'oggetto simbolico dei propri bisogni

A partire dall'attivazione della tecnica dell'"Oggetto Simbolico" in cui abbiamo chiesto alle ragazze di scegliere degli oggetti che più rappresentavano il loro bisogno attuale, abbiamo osservato che tutti i componenti della famiglia sono stati molto profondi nei significati e nell'identificazione dei bisogni. Il padre legge in M. il bisogno di essere rassicurata, la mamma di avere fortuna; in quello di S. il bisogno di essere rassicurata come un cucciolo molto delicato e la mamma il bisogno di sperimentare e fare caos ma con qualcuno che vigili. S. fatica a leggere il bisogno rappresentato dall'oggetto di M., ma aiutata e sostenuta riesce a esprimere e a individuare il bisogno di protezione della sorella. Il bisogno che S. riesce a esprimere è quello di compagnia, che nasce da un profondo senso di solitudine.

Tuttavia, emerge la difficoltà che la famiglia ha nella quotidianità a comunicare in maniera diretta i propri bisogni e le emozioni. I genitori confermano una sorta di "autocensura" in S. e la ragazza riporta che non c'è nessun rischio particolare nel comunicare che si sente sola, semplicemente non ci è abituata.

Sia la mamma sia M. riconoscono che S. ha qualcosa che non va quando è particolarmente accelerata, nel pensiero e nell'agire. Anche i genitori, quando vengono invitati a esporre come stanno e come si sentono in questo delicato momento di vita, fanno fatica a esporsi e spesso slittano su un piano più cognitivo e razionalizzante; lo stile di funzionamento della famiglia che appare è di tipo evitante le emozioni e molto orientato sul fare e sulla concretezza, con ideali molto alti di come le cose dovrebbero andare.

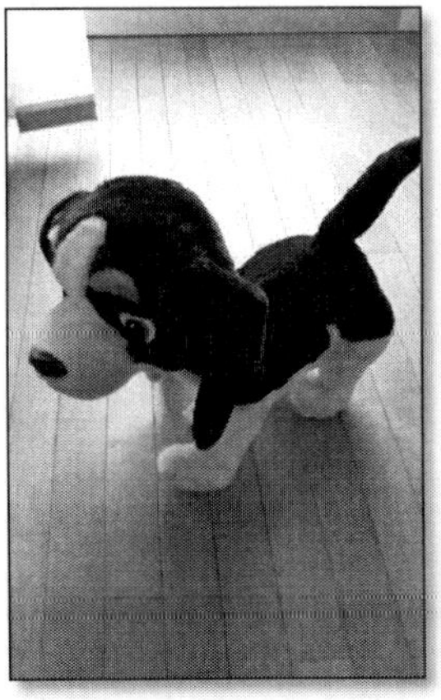

◂ Oggetto simbolico scelto da Silvia

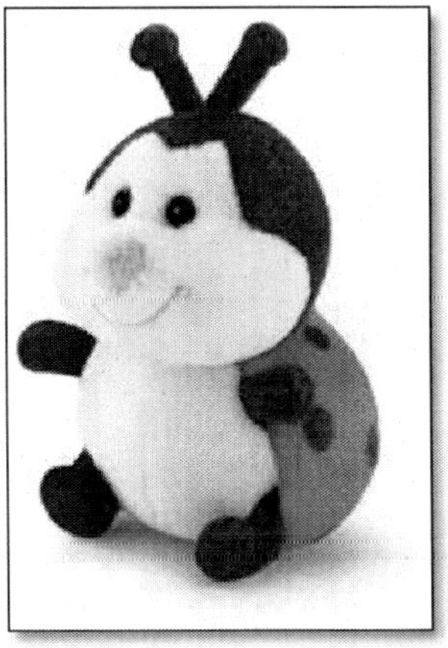

Oggetto simbolico scelto da Maria ▸

▪ I bisogni espressi dalle sorelle adottive

- Per Silvia: "Ho scelto il cane non per il motivo che dicono loro...Ho bisogno di compagnia, perché mi sento sola. Sono sempre a casa...anche se ci siete voi, mi sento sola.

- Per Maria: "Ho scelto la coccinella per il discorso della fortuna. Io ora penso di avere un po' tutto... non ho bisogno di niente. Magari con il tempo le cose possono peggiorare, così spero di avere fortuna e che non mi succeda niente."

Gli strumenti utilizzati ci hanno permesso di osservare e conoscere le relazioni esistenti nella famiglia

Coppia genitoriale

Il sottosistema coppia genitoriale appare ben allineato e compatto sulle regole e sulla conduzione della vita familiare. La mamma si descrive come quella che "porta i pantaloni in casa", cioè la "mente", e il papà come il "braccio" che fa eseguire le regole. La coppia è sempre stata unita, anche nel desiderio e nella condivisione di ideali di famiglia allargata e aperta.

La madre riconosce di essere molto stanca e affaticata dalle continue provocazioni di S., essendo più direttamente coinvolta nella gestione quotidiana delle figlie. Ammette di essere quella più rigida nel rapporto con S., tanto da auto-descriversi come la "*strega cattiva*" a cui basta uno sguardo per farsi intendere, molto sfiduciata rispetto alla possibilità di cambiamento di S. nel suo essere manipolatoria e con una rappresentazione di S. abbastanza negativa.

Il padre invece è più emotivo nel rapporto con le figlie, ammettendo lui stesso di essere meno esposto al carico di stress perché più impegnato verso l'esterno.

I genitori, in particolare il padre, si spiegano i recenti accadimenti di S. con il fatto che la ragazza è stata poco valorizzata durante la crescita nel contesto scolastico e nel contesto delle attività extra scolastiche, anche se loro riconoscono di avercela messa tutta.

Sottosistema sorelle

S. è rassicurata, in seduta, dalla presenza della sorella M., alla quale chiede sia a livello verbale che non verbale di iniziare per prima ogni interazione con le consulenti. Poi, seguendo i propri tempi, si inserisce ed è molto collaborativa, impegnandosi a dare la sua opinione rispetto a ciò di cui si parla, con evidente difficoltà nell'esprimere le sue emozioni, di collocarsi a livello relazionale rispetto agli altri, di esercitare un pensiero critico rispetto alle situazioni riportate. In alcuni momenti il contatto emotivo è emerso attraverso gli occhi, che si riempivano di lacrime (senza potersi commuovere).

S. e M. riportano che le regole in famiglia sono molte rigide ed eccessive paragonate a quelle che vivono i propri pari e che non c'è molto spazio di contrattazione. Anche i momenti di piacere in cui è coinvolta tutta la famiglia sono sempre organizzati dai genitori, che propongono attività lontane dagli interessi delle ragazze e in cui, di fatto, non c'è molto spazio per stare insieme.

Ora e anche prima degli ultimi accadimenti, quindi in momenti di relativa tranquillità, le ragazze riportano che mamma e papà non escono mai in coppia o con altri amici, cosa che avverrebbe perché non si fidano a lasciarle a casa da sole.

Un ulteriore elemento rilevante che segnala un legame importante tra le due sorelle è il tema che spontaneamente fanno emergere sul “dopo di noi” relativo all’assistenza di R., nel momento in cui i genitori, per qualche motivo, non saranno più in grado di occuparsene. Pensieri molto maturi di M., che utilizza il NOI includendo anche S. nelle responsabilità future nei confronti della sorella.

2. La ricostruzione della storia

- La ricostruzione delle storie familiari dei genitori adottivi per poi passare ai significati personali e ai vissuti stessi dell’atto adottivo. “Chi ha scelto chi”?
- La ricostruzione della funzione che ha svolto l’atto in sé rispetto alle relazioni familiari e all’interno della famiglia estesa.

La storia familiare del prima e del dopo si lega in un *continuum* proprio perché è possibile rivivere insieme l’esperienza di allora, esprimendo *adesso* ciò che *allora* è rimasto inespresso.

Citiamo quanto riportato da Rosnati (Rosnati & Marta, 1997) in una ricerca che aveva come obiettivo l’*individuazione di indicatori* di successo/insuccesso dell’adozione. Individuava come fattore principale la costruzione di una genitorialità e della filiazione adottiva, cioè *il sentirsi inseriti nella stessa storia familiare.*

Dal nostro punto di vista, pare essere un costrutto significativo che costituisce una cornice teorica alla nostra scelta di utilizzare *il genogramma narrativo* con la variante dell’introduzione di due strumenti non verbali: *il gesto* e *l’oggetto simbolico* (in modalità esperienziale a valenza terapeutica).

Genogramma narrativo dei genitori adottivi

Abbiamo affrontato attraverso il genogramma narrativo della coppia di genitori, alla presenza delle figlie adottive, tutta la storia della formazione della loro famiglia, a partire dalle storie familiari dei loro genitori. È stata una opportunità per conoscere e integrare parti di storie non conosciute prima e non comprese grazie all’attenzione rivolta all’area emotiva e relazionale dei due genitori, di fronte alle due figlie in qualità di spettatori attenti e partecipi.

Questo ha permesso, da una parte, di rafforzare l’appartenenza al nucleo familiare, e dall’altra di fare emergere le ragioni che hanno portato la mamma a rendere più difficile la vicinanza emotiva nella relazione con S. La tenacia e la motivazione che hanno accompagnato la mamma nella sua ricerca di autonomia e di fare esperienze per sé all’esterno della famiglia sono state ostacolate dai suoi genitori, e ciò ha comportato, per lei, un forte senso del dovere senza poter lasciare spazio ai suoi bisogni, a tempi lenti né a ciò che poteva essere superfluo e non essenziale.

È stato utile per capire, inoltre, che spesso il comportamento e alcuni tratti di personalità di S. richiamano alla mamma la figura del fratello minore, che invece era quello che in famiglia poteva permettersi di "sbagliare", più libero dal "dover essere" e con il quale c'è sempre stato un rapporto conflittuale.

Questo percorso ha permesso anche di capire le ragioni che hanno portato il padre, più coinvolto nella relazione con la figlia, a non preoccuparsi della lontananza emotiva della mamma dalla figlia. Era parte di una famiglia molto numerosa, in cui le aspettative dei genitori su di lui erano cresciute nel tempo e in cui il riconoscimento transitava per grandi imprese. Quello della sua famiglia era un sistema di valori molto forte e orientato alle scelte formative e professionali che, alla luce di esperienze delicate come il lutto della sorella, può aver alimentato lo spirito di cura e di assistenza, a volte a scapito del limite dell'umana capacità di tenuta e resistenza.

Genogramma narrativo madre

Restituzione delle figlie attraverso il linguaggio non-verbale: un gesto simbolico

Silvia: si avvicina alla mamma leccandole una guancia;

Maria: si avvicina alla mamma, chiedendole di alzarsi in piedi, poi la solleva per poi appoggiarla a terra.

Genogramma narrativo padre

Restituzione delle figlie attraverso *l'oggetto simbolico*

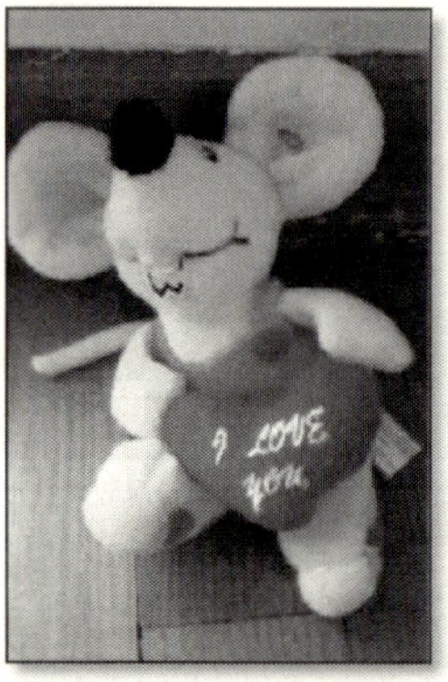

◂ Per Silvia: La storia del papà mi ha messo tristezza, quindi gli voglio donare un po' di amore.

Per Maria: Il papà sembra essersi impastato più volte con la sua famiglia, ma per fortuna alla fine questo impasto lo hanno infornato ed è venuto fuori il pane. ▸

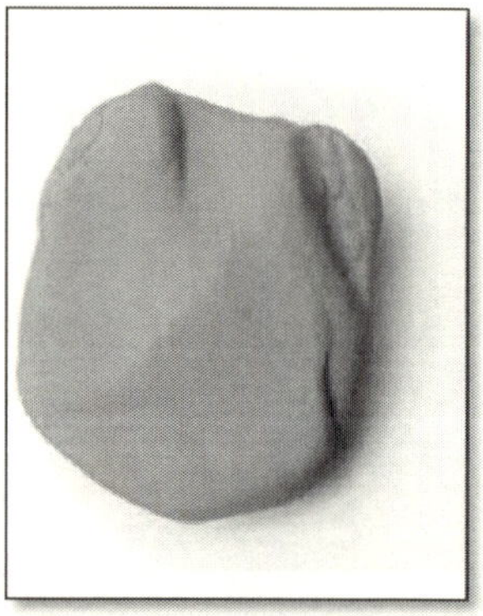

Cosa è cambiato nella famiglia A.?

- La coppia genitoriale è riuscita, seppur con fatica, a ritagliarsi degli spazi di piacere tutti per sé, allentando il controllo sulle figlie.
- C'è una maggior vicinanza emotiva tra la mamma e Silvia, come riportato da entrambe. Meno tensione e più accoglienza.
- Anche Maria si è potuta permettere di esprimere il disagio per regole familiari ritenute troppo rigide.
- Si è rafforzato il sottosistema sorelle: sono più alla pari e più complici.

8. L'uso collaborativo dei test nell'ambito della psicoterapia relazionale individuale.

Come l'assessment collaborativo ha permesso di trasformare il dolore del corpo in dolore dell'anima.

di Elena Pelizzato[19]

▪ Sinossi

Il caso presentato nell'articolo permette di confrontare due procedure di assessment, quello classico e quello collaborativo, evidenziando così la specificità dell'assessment collaborativo e la sua efficacia come strumento integrabile con l'approccio sistemico relazionale. La paziente era seguita in una terapia di coppia ed è stata inviata all'assessor per un disturbo di natura psicosomatica, un dolore cronico, che stava bloccando il naturale evolversi del ciclo di vita e ponendo la persona in una situazione di impotenza rassegnata. L'articolo mette in luce il percorso effettuato dalla paziente grazie all'utilizzo dell'assessment collaborativo, che ha permesso di attivare il processo di mentalizzazione e aiutato la paziente a passare da una posizione passiva, alla possibilità di riconoscere ed elaborare le proprie sofferenze.

▪ Introduzione

In questo articolo l'autrice presenterà un caso in cui è stato utilizzato l'assessment collaborativo individuale, all'interno di un percorso di terapia di coppia.

L'obiettivo nella trattazione del caso è duplice: da un lato mettere in luce l'efficacia dell'utilizzo dell'assessment collaborativo nel trattamento di un disturbo psicosomatico; dall'altra evidenziare le peculiarità del percorso di assessment collaborativo rispetto a quello di un assessment classico. Attraverso il caso, sarà possibile mostrare le principali differenze tra le due tipologie di analisi, facendo emergere quanto l'assessment collaborativo rappresenti un utilizzo relazionale degli strumenti testistici, integrabile quindi nei processi terapeutici sistemico-relazionali.

Negli ultimi anni all'interno dell'ITFV si è cominciato a introdurre l'uso collaborativo dei test nella psicoterapia relazionale, a seguito di un percorso di formazione con il centro CEAT (Centro Europeo pe l'Assessment Terapeutico), dell'Università Cattolica di Milano. Un gruppo di colleghi dell'Istituto hanno integrato nella loro clinica con gli individui, le coppie e le famiglie, diversi strumenti testistici facendo riferimento al modello collaborativo

[19] Elena Pelizzato. Psicologa, Psicoterapeuta ad orientamento sistemico-relazionale. Membro dello Staff Clinico e Didattico dell'Istituto Veneto di Terapia familiare. Socio Didatta AITF (Associazione di Istituti di Terapia Familiare) e Socio Associazione EMDR Italia. E-mail: elenapel@libero.it.

messo a punto da Stephen Finn e proposto in Italia dal gruppo del CEAT di Milano (F. Aschieri; F. Fantini; C. Camillo et al.).

L'intervento di assessment collaborativo da noi utilizzato nelle terapie sia individuali che familiari, si realizza attraverso due modalità: l'assessment può essere condotto dallo stesso terapeuta che sta seguendo il paziente o la famiglia, oppure il terapeuta può proporre l'assessment e inviare a un collega il proprio paziente, coppia o famiglia. Le motivazioni per scegliere la modalità più efficace variano a seconda della specifica situazione che si presenta al terapeuta, della fase della terapia in cui viene proposta e degli obiettivi che ci si prefigge con il percorso d'assessment.

La tipologia utilizzata nel caso che si sta presentando è quella dell'invio della paziente, da parte del collega terapeuta che seguiva la coppia, alla scrivente che ha condotto l'intervento di assessment. In questo caso la scelta è collegata a diversi fattori: predisporre uno spazio individuale dove approfondire le tematiche legate al rapporto con il materno, offrire un percorso che oltre a favorire una valutazione della personalità della paziente, possa rappresentare una diversa "porta d'entrata" rispetto alla percezione di sé e delle proprie difficoltà. Inoltre, l'esperienza della paziente, come vedremo, l'aveva portata a consultare diversi medici nel tentativo di trovare una risposta al suo sintomo, finendo per indurla a una posizione di impotenza rassegnata. L'utilizzo di uno strumento il cui focus è proprio l'instaurarsi di una relazione collaborativa, dove il clinico rappresenta il *ricercatore* che, insieme al paziente, costruisce delle ipotesi volte a comprendere il disagio attuale, è apparso ottimale per uscire da questa situazione di resa dolorosa.

▪ Il confronto tra assessment classico e assessment collaborativo

L'assessment classico e quello collaborativo sono due metodologie differenti non in contraddizione, ma interdipendenti. Nell'approccio classico, infatti, l'obiettivo è l'inquadramento diagnostico: l'esperto raccoglie i dati, allo scopo di esaminare i risultati, confrontandoli con un campione di riferimento, per giungere a previsioni del comportamento ed eventualmente alla pianificazione del trattamento. La modalità collaborativa mira principalmente a coinvolgere attivamente il paziente nelle diverse fasi dell'assessment: l'esperto instaura una relazione emotiva con la persona, partendo anch'egli dalla raccolta dei dati, per arrivare però, attraverso un processo in cui il paziente è sempre coinvolto, partecipe e attivo, a una maggiore comprensione di se stesso e del proprio comportamento. Come ci ricorda Finn (2009), è di fondamentale importanza un rispecchiamento accurato e una sintonizzazione empatica, per cui il sentirsi capiti ha di per sé un potere curante. L'approccio di assessment collaborativo è un approccio di derivazione umanistica che vede la persona come competente e capace di ritrovare, in se stessa, le risorse che possono portarla alla comprensione del disagio e alla messa in atto del processo stesso di cambiamento. In questo caso il clinico possiede gli strumenti e la conoscenza che, condivise con il paziente, possono offrire delle nuove o più ampie prospettive da cui osservare se stesso, le relazioni e il proprio funzionamento.

> *"Coinvolgendo i clienti in un intenso processo di autoesplorazione e utilizzando i test psicologici per acquisire rapidamente empatia sui loro problemi di vita, noi cerchiamo di diminuire la vergogna e di assistere i clienti nel vedere e sperimentare nuovi modi di essere"* (Finn, 2009).

L'obiettivo dell'assessment collaborativo è trasformare la narrazione che la persona fa della propria storia in modo che essa possa interpretare le proprie esperienze in maniera più completa e coerente, tanto da agevolare una maggiore comprensione di sé e possibilmente l'evoluzione personale. Durante il percorso, infatti, i significati e le immagini che emergono dall'utilizzo dei test permettono di arricchire l'idea di se stessi che le persone hanno, facilitando l'acquisizione di nuove strategie e anche nuove modalità di affrontare i propri problemi. Questo approccio prevede che clinico e paziente lavorino insieme fin dalle prime fasi, dalla definizione degli obiettivi dell'assessment, creando i presupposti affinché l'osservazione delle risposte ai test e dei relativi comportamenti attivino la ricerca del significato a tali risposte e comportamenti (Finn, 2009).

▪ Il dolore del corpo

Nel disturbo somatico le capacità comunicative verbali e simboliche della persona sono ridotte, ma sono il corpo e il comportamento a diventare altamente espressivi. Spesso i tentativi di curare il corpo hanno scarso successo, anzi finiscono per produrre frustrazione e senso di inutilità sia nei medici che nel paziente stesso (Vannotti et al., 1992).

La ricerca ha ampiamente dimostrato quanto vi sia un'azione di modulazione reciproca tra i processi sociali, psicologici e fisiologici nel determinare le condizioni di salute e malattia. Tra i disturbi psicosomatici secondari troviamo quelle "sindromi algiche" che, nonostante l'utilizzo dei più sofisticati metodi d'indagine, non trovano spiegazione. La psicosomatica si pone l'obiettivo di comprendere la relazione esistente tra emozioni, pensiero, corpo e comportamenti, nel tentativo di spiegare la complessa interazione tra i processi mentali e le manifestazioni degli organi vitali, in un continuo processo di influenzamento reciproco. La malattia psicosomatica si presenta come una modalità rigida di manifestare la sofferenza da parte del paziente, che sembra focalizzato sul malessere fisico e molto poco incline a cogliere significati emotivi o relazionali al suo malessere.

Il merito delle ricerche condotte nell'ambito della terapia familiare rispetto al disturbo psicosomatico è stato quello di riporre il linguaggio del corpo all'interno delle dinamiche familiari, giungendo a integrare le dinamiche intrapsichiche del soggetto con quelle intersoggettive.

> *"Nelle famiglie a transazione psicosomatica le interazioni, i ruoli, i legami, i rapporti reciproci si esprimono secondo modelli*

rigidi di azioni e di comportamenti la cui componente emotiva sembra costantemente eliminata" (Vannotti et al., 1992).

Un termine utilizzato per descrivere questa difficoltà di esprimere le emozioni è quello di alessitimia, che sembra essere una caratteristica specifica presente in tutte le famiglie psicosomatiche. Si tratta di una peculiarità della famiglia e non solo del singolo paziente (Sifneos, 1973). La manifestazione psicosomatica del disagio è legata alla difficoltà di riconoscere, entrare in contatto e quindi verbalizzare i propri vissuti: le emozioni vengono dunque accuratamente filtrate, in modo da evitare tensioni e conflitti allo scopo di preservare la pseudoarmonia del sistema familiare. Tra gli elementi critici delle dinamiche familiari che sottendono il disturbo psicosomatico, vi sono la tendenza alla triangolazione del figlio da parte dei genitori e la conflittualità, più spesso latente, nella coppia coniugale. Alleanze e coalizioni tra un genitore e un figlio contro l'altro, così come la distanza emotiva tra i genitori, sembrano quindi tra i fattori predisponenti lo sviluppo di disturbi psicosomatici.

Come evidenzia Gritti, nelle situazioni in cui compare un disturbo psicosomatico: "La malattia diviene allora una tappa naturale del ciclo di vita, una sosta momentanea e indispensabile verso un ulteriore sviluppo".

Il disturbo psicosomatico ha a che fare con difficoltà collegate al rispecchiamento delle prime figure d'attaccamento, con la presenza di traumi precoci, spesso collegati a esperienze sfavorevoli accumulate nelle relazioni della prima infanzia (Lombardi, 2003).

La mente della persona traumatizzata, per non entrare in contatto con i vissuti emotivi intollerabili collegati al trauma, compie un importante lavoro di separazione tra i ricordi e i vissuti con l'obiettivo di andare oltre, come se nulla fosse accaduto. Tale strategia consente, sì, la sopravvivenza, ma richiede un grande dispendio di energia. Il processo di dissociazione che le strutture neocorticali sono in grado di operare non ha la stessa corrispondenza nelle altre strutture sottocorticali, come ad esempio il sistema limbico, deputato al processamento emotivo, dove i vissuti collegati al trauma lasciano tracce che, non appena si ripresenta una situazione di minaccia che riporta alle esperienze traumatiche, fanno sì che i circuiti cerebrali si attivino producendo gli ormoni dello stress. Un'esperienza sfavorevole, soprattutto se ripetuta nel tempo e se non trova la possibilità di essere adeguatamente elaborata, può portare il sistema limbico a mantenere una reazione emotiva di allerta, di rabbia o di terrore; e il talamo e il tronco encefalico possono conservare sensazioni somatiche dolorose o risposte fisiologiche automatiche che permangono per un certo periodo di tempo.

Il corpo, dunque, conserva le tracce dell'esperienza traumatica, ma è una memoria implicita che si manifesta attraverso diverse forme di sofferenza, come ci ricorda Van der Kolk (2015):

"Se la memoria del trauma è codificata nelle viscere, nelle emozioni sconvolgenti, nei disturbi autoimmuni e nei problemi muscolo-scheletrici, e se la comunicazione viscere-mente-

cervello è la via maestra della regolazione emotiva, ciò richiede un radicale mutamento nel nostro modo di concepire la terapia."

Quello che il clinico deve fare, allora, è occuparsi di queste tracce del trauma nel corpo, nella mente e nell'anima. Il trauma ci defrauda del sentimento di essere padroni di noi stessi. Il percorso di cura dovrà occuparsi di riportare la persona a ripristinare un senso di efficacia e sicurezza. (Van der Kolk, 2015).

■ Il caso di Marina

La coppia si era rivolta al terapeuta poco dopo la nascita del figlio per l'emergere di una depressione post-partum di Marina. Il terapeuta conduce una terapia di coppia breve che permette di far rientrare i sintomi depressivi, ma che rileva scarse capacità di mentalizzazione ed elaborazione della coppia e di Marina in particolare.

La coppia torna a chiedere aiuto quando Marina, circa sette anni dopo, manifesta un dolore cronico all'orecchio che non ha alcuna causa organica e appare resistente a ogni terapia farmacologica. Le diverse indagini cliniche, cui la paziente si è sottoposta, non rilevano alcun disturbo organico, bensì la presenza di un disturbo psicosomatico. Questa diagnosi è molto difficile da accettare per Marina, che sembra totalmente concentrata sul suo dolore fisico e che non riesce a immaginare un collegamento tra questo dolore ormai cronico e i suoi vissuti emotivi.

Marina e il terapeuta di coppia concordano sull'utilità di un periodo di ricovero in una clinica per malattie nervose, a causa del livello di sofferenza divenuto ormai ingestibile, che sta compromettendo tutti gli ambiti di vita, rendendole difficile svolgere le attività quotidiane, occuparsi del figlio, lavorare e così via.

Dopo la dimissione di Marina dalla clinica, quando il terapeuta rivede la coppia, decide di proporre alla paziente un percorso di assessment collaborativo con l'obiettivo di permetterle di entrare in contatto con il suo mondo interno, attraverso un altro canale esplorativo.

Durante il primo colloquio si presenta una donna molto sofferente, preoccupata per il suo dolore all'orecchio che persiste, nonostante la terapia farmacologica, e spaventata all'idea di non poter risolvere il suo problema, di dover accettare di convivere con questo dolore. Il dolore del corpo pare abbia "costretto" Marina a occuparsi di sé, come non è stato possibile negli ultimi anni in cui ha seguito la madre nel percorso della sua malattia, ma probabilmente, come vedremo, non ha potuto imparare a prendersi cura di se stessa fin da bambina.

Marina ha una sorella gemella, con cui ultimamente non ha un buon rapporto, così come con il padre, descritto come persona impulsiva con cui non è possibile dialogare. La mamma di Marina è mancata circa quattro anni fa, lutto che appare non ancora elaborato.

Quando incontro Marina e le chiedo le sue esperienze con i test, scopro che durante il ricovero ha effettuato un assessment classico: le sono stati somministrati il test MMPI-2 e il test di Rorschach, e a seguire è stata redatta una relazione psicodiagnostica.

È stata proprio la coincidenza dell'aver effettuato un assessment classico in precedenza che mi ha portato a pensare di utilizzare questo caso per confrontare le due modalità valutative, permettendomi di mostrare per tutte le fasi, passo dopo passo, le differenze tra il modello dell'assessment classico e quello collaborativo. Comincerò con il primo momento, rappresentato dal colloquio (Fig. 1): nell'approccio classico il clinico attraverso l'interazione con la paziente ne osserva il comportamento e, analizzandolo, ne trae delle considerazioni sul suo funzionamento psicologico.

RELAZIONE PSICODIAGNOSTICA ASSESSMENT CLASSICO	ASSESSMENT COLLABORATIVO
– IL COLLOQUIO –	– IL COLLOQUIO –
OSSERVAZIONI DEL CLINICO DURANTE IL COLLOQUIO: • Difficoltà ad accettare il cambiamento • Ritiro doloroso e irritativo nell'ostinazione. • Processo autoriflessivo difficoltoso a causa di una dinamica affettiva interna di tipo narcisistico. • Presenza di difese di idealizzazione di stampo narcisistico. • Personalità con fragilità e tratti di immaturità.	LA RACCOLTA DELLE DOMANDE: COSTRUIRE UN OBIETTIVO CONDIVISO • Come può la mente creare un dolore del genere? • Non capisco se è l'ansia che ha fatto crescere i sintomi oppure il contrario. • Non sarò mai libera e sarò sempre condizionata? • Ho vissuto il lutto della mamma in modo "sbrigativo". Perché ho questa attitudine ad andare oltre, ad essere subito reattiva?

Fig. 1

Nell'approccio collaborativo il colloquio rappresenta il momento in cui si condivide l'obiettivo comune del percorso, attraverso la raccolta delle domande che la persona desidera porre su se stessa, sulle proprie modalità di relazionarsi con se stessa e con gli altri e sulle proprie difficoltà. Le sedute di discussione e riepilogo

Una delle peculiarità del lavoro con i test nell'assessment collaborativo consiste nelle sedute di discussione e riepilogo condotte dopo la somministrazione dei test, che permettono innanzitutto la condivisione tra il clinico e il paziente dei profili emersi dai vari test così da poter collegare i punteggi e i risultati alla ricerca sulle norme. Il test è visto dal paziente generalmente come fonte autorevole, e questo facilita la fiducia epistemica, cioè la possibilità di imparare su se stessi, accogliendo nuove informazioni su di sé o sul proprio modo di guardare il mondo (Consolaro, 2021).

Inoltre, poiché il cliente è considerato un "esperto di sé", gli viene chiesto di confermare, modificare, o rifiutare i risultati dei test. Come ci racconta S. Finn, "*L'esperienza mi ha insegnato che il miglior modo per aiutare i clienti a cambiare le loro storie è discutere con loro le informazioni provenienti dall'assessment e chiedere loro esplicitamente di concordare, dissentire, correggere, dare esempi dalla vita reale di quanto stavo dicendo*".

Il clinico, infine, offre supporto emotivo e aiuta a regolare la vergogna e l'ansia che possono emergere quando il paziente si confronta con alcune dinamiche interne e/o relazionali.

La seduta di discussione e riepilogo del test MMPI-2

Il profilo di Marina al test MMPI2 compilato durante il ricovero riporta l'elevazione delle scale dell'"isteria" (Hy) e della "psicastenia" (Pt). I risultati delle ricerche ci dicono che è più utile utilizzare codici con 2 – 3 punte per l'interpretazione, poiché le interpretazioni di configurazioni di scale sono diagnosticamente più ricche e più utili rispetto all'interpretazione della singola scala, e le persone raggruppate insieme sulla base di più di una scala significativa sono più simili rispetto ai gruppi di persone raggruppate sulla base di una singola scala. Il profilo corrispondente del codice 3,7 delinea la presenza delle seguenti caratteristiche:

- presenza di ansia e disturbi psicosomatici;
- attitudine all'autocritica, al senso di colpa e difficoltà a prendere decisioni;
- ricerca di approvazione e dipendenza dagli altri;
- timore dell'abbandono, bisogno di rassicurazione;
- tendenza alla sottomissione ed evitamento del conflitto;
- propensione a essere coscienziosi, responsabili, diligenti;
- presenza di esperienze nell'infanzia di un caregiver imprevedibilmente esplosivo o violento che terrorizza l'individuo (Friedman et al., 2015).

Nell'assessment classico condotto nel ricovero in clinica, Marina non aveva preso visione dei risultati emersi dal test MMPI, mentre nel nostro percorso il confronto con i dati emersi dal profilo viene condotto insieme a lei. Possiamo così giungere a un primo collegamento tra le difficoltà della paziente e la sua storia familiare, che metterà in luce la presenza di un padre impulsivo e forse violento come elemento alla base della sua tendenza all'evitamento del conflitto e alla sua accondiscendenza. Nel discutere con Marina i risultati del suo profilo, condividiamo anche quanto sappiamo rispetto alle persone con queste caratteristiche, che sono descritte come:

> *"Piacevoli, simpatiche e desiderose di accontentare gli altri. Tendono ad evitare i conflitti, cercando di non ferire i sentimenti altrui. È probabile che, quando afferma se stessa o si arrabbia, si senta in colpa. A volte le persone con il suo profilo sono cresciute in ambienti in cui un genitore era esplosivo, forse in modo spaventoso. Fin dalla tenera età, ha cercato di accontentare e di prevedere che tipo di situazioni avrebbero turbato i suoi genitori in modo da poterle evitare.*
>
> *Prova spesso ansia e si preoccupa di fare qualcosa di sbagliato e che qualcuno a cui tiene si arrabbierà con lei, si sente in colpa e teme di essere abbandonata o rifiutata. Per questo è difficile farsi valere e connettersi ai suoi desideri. Potrebbe essere facilmente sopraffatta da pensieri negativi e anticipazioni di catastrofi."* (Friedman et al., 2015).

Questi primi risultati ci portano a decidere insieme a Marina di utilizzare il test di Rorschach per comprendere meglio questi aspetti dolorosi, gli stili relazionali acquisiti di conseguenza, i meccanismi difensivi, la percezione di sé e degli altri.

La seduta di discussione e riepilogo del test di Rorschach

Questo test, anche se con una modalità diversa da quella da me utilizzata, era già stato somministrato a Marina durante il ricovero, come riportato nella relazione psicodiagnostica; i risultati non differiscono sostanzialmente da quelli che risultano dalla somministrazione da me effettuata con il metodo R – Pas, ma ciò che distingue i due approcci è il modo in cui li ho utilizzati: non per arrivare a una diagnosi, ma per condividere e confrontare i risultati con la paziente.

Il profilo risultante dalla siglatura è stato condiviso con Marina in una successiva seduta, corredato dalla spiegazione dettagliata di come leggere i punteggi. Di seguito vi riporto la discussione dei risultati delle aree più significative, che permettono di evidenziare il funzionamento della paziente a livello di processamento cognitivo, di pensiero e di percezione di sé e degli altri. Come vedrete di seguito, ho esplorato insieme a Marina questi aspetti discutendo con lei ciò che emerge come suoi punti di forza, sue specificità ed elementi di difficoltà e/o fragilità per le differenti aree (Meyer et al., 2015).

Come per il precedente test MMPI- 2 anche per il Rorschach mi sembra utile poter mettere a confronto, partendo proprio dai risultati emersi, l'utilizzo che ne viene fatto nei due differenti approcci, attraverso le tabelle delle *Fig. 2 – Fig. 3 - Fig.4.*

▪ Test di Rorscharch - Processamento Cognitivo 1

ASSESSMENT COLLABORATIVO	ASSESSMENT CLASSICO
- Capacità immaginative, *elaborazione raffinata*, produttività, capacità di osservare e articolare le caratteristiche più sofisticate del proprio mondo interno e/o esterno, flessibilità di pensiero, *intelligenza,* abilità di ragionamento e pianificazione cognitiva.	- La modalità di approccio al test è stata caratterizzata da una produttività alta con curiosità intellettuale, capacità associative.
- *Le risorse psicologiche* superano le difficoltà. Lo stile di coping è caratterizzato da strategie intenzionali e di pensiero, in cui le scelte e le azioni sono di solito posticipate fintanto che non si siano considerati diversi possibili scenari e azioni - È presente una modalità di gestione molto controllata e logica delle sollecitazioni emotive. Marina presenta *difficoltà nell'auto-assertività e marcata sensibilità alla perdita e al rifiuto.*	- Il sistema cognitivo si avvale di due diversi canali: principalmente quello descrittivo, tendenzialmente *adattato e razionale*, talora però, intercalato con *derivati del proprio mondo interno meno razionali e più emotivo sensoriali* che fanno emergere, a cielo aperto, pensieri meno adattati e aderenti ai pensieri comuni.

Fig. 2

Test di Rorscharch - Percezione e pensiero

ASSESSMENT COLLABORATIVO	ASSESSMENT CLASSICO
- Esame di realtà assolutamente integro - Capacità di pensare in modo chiaro e di percepire accuratamente le cose, un esame di realtà super aderente, una sorta di ipercontrollo e ipervigilanza.	- *Capacità associative* e di *adesione alla realtà esterna valide*. Il sistema cognitivo si avvale principalmente del canale descrittivo, tendenzialmente *adattato e razionale.*

Fig. 3

Test Rorscharch – Percezione di sé e degli altri

ASSESSMENT COLLABORATIVO	ASSESSMENT CLASSICO
- *Buona rappresentazione* di se stessi e degli altri e capacità di instaurare relazioni interpersonali sane. - Ipervigilanza, tendenza a mantenere la distanza dagli altri, il *sistema della fiducia è compromesso.* - *Bisogno di rispecchiamento*, supporto e approvazione. La difficoltà a potersi fidare degli altri ha come conseguenza un ripiegamento dell'investimento affettivo su di sé.	- Nel protocollo è possibile scorgere un *nucleo centrale di tipo narcisistico-depressivo* dove le difese servono a coprire un'ansia depressivo abbandonica. L'idealizzazione in positivo come difesa nelle relazioni. - L'identificazione primaria appare connotata da sentimenti abbandonici e fobico-paranoidi dalla ricerca di protezione nelle relazioni speculari.

Fig. 4

La seduta di discussione con il Rorschach ha permesso a Marina di entrare in contatto con alcuni aspetti del suo funzionamento e di cogliere gli elementi di risorsa, ma anche i limiti, le sue difese, il suo stile di attaccamento, il modo di vedere sé e gli altri. È stato possibile chiedere a Marina quanto si riconosceva, quanto certe informazioni fossero utili ad ampliare le idee su di sé e soprattutto quanto potessero rappresentare una prospettiva da cui guardare le difficoltà che stava attraversando. Questo momento di riflessione, a partire dal dato del test, ha fornito una cornice di senso al suo disturbo. Infine, questo approccio ha permesso a Marina di sentirsi parte attiva dell'assessment, curiosa e interessata a discutere con me i risultati.

L'Early Memory Procedure e la connessione con la storia familiare

Negli scambi tra generazioni
c'è una trasmissione riconosciuta (intergenerazionale)
e una trasmissione implicita da scoprire (transgenerazionale).
Riconnettere e comprendere è estremamente liberatorio, così
come alla fine andare al di là di ciò che si è potuto ricordare.
(Ancilla Dal Medico)

A questo punto, proprio perché Marina si è riconosciuta nella tendenza a controllare le sue emozioni e nella difficoltà del suo sistema della fiducia, propongo il test Early Memory Procedure (EMP) (Bruhn, 2014), uno strumento che attraverso i primi ricordi infantili permette di evidenziare i principali dilemmi che impediscono l'evoluzione e il superamento delle proprie difficoltà. Sappiamo quanto, a volte, i meccanismi appresi nelle prime fasi evolutive, che hanno avuto una funzione adattiva anche utile ed efficace allora, vengano riproposti a distanza di anni causando malessere e portando a scelte inadeguate e inefficaci, che hanno però un senso se rapportate a conflitti o traumi antichi.

Lo strumento dell'EMP ci permette di entrare nel mondo dei ricordi infantili e di far emergere i meccanismi più efficaci e quelli disfunzionali (Bruhn, 2014).

Attraverso i ricordi emersi e discussi grazie all'utilizzo di questo strumento, Marina ha potuto connettere i suoi sintomi attuali, il dolore somatico, alle sofferenze legate alla sua storia.

È difficile selezionare i ricordi più significativi per mostrarvi quanto descritto sopra, perché tutto il lavoro con i ricordi di Marina ha rappresentato un momento fondamentale di consapevolezza e connessione tra *dolore del corpo e dolore dell'anima*, ma ho scelto questi due ricordi perché mi paiono particolarmente esemplificativi delle vicende relazionali della storia di Marina.

■ Ricordo 1

«Ricordo con precisione un momento ricreativo all'asilo. Stavamo giocando su una giostrina rossa che sembrava una barchetta dondolante. Un compagno stava giocando con una corda piuttosto grossa, nel farlo mi colpì violentemente l'orecchio e, al di là del dolore, mi fece perdere un orecchino a forma di stellina che avevo appena messo forando le orecchie. Lo cercai dappertutto. Non ricordo il dolore, ma la grande sofferenza per aver perso quell'orecchino.»

1. Qual è la parte più chiara del ricordo?
   Il momento di gioco sulla giostrina e il compagno che lancia la corda.

2. L'emozione più forte del ricordo?
   La sofferenza per aver perso l'orecchino a cui tenevo tanto a causa del gesto avventato del mio compagno.

3. Se potesse cambiare il ricordo, come lo cambierebbe?
   Dopo tante ricerche in mezzo ai sassolini ritroverei l'orecchino

4. La sua età approssimativa al momento del ricordo?
   4 anni

Questo primo ricordo evidenzia due aspetti fondamentali dell'esperienza di Marina: il fatto che da bambina, a 4 anni, aveva la piena consapevolezza che il malessere emotivo fosse di gran lunga più pesante e sconfortante da gestire di quello fisico; ciò è indicativo di quanto questo sistema di contatto e capacità di espressione delle emozioni fosse molto chiaro alla Marina bambina. D'altro canto, è evidente dalla risposta alla domanda: *"Come lo cambierebbe"*, quanto Marina fosse sola nel gestire le sue emozioni e le sue preoccupazioni, e non fosse possibile per lei immaginare di poter fare riferimento all'adulto per trovare una soluzione adattiva al problema e nemmeno per essere rassicurata.

Infine, il ricordo aggiuntivo, come vedrete, ha permesso di aprire il lavoro sulle esperienze traumatiche vissute nell'infanzia, e di prendere consapevolezza di un dolore finora non evidente e non esplorato.

■ Ricordo aggiuntivo

«Ricordo con precisione tutti i litigi fra i miei genitori. Si innescavano sempre per banalità ... mia madre rompeva un bicchiere, metteva troppo sale, chiedeva 50 mila lire per la spesa pochi giorni dopo una precedente richiesta. Ricordo la frase ricorrente di mio padre «Questa è casa mia e qui decido io, se non ti sta bene quella è la porta!»

1. Qual è la parte più chiara del ricordo?
   Il fatto che tutti questi litigi si innescavano per motivi banali.

2. L'emozione più forte del ricordo?
   La sofferenza nel vedere mia madre trattata così e legata al non poter far nulla.

3. Se potesse cambiare il ricordo, come lo farebbe?
   Cambierei il carattere di mio padre.

4. La sua età approssimativa al momento del ricordo?
   Da quando ero piccola a quando sono uscita di casa.

■ Conclusioni

Il percorso di assessment collaborativo individuale per una paziente che presentava un sintomo psicosomatico invalidante, all'interno di una terapia di coppia, ha offerto una porta d'entrata che ha permesso di collegare il sintomo alla storia familiare e trigenerazionale. In questo modo la paziente ha potuto divenire più consapevole di alcune dinamiche del proprio mondo interno, potendo utilizzare la crisi non come blocco del processo evolutivo, bensì come *krinos*, scelta, possibilità di cambiamento, e quindi occasione di riattivare il processo evolutivo del ciclo di vita.

Abbiamo potuto constatare come le sedute di discussione e riepilogo abbiano implementato il processo di mentalizzazione e aiutato la paziente a passare da una posizione passiva di impotenza alla possibilità di riconoscere ed elaborare le proprie sofferenze.

Ci pare infine importante sottolineare la specificità dell'utilizzo dell'assessment collaborativo all'interno di un percorso di terapia, poiché richiede che si presti particolare attenzione al timing dell'invio, valutando quando sia il momento opportuno per far entrare nella relazione terapeutica un terzo elemento e una modalità come quella degli strumenti testistici, perché possano essere vissuti come una possibilità complementare. Per questo è fondamentale la presenza di un'alleanza terapeutica sufficientemente stabile e sicura tra terapeuta e paziente, ma è anche importante una relazione collaborativa e di fiducia tra assessor e terapeuta inviante.

9. L'utilizzo dell'assessment collaborativo con i fratelli

di Carlo Vetere

Noi siamo interessati alla vita, non ai test.
I test sono utili per fornire delle opportunità di parlare della
vita fuori dalla stanza di assessment
(Constance Fisher)

■ Introduzione

"Nessuno aveva mai pensato a noi come una risorsa prima di oggi!". Questo mi sono sentito rispondere dai due fratelli quando ho chiesto loro l'autorizzazione per presentare il loro caso al congresso AITF e scrivere un articolo sul lavoro fatto insieme a loro. Queste parole mi hanno subito fatto pensare al valore delle idee di Rodolfo de Bernart sulla clinica con il sottosistema fratelli, e il presente scritto vuole essere un piccolo omaggio a lui. Nella parte teorica troverete una sostanziale ripresa dei concetti che Rodolfo ci ha insegnato su questo tema, mentre nella descrizione del caso vi presenterò un personale adattamento di modalità di lavoro tipiche della terapia familiare al contesto dell'*assessment* collaborativo[20] con le famiglie con adolescenti e/o giovani adulti. Cercherò di mostrarvi come nelle situazioni in cui il sistema genitoriale purtroppo non è disponibile o ha troppo poche risorse per aiutare il proprio figlio, è possibile supportare, attraverso la discussione dei risultati dei test, la costituzione di quella che Rodolfo de Bernart nel suo storico articolo "*L'importanza di essere fratelli*" chiamava la "*Mente dei fratelli*".

■ La cornice concettuale

In terapia familiare, storicamente il lavoro terapeutico con le famiglie con adolescenti e con i giovani adulti è prevalentemente focalizzato sul sottosistema genitoriale, con l'obiettivo di aiutarli a comprendere il funzionamento dei figli al fine di costruire con loro la migliore relazione possibile.

Anche nell'*assessment* collaborativo i membri della famiglia sono coinvolti in tutte le fasi dell'*assessment*: dalla definizione degli obiettivi all'interpretazione dei test e delle implicazioni che essa ha sui problemi presentati dal cliente.

---

[20] L'assessment collaborativo è una modalità semi-strutturata di assessment psicologico collaborativo di matrice umanistica e sistemica basata sul lavoro di Finn (2009). I test psicologici sono usati non solo per la diagnosi, la pianificazione e la valutazione degli esiti del trattamento ma anche come chiave di volta per un intervento terapeutico breve. L'assessment collaborativo ha lo scopo di aiutare il cliente o paziente a comprendere meglio se stesso e a rispondere alle domande che si pone in merito a sé, al suo rapporto di coppia, alla terapia che sta affrontando o a qualsiasi altra cosa inerente al suo approccio col mondo o la vita. L'assessment aiuta i pazienti a comprendere i loro aspetti disfunzionali attraverso la presentazione di "fatti" rappresentati dalle connessioni tra i punteggi dei test e i comportamenti problematici nella vita di tutti i giorni.

Durante un *assessment* collaborativo, di solito uno degli obiettivi principali con le famiglie è aiutare i genitori a sviluppare empatia nei confronti dei propri figli, al fine di capire le motivazioni profonde legate ai loro comportamenti disfunzionali.

Come ci ricorda Rodolfo, per contro, in certe situazioni cliniche, per varie ragioni, le risorse dei genitori non sono sufficienti per assolvere a questo compito e perciò questo tipo di intervento non risulta perseguibile. Con l'obiettivo di affrontare questa sfida, mostrerò una procedura originale denominata "*Assessment* inverso" che può rivelarsi estremamente utile per famiglie in cui vi siano tardi adolescenti e giovani adulti. In particolare, l'obiettivo di questo intervento è di invertire la procedura usuale riguardante la discussione con i genitori dei risultati dei test sostenuti dai figli. In questo caso invece vengono discussi con i figli i risultati dei test sostenuti dai genitori con l'obiettivo di promuovere la comprensione dei limiti dei genitori visti come persone, riducendo così la rabbia e il dolore causati dalle loro carenze come genitori.

Questa procedura ha dunque come fine ultimo quello di aiutare il paziente a sviluppare maggiore empatia verso i genitori, aiutando la transizione verso la maturità e la consapevolezza.

■ La "mente dei fratelli"

Ovviamente questa procedura si può utilizzare anche in un setting individuale, ma qui riporterò due brevi vignette cliniche relative a un intervento con una famiglia con due fratelli, perché come sappiamo, "la risorsa fratelli" è particolarmente significativa per la qualità speciale che esiste fra i membri della stessa famiglia e dello stesso livello generazionale. Ognuno di essi, infatti,

> *"condivide la storia familiare per quanto riguarda i fatti, le emozioni, i sentimenti, attraverso una lettura individuale a volte addirittura contrastante con quella degli altri. È intuitivo come tutto questo patrimonio possa essere utilizzato in un Setting terapeutico familiare nel quale le differenze sono una ricchezza per la costruzione di letture alternative a quelle che la famiglia porta sul sintomo che uno dei suoi membri manifesta".*

Queste considerazioni di Rodolfo ci aiutano a capire quanto utile, potente ed efficace possa essere questo tipo di intervento.

I fratelli, inoltre, come diceva Salvador Minuchin, sono il primo "laboratorio sociale" in cui i figli possono cimentarsi nelle loro relazioni con i coetanei. I fratelli si appoggiano, si isolano, si accusano, imparano l'uno dall'altro, e in questo modo imparano a cooperare e a competere. Sono molti i motivi che possono rendere disfunzionale una relazione tra fratelli, ma non è questa la sede per entrare nel dettaglio.

Vi invito a leggere i datati ma ancora validi lavori di Dunn e Plomin su ciò che produce differenze tra fratelli e di Bank e Kahn sul legame tra fratelli, oppure potete rivedere la prima parte del film "Il principe delle maree".

La discussione tra fratelli dei risultati dei test dei genitori può essere una intensa esperienza emotiva, che va ben oltre il piano del contenuto e permette di creare una cornice di senso condivisa che facilita il superamento di tutti gli elementi emotivi che bloccano l'evoluzione dei membri della famiglia.

Nell'articolo "*L'importanza di essere fratelli*" Rodolfo ci ricorda un aspetto fondamentale di cui tenere conto: spesso i legami tra fratelli sono fortemente caratterizzati da ambivalenze, e spesso, oltre all'affetto e al sentimento, troviamo rivalità, gelosia e a volte odio.

Discutere insieme sui dati emersi dai test e sul senso dei dati permette il superamento di questi aspetti, e diventa una prima esperienza di collaborazione e rilettura del sistema familiare che proseguirà poi a casa.

La funzione dell'*assessor* è, in una prima fase, quella di facilitatore nella creazione di un clima di fiducia e collaborazione, poi diventa quella di catalizzatore a supporto della creazione "mente dei fratelli", che una volta costituita, difficilmente viene meno; al contrario, come sappiamo, tende ad autoalimentarsi.

A volte è necessario preparare il terreno a questo complesso lavoro di rilettura, coinvolgendo i fratelli in compiti più pratici per definire una sorta di membrana che definisca i fratelli come un gruppo.

Solitamente io faccio completare in maniera congiunta il Picture Frustration Study[21] di Rosenzweig, oppure faccio una somministrazione di gruppo del test di Wartegg[22]. Utilizzo il primo perché, in maniera simpatica e divertente, li fa allenare ai conflitti e li aiuta a metallizzare il proprio stile interpersonale; il secondo perché è di facile compilazione per l'esaminando e si presta a valutare soggetti di ogni età. Inoltre, il test di Wartegg è veloce ed è uno stimolo non troppo carico emotivamente come possono essere altri test proiettivi come il Rorschach o l'Adult Attachment Projective.

In questa fase solitamente non conduco un'inchiesta estesa[23] perché l'obiettivo primario è di creare un clima piacevole e di fiducia tra i fratelli, a

---

[21] Il PFS è un test proiettivo-associativo composto da una serie di 24 disegni (tipo fumetto) ognuno rappresentante due persone coinvolte in una situazione leggermente frustrante e facile da verificarsi. Ci fornisce informazioni sia sullo stile interpersonale sia sul livello di compromissione del funzionamento della personalità in una logica coerente con i criteri A e B del modello alternativo sui disturbi di personalità del DSM5.

[22] Il test di Wartegg è una tecnica grafica proiettiva composta da 8 box ognuno contenente uno stimolo grafico semistrutturato in cui ogni individuo può "proiettare contenuti e specifiche dinamiche della propria personalità che rivelano la propria organizzazione psichica" (Rapaport D., 1967). Con il sistema di codifica del professor Crisi, il Wartegg è diventato poi un test di performance di personalità.

[23] L'inchiesta estesa è una fase del processo di assessment in cui, solitamente in maniera creativa, iniziano insieme a dare un senso alle risposte, esperienze, risultati dei test. È un primo tentativo di profonda auto-esplorazione con il cliente. È una tecnica utilizzata nell'assessment collaborativo da Constance Fischer e Leonard Handler e implementata da Finn. Permette di espandere il significato dei comportamenti e delle risposte ai test attraverso un dialogo collaborativo che permette al clinico e al paziente di imparare cose nuove sul suo funzionamento.

meno che per qualche motivo non ritenga ci siano le condizioni per fare già a questo punto passaggi emotivamente più significativi.

■ Caso clinico

La situazione che vi mostrerò riguarda due fratelli gemelli di 24 anni, inviati a me da un collega che stava seguendo la famiglia e che voleva un approfondimento diagnostico sui due figli, in particolare su F2.

Infatti F2, in seguito a una violenta lite con il fratello, ha avuto uno scompenso psichico che lo ha portato a un lungo ricovero in reparto psichiatrico da cui è uscito con una diagnosi di schizofrenia e una importante terapia farmacologica che segue da un anno.

Entrambi i ragazzi erano seguiti in terapia individuale da molti anni, e al momento dell'invio erano entrambi totalmente bloccati negli studi e nelle relazioni sociali.

Quando avevano meno di 17 anni la famiglia, disperata per i continui litigi tra i fratelli, si è rivolta ad un terapeuta che ha dato indicazione di separarli, per cui è stato fatto un progetto che prevedeva che F2 uscisse di casa e vivesse da solo con il divieto assoluto per un anno di incontrare il fratello. Non credo serva fare particolari considerazioni sugli esiti devastanti di questo tipo di intervento sia sul piano delle ripercussioni individuali sia delle dinamiche familiari.

Approfittando della loro abitudine a lavorare in un setting familiare, al primo incontro ho convocato tutti i membri della famiglia e ho lavorato con loro sulla costruzione delle domande di assessment.

Ecco le più significative ai fini di questa presentazione:

- Domanda 1 di F1: Come mai per mio padre è così difficile accettare idee diverse dal suo pensiero?
- Domanda 2 di F2: Come mai mio padre è così negativo verso di noi?
- Domanda 3 di F2: Da dove arriva la fragilità della mamma?
- Domanda 4 della madre: C'è un modo di entrare nella corazza di mio marito e raggiungere il suo "cuore"?

Il padre non ha formulato domande e alla fine del colloquio ha comunicato di essere stanco della situazione, per cui aveva deciso che non avrebbe partecipato ad altri incontri.

Ho scelto di rispettare questa sua posizione, ma prima di chiudere l'incontro gli ho chiesto se fosse disposto a compilare un questionario che mi avrebbe aiutato a lavorare con i suoi figli, e lui ha acconsentito.

Ho inviato successivamente via mail il protocollo dell'MMPI2[24] a tutti e quattro, e in pochi giorni lo hanno restituito compilato. La madre ha chiesto

[24] Il MMPI-2 è semplicemente il questionario clinico più utilizzato al mondo. È un test self report ad ampio spettro per valutare le principali caratteristiche strutturali di personalità e i disordini di tipo emotivo. È utile per

poi di discutere personalmente i suoi risultati, mentre il padre ha ribadito di non voler fare altri incontri; ma, sua mia richiesta, mi ha autorizzato a discutere dei risultati del suo MMPI2 con i figli, e altrettanto ha fatto la madre alla fine del feedback individuale.

Vi presenterò ora un frammento di seduta della discussione con figli sui risultati del loro MMPI2 in relazione a quello dei genitori, con particolare focalizzazione sulle Domande 1 e 2 relative al padre.

■ Assessment collaborativo

Frammento 1: La discussione dei risultati (mmpi-2)

T: oggi volevo vedere con voi una prima parte dei risultati dei test che abbiamo fatto. Il primo risultato importante è la scala F. Cosa misura la scala F? Se F è alto la risposta è "sto male", "ci sono molte cose che mi fanno soffrire"
F1: Scala F?
T: sì
F1: 70
T: Questo valore significa che ci sono solo sei ragazzi su 100 alla tua età che soffrono più di te; quindi, il carico che tu hai è un carico importante. Ancora più importante è per lui, perché tu hai un punteggio T=88. T=88 è veramente tanto alto! Secondo voi, i vostri genitori che punteggio hanno?
F2: nostra madre potrebbe essere alto
F1: io direi perfino 75, invece il papà anche 80
T: peggio il papà? Perché pensi questo?
F2: secondo me è più basso
T: perché hai detto che secondo te il papà è alto?
F1: un po' per la situazione familiare che aveva, un po' per quello che è successo negli ultimi anni, che gli ha praticamente fatto crollare quello in cui credeva
T: tu che pensi?
F2: no, io penso invece sia più basso, perché lo vedo che riesce a gestire in modo più tranquillo certe situazioni
T: mentre la mamma secondo te?
F2: abbiamo avuto qualche piccolo diverbio qualche settimana fa
F1: cioè la reazione è stata talmente emotiva che ha fatto vedere tanto dolore
T: La cosa interessante invece è che tutt'e due hanno un punteggio basso: il papà 43 e la mamma 47. Possiamo leggere in due modi questi risultati. Voi

---

individuare precocemente eventuali psicopatologie, approfondire aspetti della personalità utili, valutare le maggiori caratteristiche strutturali della personalità e i disordini di tipo emotivo, formulare diagnosi psichiatriche e psicologiche, e determinare la gravità del disturbo psicopatologico, verificare gli effetti di una terapia o di altri eventuali mutamenti insorti successivamente alla terapia stessa.

siete molto in contatto con il vostro dolore e siete un po' schiacciati da questo dolore. Loro due o non hanno un dolore personale – magari sono dispiaciuti per te, per la loro situazione, ma se gli chiedi "ma tu come stai?" rispondono "io di mio starei bene se non dovessi preoccuparmi dei miei figli" – oppure sono due persone, questo è l'altro modo per leggere questo dato, che fanno grande fatica a stare in contatto con il dolore. Viene fuori qualcosa solo se c'è il colpo: si apre la diga, viene giù tutto e poi però mi richiudo. Non so quale delle due sia quella appropriata, voi cosa ne pensate?

F1: per la mamma direi quella della diga che, ad un certo punto, ti dice tutto; per il papà invece è tanto di più quello del "sì, sto bene se non fosse per i miei figli"

F1: lui è stato sempre bravo a isolarsi dal dolore: aveva una situazione familiare difficile con il padre, che non voleva che lui studiasse all'università e quindi ha cercato di impedirglielo, e sua mamma che soffriva di schizofrenia, e lui ha cominciato a fare judo.

T: che è coerente con quello che stiamo dicendo, perché è una spiegazione della sua famiglia: c'era già una mamma e suo fratello non in grado di gestire il dolore e lui ha trovato la strategia di rimanere non in contatto con il dolore ed essere molto prestazionale: papà è uno che funziona, è uno che fa le cose. La mamma forse sente un po' di dolore ma cerca di tenerlo a bada, e a volte ci riesce e altre volte meno.

I risultati della discussione (mmpi-2)

Quindici giorni dopo la precedente seduta ho incontrato di nuovo i fratelli per capire cosa fosse rimasto della discussione precedente.

T: Volevo chiedervi qualcosa rispetto all'incontro della volta scorsa... Ci avete pensato, dopo che ci siamo visti?

F1: sì, sì certo. Ci abbiamo pensato molto. Ci siamo trovati d'accordo e abbiamo anche pensato a degli eventi come esempi. Tipo: quando ci arrabbiavamo o facevamo qualcosa e papà ci guardava con un'aria come se dicessimo "Papà io so volare, giuro che so volare". Ci guardava come se avessimo detto cose di questo tipo.

T: cioè siete andati con la memoria a ricercare situazioni, episodi che potessero confermare o disconfermare le cose che ci eravamo detti e li avete trovati. E ritrovare questo riscontro che effetto ha avuto su di voi?

F1: allora...per me sollievo

T: sollievo?

F1: sollievo. Quando c'è stata Polonia-Italia e l'Italia ha segnato al 92°, io ho esultato e il papà non vuole assolutamente. Non me la sono presa quando me lo ha detto, perché ho pensato che quello che ho fatto non rientra nel suo modo di vedere, anzi non ho provato né rabbia né ...

T: è come se fosse aumentata la tua comprensione nei suoi confronti

F1: sì

T: tu invece?

F2: Serenità. Sapere. Aver svelato una parte ignota della mia vita mi dà più serenità

T: in che senso una parte ignota della tua vita?

F2: forse ora non so tutto quello che è nella testa di mio padre, ma quel poco che ha a che fare con me, con noi, beh è già qualcosa

T: è molto importante quello che dici: è una grande riflessione questa

Sviluppi

Dopo questi due incontri abbiamo deciso di procedere secondo la stessa metodologia utilizzando altri test, come l'Early Memories Procedure[25], un test sui ricordi di infanzia e altri test proiettivi come Il Thurston Cradock Test of Shame[26] sulla vergogna e infine il test di Rorschach, entrando sempre più in profondità nelle tematiche familiari a partire dalla discussione delle storie evocate dai test o dalle immagini evocate, ad esempio, dal test di Rorschach. Non entrerò nel merito dei risultati di questi test, ma, ad esempio, dal Test di Rorschach emerge sorprendentemente (ma non così sorprendentemente per chi, come noi, è abituato ad avere una visione sistemica) come il figlio diagnosticato schizofrenico non abbia alcun disturbo formale del pensiero e un esame della realtà intatto, ma le sue problematiche siano essenzialmente riconducibili ad aspetti emotivi e relazionali legati alla storia e alla funzione dentro la famiglia.

Frammento 2: la discussione dei risultati (Early Memory Procedure)

Per quanto riguarda l'utilizzo dell'Early Memories Procedure, riportiamo alcuni stralci della discussione dei risultati che mostrano come essa abbia portato i ragazzi a prendere coscienza del ripetersi di uno schema.

T: allora, oggi vorrei fare un po' lo stesso lavoro che abbiamo fatto l'altra volta sui ricordi dei vostri genitori, ma lo farei sui vostri ricordi.

F2: ok (legge il racconto significativo scritto nel test): "mi ricordo di quella volta che ero con mio fratello in un centro estivo e mentre eravamo lì scoppiò un temporale. Io e mio fratello ci spaventammo al punto di piangere, gli altri bambini cominciarono a deriderci. Mentre avevo gli occhi appannati dalle lacrime, mio fratello si alzò, si diresse verso un bambino e iniziò a strangolarlo. Le maestre lo fermarono e ci sgridarono entrambi. Ero molto spaventato e arrabbiato".

T: che idea di F1 viene fuori qui?

---

25 Una procedura di assessment della memoria autobiografica ideata da Arnold Bruhn in cui vengono evocati sia i primi ricordi o ricordi dell'infanzia che ricordi di eventi significativi dell'arco di tutta la vita al fine di esplorare i principi organizzatori della memoria autobiografica rilevanti per analizzare le questioni psicologiche irrisolte.

26 Thurston Cradock Test of Shame (TCTS) è stato creato per indagare una attenta ed efficace valutazione delle dinamiche correlate alla vergogna. Il TCTS è un test proiettivo basato sul racconto di storie raccontate a partire da 10 tavole che permette di catturare i meccanismi di difesa e le strategie di coping collegate alla vergogna. È stato costruito per valutare sia le dinamiche intrapsichiche che quelle interpersonali.

F2: sempre quel senso di impotenza
T: sì, idea di impotenza e ...
F1: non puoi farci nulla, non puoi dirgli di fermarsi
T: non puoi fare nulla né con il temporale né ...
F1: né con quelli che ...
T: ... però impotente ma anche spaventato, e spaventato è la prima cosa che dici. Gli altri come sono qui? Gli altri sono sia gli altri bambini che la maestra
F1: gli altri sono cattivi e le maestre sono ...
T: ingiuste
F1: ingiuste
T: qual è il tema centrale o il bisogno che in questo caso non è stato soddisfatto?
F1: il fatto di non averci consolato?
T: (annuisce) la rassicurazione. Cosa avevi risposto nelle domande dopo? Qual è la parte più chiara del ricordo?
F2: la rabbia, i tuoni e le risate
T: se tu potessi cambiare le cose in qualche modo come le cambieresti?
F2: mi difenderei dalle maestre e dagli altri bambini"
T: qual è dunque "la morale" che impara il cervello del bambino F2?
F1: che quando c'è una cosa che mi spaventa e nessuno interviene e io non riesco a farmi giustizia da solo, la fa mio fratello
T: ridilla
F1: quando c'è una cosa che mi fa paura se mi faccio giustizia da solo, la fa mio fratello
T: quindi mi sembra che la sequenza sia: spavento, impotenza, rabbia, perdita di controllo. Ma nei fatti lui (F1) si è ritirato: cioè è lì impotente; quindi, lui non riesce in questo caso a fare qualcosa, mentre tu (F2) esplodi.
Quello che colpisce me di questo ricordo è la somiglianza incredibile con lo spavento del film (n.d.r.: altro ricordo riportato nel questionario Early Memories). Quindi è come dire: non vi è stata insegnata una strategia rassicurante e, di fronte a questa carenza di strumenti, lui si paralizza (F1) e tu diventi aggressivo (F2). Lui (F1) ce l'ha l'aggressività tanto è vero che la agisci tu, però lui la pensa e tu la agisci. Va bene, ora vediamo il tuo ricordo (F1).
F1: quella volta che mi hanno escluso dalla squadra di pallavolo alle superiori. A un certo punto della partita un mio compagno di classe chiede se c'è qualcuno che può sostituirmi. Allora la professoressa chiama una mia compagna per sostituirmi. Ho provato tanta rabbia.
T: che idea di te emerge qui?
F1: impotente
T: sì...forse non proprio impotente però...fallimentare...diciamo incapace. Come sono gli altri?
F1: ingiusti
T: ingiusti ... beh qua sono proprio cattivi ... non è che stavate giocando la finale di Champions League

F1: sì appunto, per questo mi arrabbiai tanto

T: e l'insegnante non dice "ao', stai calmo e lascialo giocare"

F1: e poi, se posso dire, la partita l'hanno pure persa... dopo che sono uscito ...

T: qual è qui il bisogno non soddisfatto, cosa non è avvenuto?

F1: qualcuno che mi difendesse

T: un sostegno, un supporto

F1 (rivolgendosi al fratello): è perché non c'eri tu ...

T: cosa avevi scritto nelle risposte alle domande del test?

F1: Qual è la parte più chiara del ricordo? la classe che mi dice di uscire dal campo. Qual è l'emozione più forte del ricordo? rabbia per il comportamento della classe e della professoressa.

T: Se potessi cambiare le cose in qualche modo, come le cambieresti?

F1: Sarei dovuto andare a casa

T: "Sarei dovuto andare a casa?": cioè? perché hai l'idea che saresti dovuto andare a casa?

F1: Perché in quel periodo se mi succedeva una situazione di stress, e ce n'erano tante, io prendevo e me ne andavo via, perché così mi hanno detto i miei genitori "tu prendi e allontanati dalla fonte di stress"

T: Come nel ricordo dei tuoi genitori in cui vi hanno detto di spegnere il televisore perché vi eravate spaventati. Quindi l'insegnamento che vi è arrivato dai vostri genitori è: "se c'è qualcosa che non va spegni il televisore. Mi colpisce, perché è come se loro non si fossero resi conto che proteggendovi, facendovi evitare le situazioni, non vi avrebbero aiutato a vedere le vostre risorse e si fossero focalizzati solo sulle vostre debolezze, amplificando il senso di vulnerabilità. Se è così, solo in due potevate affrontare il mondo esterno, ma dall'altro lato così nessuno dei due ha potuto mai vivere esperienze significative senza l'altro.

F1: sì, ci stavo appunto pensando anche io a questo meccanismo...io, infatti, da solo non reagii, andai a sedere in panchina e restai lì, impotente e arrabbiato.

T: quindi l'"evitare" evita solo che tu salti al collo a qualcuno o che qualcuno salti al collo a te, ma non cambia come ti senti, né cambia sul fatto che la tua esperienza, di avere bisogno di qualcuno che ti supporti quando c'è una frustrazione, si sia modificata nel tempo, sia evoluta verso una tua capacità, autonomia. Peraltro, non so se ve li ricordate tutti, ma se fate attenzione, i vostri ricordi sono più o meno tutti uguali, è sempre questo il filo rosso che li unisce.

F1: sì, avevo notato la somiglianza anche con il ricordo della spiaggia

T: Hai ragione, bravo

T: esatto, anche lì c'è una squalifica del come io mi sento. Io sono arrabbiato, triste perché un bambino mi ha rovinato la buca su cui ho lavorato...vado dai miei genitori a dire "mi sento male" e loro dicono "ma perché?", a conferma di quanto abbiamo visto nel primo incontro: il "mi sento male" è un piano affettivo/emotivo che loro non riuscivano a gestire, e la risposta era solo sul piano pragmatico, molto concreto, che è nel loro registro per la loro storia.

T: altro aspetto interessante è che voi vivete come una risposta migliore la rabbia, cioè quello che non sei riuscito a fare qua (indicando il ricordo in cui F2 è andato in aiuto di F1) dov'è venuto lui ad aiutarti e si è arrabbiato... È come se tu, nel tempo, avessi imparato che di fronte a una situazione difficile ci sono solo due reazioni possibili: "impotenza e paralisi" o "rabbia ed esplosione"; in qualche maniera sembra più funzionale la rabbia... e questo è anche in qualche modo vero: è qualcosa di più attivo, di più vitale, di più adattivo. Certo però che alla lunga, se sono sempre arrabbiato e questa è la mia unica strategia, è un problema. Quindi devo pensare a qual è un obiettivo in un polo tra il "meno" dove c'è la paralisi di F1 (paralisi-impotenza, usiamo questi termini), e il polo opposto "positivo" dove c'è rabbia che però diventa aggressività e qui abbiamo F2. Quindi è come se in qualche maniera voi due vi foste polarizzati compensandovi.
L'obiettivo è che cerchiamo di vedere se insieme riuscite, invece che polarizzarvi coalizzandovi, a trovare entrambi delle risposte che stiano in un'area di mezzo più funzionale, in cui entrambi siete in grado di mettere in campo anche individualmente una risposta migliore. Secondo me l'aspetto evolutivo, di crescita, è che capiate che non avete la possibilità di avere un supporto emotivo da parte dei genitori e che c'è un rapporto troppo deteriorato con l'esterno perché voi possiate fidarvi nel cercare un supporto emotivo esterno: quindi il supporto emotivo, la vicinanza e la comprensione di come state per ora lo potete trovare solo qua (n.d.r. indica loro due) e questa è la parte buona. La parte negativa è che le strategie che avete trovato fino adesso invece non sono buone.
Ora vi lascerò 5 minuti in cui io me ne vado e voi scegliete una delle tre o quattro situazioni tra quelle che avete descritto nel questionario. Poi vorrei che decideste su quali di questi ricordi lavorare e discutete tra di voi come altrimenti avreste potuto affrontare quella situazione in un modo che stia in mezzo.

F2: dove non c'è né la paralisi né la rabbia?

T: Sì, esatto: concretamente, che tipo di risposte diverse avreste potuto dare pensandovi oggi 24enni, evitando questo schema.

F1: ricordando l'episodio della spiaggia, abbiamo pensato che avremmo potuto dirgli: "ma papà quella buca per noi era qualcosa...so che forse per te non è importante, ma per noi lo è"

T: quindi mi verrebbe da dire che l'esercizio di oggi serve per aiutarvi a passare da una logica di un'età infantile dove questa alleanza tra di voi serviva per proteggervi da un mondo esterno pericoloso, cattivo e ingiusto (escludendolo e sentendovi esclusi, però) al trovare la vicinanza emotiva tra di voi per rassicurarvi al punto da poter avere un buon rapporto anche con gli altri senza esserne spaventati, preoccupati o minacciati. In questo dovete essere uno critico dell'altro, perché sarà normale nelle situazioni che vi succedono che scatti il programma della difesa e l'altro deve dire "no non mi devi aiutare come all'asilo che salti al collo, devi aiutarmi a comportarmi da 24enne". Aiutatevi a trovare una risposta diversa e non ad alimentare tutti i pensieri che gli altri sono cattivi, ingiusti, perché da un lato può essere vero che sia così (il mondo può essere così), ma dobbiamo insieme trovare delle strategie per cui siate abbastanza forti e capaci di rapportarvi in maniera diversa, perché altrimenti il vostro destino è stare tutta la vita da soli voi due contro gli altri chiusi in casa... e questo mi sembra davvero uno spreco delle grandi risorse che avete.

I risultati della discussione (Early Memory Procedure)

Come si può vedere, la rivisitazione guidata di molti ricordi di situazioni di difficoltà verificatesi nel passato ha portato i fratelli alla consapevolezza di come si ripetano sia il vissuto (mancata rassicurazione) sia la risposta a quel vissuto, e a realizzare come, seppur utili nei primi anni della loro vita, tali reazioni siano divenute ormai controproducenti. Ciascuno dei due fratelli è stato così messo nelle condizioni di sperimentare come questa nuova modalità di collaborazione abbia effetti positivi per entrambi: la chiave dell'efficacia è di nuovo nella "mente dei fratelli" che, conoscendo e riconoscendo lo schema che li accomuna, trovano in questo ruolo di supporto reciproco un argine ai meccanismi di difesa antichi, sviluppando contemporaneamente una relazione di fiducia con il terapeuta.

■ Oggi

Dopo la fine di questo assessment, si è condiviso di continuare il percorso con degli incontri mensili che sono durati circa un anno:

F1 ha lasciato definitivamente l'università, ma ha assunto dei ruoli importanti nella sezione locale di un importante partito politico dove porta avanti dei progetti rivolti ai giovani.

F2 ha fatto un corso di formazione di webdesign e attualmente lavora part-time in una piccola agenzia di pubblicità.

Gestiscono insieme su Airbnb degli appartamenti, e naturalmente sono superhost!

10. Il processo di differenziazione di coppia.

Il sistema riparativo nella terapia di coppia: riflessioni, risonanze e uso della terapia di coppia sistemico relazionale

di Carlotta Maggiorelli[27], *Giancarlo Francini*[28]

▪ Sinossi

"Ci siamo ritrovati dopo molti anni dal primo incontro e... dopo esserci respinti ci siamo, di nuovo, attratti senza riuscire a capire cosa volessimo l'uno per l'altra[29]"

La coppia che abbiamo seguito per un lungo processo terapeutico durato anni così iniziava la ricostruzione storica del loro primo incontro, e in quelle poche parole sono racchiusi molti significati a cui abbiamo dato senso durante la terapia di coppia.

Ogni processo terapeutico – di coppia, individuale o familiare – è difficile da raccontare, perché durante la narrazione qualcosa si perde, qualcosa si modifica, qualcosa si capisce come non lo si era compreso prima.

La riflessione di questa terapia parte proprio dalla necessità di fermarsi e riflettere su quello che stavamo costruendo insieme ai nostri pazienti, dentro al sistema di terapia.

Se la durata, negli anni, ha reso ricco il viaggio, la complessità e la molteplicità dei temi lo ha reso un'*odissea*.

Lui e *Lei*, così simili ma così diversi, erano così poco differenziati l'uno dall'altra che indossavano quasi sempre lo stesso modello di scarpe, e nella ricchezza delle suggestioni che ci hanno evocato abbiamo lavorato su come lo spazio di terapia di coppia possa rappresentare il tentativo, per l'individuo, di differenziarsi e comprendere i propri bisogni, senza temere per la propria identità.

Una delle specificità di questa coppia, è rappresentata dallo sviluppo traumatico di *Lei* e dall'attaccamento evitante di *Lui*, un connubio perfetto potremmo affermare.

---

[27] Carlotta Maggiorelli, Psicologa, Psicoterapeuta, Mediatore Familiare AIMS, allieva Didatta IAFF, Presidente Associazione Co.Me.Te Valdelsa. Approfondisce e studia modelli di valutazione e intervento per famiglie vulnerabili per il recupero della genitorialità. La sua curiosità per la terapia di coppia e i processi di differenziazione all'interno della stessa nascono dal lavoro sulla genitorialità fragile, legata a processi evolutivi di coppia bloccati.

[28] Giancarlo Francini, Psicologo, Psicoterapeuta, Mediatore Familiare AIMS, Didatta Istituti di Terapia Familiare, Consulente Uffici Giudiziari, Presidente dell'Associazione Nazionale Co.Me.Te. Da anni si occupa di terapia del divorzio, pubblicando in tema di terapia volta al recupero delle relazioni familiari a seguito di separazioni conflittuali. L'interesse per la terapia di coppia si integra direttamente con gli approfondimenti della terapia della separazione e del divorzio.

[29] In questo contributo si utilizzerà spesso la narrazione in prima persona della storia delle persone. Non sono le sbobinature dei colloqui, perché coperti da segreto professionale. L'uso in prima persona della narrazione è voluto come strumento descrittivo da parte degli autori.

La loro unione di coppia, un po' come il Covid-19, si è diffusa anche su altri piani, investendo i figli delle loro precedenti relazioni, la *oro* figlia, il lavoro di *lei,* le rispettive famiglie di origine.

Il sistema terapeutico costituito da un uomo e una donna ha cercato di lavorare sul riconoscimento dei bisogni individuali, su come i meccanismi di difesa di ciascuno li facessero sentire intrappolati e su come l'autoregolazione potesse pacare la riattivazione traumatica delle loro storie, attraverso la loro relazione, la nostra relazione e il sistema terapeutico intero.

■ Introduzione

Ogni amore è diverso dagli altri, ogni legame ha aspetti simili e diversi dagli altri. Ci sono coppie che si scelgono e restano insieme sulla base di processi di scarsa autonomia personale, avvicinandosi molto alla tipologia di legame di dipendenza patologica; altri legami, al contrario, si fondano sull'iperindividualismo e, rispecchiando i mandati della società odierna, puntano al mantenimento dello *Spazio-Io,* molto lontano dal *Noi.* Ci sono, poi, legami che cercano nuovi equilibri, tra autonomia e dipendenza, dentro a quello che possiamo definire il processo di differenziazione di coppia, dove l'acquisizione della dimensione Io, diventa la base sicura per la costruzione del Noi.

E l'intimità, il senso del Noi, può essere un luogo estremamente desiderato, ma anche il luogo del pericolo, se uno o entrambi i membri della coppia hanno alle spalle una storia di sviluppo traumatico.

La crisi della coppia è, per definizione, una delle transizioni che porta la coppia a poter modificare il proprio assetto, migliorandolo e consentendo ai partner di riconoscere che dentro alla membrana di coppia (Dicks, 1977) ci sono due distinti e diversi organismi viventi che possono rendere il loro equilibrio funzionante o, al contrario, distruttivo. Durante una crisi di coppia, molti sono i fattori che vengono chiamati in causa e il *presente* diventa improvvisamente un *passato* mal digerito, richiedendo alle persone di fare i conti con le proprie origini e le proprie ferite.

Non tutte le coppie in crisi giungono in terapia – questo lo sappiamo bene – e non tutte le coppie in difficoltà scelgono una terapia di coppia sistemico-relazionale.

Sappiamo, inoltre, che anche all'interno del paradigma sistemico relazionale, la terapia di coppia può avere caratteristiche, metodi e strumenti molto diversi.

Il nostro obiettivo, in queste pagine, è quello di narrare la storia di come un processo terapeutico di coppia abbia contribuito alla stabilizzazione degli aspetti traumatici di ciascun partner che intrudevano nella coppia, cercando di allargare la Massa Indifferenziata dell'Io di Coppia (Bowen) in uno spazio di vita a due.

Descrivere questo processo terapeutico non è affare semplice, ma si è reso necessario in questi anni fermare i pensieri (fermarci noi) e cercare di capire, a un tratto del viaggio, che direzione stavamo prendendo *Lui*, *Lei*, il *Sistema Terapeutico*, il *Sistema Intero*.

Nessun processo terapeutico somiglia agli altri, mai; questo in particolare è stato un viaggio complicato, che a tratti, almeno io, avrei desiderato abbandonare, perché l'urto delle emozioni ci ha fatto vorticare come se ci trovassimo su un ottovolante. I potenti meccanismi di difesa della coppia hanno risuonato nel sistema terapeutico, inondandolo di immagini, suggestioni, sensazioni.

È questa spirale così forte che, a tratti, ci ha portato a fondo convincendoci che non ci fosse speranza che il dolore si lenisse, a tratti ci ha risollevato illudendoci di poter cambiare l'ingranaggio, ma l'ingranaggio è la parte che tiene unita la macchina e non si lascia smontare così facilmente. L'assetto della coterapia è stato uno degli aspetti centrali, legati non solo alla funzione riflessiva per la coppia, ma anche per la necessaria protezione dall'angoscia che la storia di queste persone ha comportato.

Nel tentare di mettere ordine alle molte chiavi di accesso che questa terapia ci ha fornito, abbiamo deciso di sottolineare alcuni aspetti centrali: *il processo,* da intendersi come l'evoluzione e l'andamento della terapia, *le immagini controtransferali* evocate dagli sviluppi traumatici, la costruzione della *relazione riparativa attraverso la terapia di coppia.*

Iniziamo raccontando il mondo interiore dei protagonisti, così come ce lo hanno rappresentato in terapia.

Che la *relazione* sia il *luogo di cura* è affare scontato e contemporaneamente complesso: la relazione implica processi che si influenzano reciprocamente, riproponendo, al contempo, schemi appresi durante lo sviluppo.

L'associazione Co.Me.Te[30]nel corso degli anni, oltre a sottolineare la risorsa del lavoro di équipe, ha beneficiato della ricchezza di poter integrare strumenti terapeutici anche molto diversi tra loro, in grado di arricchire pensiero e relazione.

Scrivere come si è proceduto dentro a un processo terapeutico è come fermarsi e pensare a un momento lontano della propria vita: si evocano frammenti, immagini, suoni e mentre si rievocano i ricordi si modificano, aggiungendo in questo caso specifico attribuzioni di significato a posteriori.

Il materiale audiovisivo di cui ci serviamo nel nostro modo di lavorare ci ha aiutato a ricostruire un processo terapeutico lungo quasi cinque anni e non ancora del tutto compiuto.

▪ Il processo di differenziazione di coppia

Il percorso effettuato con loro due ha rappresentato un vero e proprio viaggio attraverso il processo di differenziazione.

Un tempo in terapia di coppia lavoravamo essenzialmente sulla differenziazione tra i partner e la propria famiglia di origine. Ci siamo però accorti che la fusionalità della coppia nella fase di innamoramento e la dinamica attraverso la quale si costruisce l'assetto collusivo rimanda necessariamente a uno sviluppo della relazione di coppia in cui il superamento dell'assetto iniziale apre le porte a un processo che vede il passaggio attraverso varie fasi.

[30] Co.Me.Te Firenze Sud e Co.Me.Te Valdelsa

La coppia, dopo una prima fase in cui si stabilizza la funzionalità del patto, comincia a differenziarsi dalle proprie famiglie di origine e dalle altre coppie, alla ricerca di un "noi" unico.

La fase successiva è proprio quella in cui la *differenziazione* avviene all'interno della coppia stessa.

Il processo di differenziazione segue sempre tre fasi: *l'oppositività*, *l'individuazione*, la *soggettivazione* a cui non tutte le coppie giungono.

Nella prima fase, dell'*oppositività*, ciò che è caratteristico è il conflitto e il battibecco: il secondo attiene solitamente allo stabilizzarsi di una dinamica di potere (spesso maschile/femminile), il primo invece è la vera caratteristica della ricerca di una differenziazione. La coppia avvia il processo di de-collusione e ognuno cerca di riprendersi quanto proiettato sull'altro e sente che la soddisfazione dei bisogni che aveva affidato all'altra/o è ora in grado di realizzarla in proprio; proietta sull'altro, invece, la costrizione (a suo dire) di ciò che il partner rappresenta. Ma non dobbiamo pensare che questa crisi sia necessariamente distruttiva, anzi: il conflitto (quasi sempre) altro non è che un modo per ricercare una distanza di sicurezza tra il desiderio di dipendenza e la paura dell'invasività/assoggettamento da parte dell'altro/a.

Nella nostra terapia la fase dell'oppositività è stata molto lunga e altalenante.

Nella seconda fase, dell'*individuazione*, il vissuto è di vera e propria crisi, caratterizzata da incomprensione, senso di solitudine, distanza affettiva, allontanamento, incomunicabilità, ritiro in sé, da parte di un partner o di entrambi. Questa è la fase in cui il rischio del tradimento è maggiore, anche perché è la fase che fa maggiormente paura alla coppia – paura della fine stessa del rapporto e della famiglia, con tutto quello che ne consegue – e magari il tradimento accade come forma di distrazione per mantenere la relazione stessa. Altre volte invece il terzo che arriva rappresenta la possibilità di un nuovo assetto collusivo e di sviluppo di una relazione nuova, dove cercare soddisfazione a bisogni emersi nel corso della coppia. Se la prima fase era caratterizzata da un cambiamento in corso, magari inconsapevole, dove non era chiaro ciò che entrambi volevano, e chi ciascuno voleva essere, nella fase dell'individuazione una nuova identità ancora incerta non ha modelli di fronte (e non ha paragoni su cui costruire il conflitto) ma esprime un senso di unicità spesso scambiato per libertà.

Il tradimento potrebbe andare a sviluppare questo senso di unicità e rappresentare un approdo a un altro sé o a nuove parti di sé che potrebbero emergere.

Nella terapia di coppia di cui abbiamo trattato il graduale allontanamento tra i due ha permesso anche di guardarsi con occhi diversi e far emergere aspetti nuovi: vissuti di depressione per lei che le hanno consentito di guardarsi dentro invece di guardare all'altro, e per lui una maggiore capacità di mentalizzazione.

La terza fase, della *soggettivazione*, non sempre viene raggiunta dalla coppia, poiché la crisi dell'individuazione porta a rifugiarsi nella fase dell'oppositività e tornare così a confliggere perché, si sa, *finché c'è guerra c'è speranza* e troppa è la paura di mettersi davvero in discussione come coppia e come persona. Chi invece trova questo coraggio riesce ad arrivare in una fase in cui vi è riconoscimento e apprezzamento dell'alterità rappresentata dall'altra/o, accoglienza delle differenze e vera capacità di prendersi cura.

La ricerca della soggettivazione per la nostra coppia avviene attraverso movimenti di avvicinamento e intimità, desiderata ma temuta per il rischio di nuove delusioni, e quella giusta distanza di sicurezza in cui potersi sentire in equilibrio con sé e con l'altro.

Lei

Sono nata in una famiglia dove la violenza, la gelosia e il possesso erano all'ordine del giorno.

I miei genitori sono vissuti dentro a un amore malato, a cui abbiamo assistito io e le mie sorelle.

Da ragazzina, in quanto primogenita, ho cercato di proteggere le mie sorelle da quell'amore violento e forse ci sono riuscita, ma non ho salvato me stessa, arrivando a pensare di non meritare l'amore di nessuno. Io sapevo di avere bisogno di loro, del loro amore, della loro cura, ma allo stesso tempo li temevo, perché loro non erano mai gli stessi: un giorno mi rassicuravano, un giorno mi spaventavano drammaticamente. La visione che ho dell'Amore è di un concetto malato, perché l'esperienza mi ha insegnato che non posso fidarmi e che, dopo mille attacchi e ferite, l'amore alla fine "ti uccide". Mia madre, quando finalmente mio padre la lasciò, cadde in una depressione paralizzante, tanto che ai miei occhi sembrava morta, ma da viva. Io e le mie sorelle venimmo abbandonate di nuovo, perché, se la separazione da un lato c'era sembrata la speranza di una via d'uscita, gli esiti della stessa furono come ripiombare all'inferno dopo aver trascorso un giorno in paradiso.

Sono passata da una relazione tormentata e tormentante a un'altra, senza successo, senza amore.

Quando l'ho incontrato, Lui, facevamo l'università. Siamo subito rimasti colpiti l'uno dall'altra, ma in quel momento ci siamo respinti: avevamo cariche opposte, ma aveva qualcosa che mi piaceva tantissimo, non so esattamente cosa, "lui era calmo". Dopo quell'incontro mi sono buttata in un amore forte, con un uomo che per certi versi ricordava mio padre, non violento fisicamente ma verbalmente molto aggressivo. Abbiamo avuto un figlio, che mi ha cambiato profondamente: con lui ho capito che l'amore può essere protettivo, che lo avrei aiutato a crescere, a capirsi e ad ascoltare i suoi bisogni. Con me stessa non sono riuscita a fare lo stesso: continuo a vivere un perpetuo stato di allarme che si scatena come un lupo famelico e che, non riuscendo ad acquietarsi mai, non trova pace. Quando il lupo esce dal bosco, attacca chi si trova di fronte e la rabbia lo divora e mi consuma in una battaglia senza tempo. I momenti dopo la lotta li passo sfinita, quasi morta, in uno stato di torpore che solo apparentemente mi rigenera, perché in realtà continua a scavare e a consumarmi. Faccio terapia personale da un tempo immemore, e, almeno lì, ho trovato un padre buono e sincero, che mi sa tenere testa, perché quando il lupo esce devasta tutto.

Ho cercato di curare la mia parte selvaggia e di travestirmi da amazzone per addomesticarlo ma mi è riuscito solo per brevi periodi, il lupo ha quasi sempre il sopravvento.

Lui

Sono vissuto in una grande e calda famiglia, a volte talmente accogliente da farmi sentire soffocato; non sono mai riusciti a vedermi per quel che sono, in quella moltitudine di persone non so neppure io quali siano state le figure significative, tra molti io mi sono sempre perso. Ho sviluppato la capacità di resistere al calore inondante senza dare segnali di sofferenza, la mia armatura era robusta e molto, molto luccicante. Ho vissuto uno stato di quiete apparente che nel corso degli anni è diventato il mio abito migliore. Mi sono perso, senza accorgermene. Ho schivato la loro presenza cercando di accontentarli, realizzando quello che si aspettavano da me, mi sono dimenticato cosa volessi io da me. Sono uscito di casa, all'improvviso, senza avvisare nessuno, così come ho realizzato le altre cose importanti della mia vita, da solo in solitudine, ma dentro una folla di persone. Mia madre era talmente preoccupata e in ansia da scordarsi di vivere. La casa e gli oggetti erano le uniche cose che la facevano sentire al sicuro. Mio padre a modo suo mi seguiva, si interessava a me, cercando di condividere i miei interessi, senza rendersi conto di quanto intrudesse nella mia vita. Ho una sorella ma praticamente è come se non ci fosse, abbiamo fatto vite completamente separate, forse credendo che fosse l'unico modo di salvarsi. Io non mi lamento mai, vado avanti perché fermarmi sui miei desideri è cosa sconosciuta e pericolosa, ma soffro profondamente di ogni cosa su cui non mi sento adeguato e su cui ho paura di deludere gli altri.

Quando l'ho incontrata studiavo, e lei mi piaceva molto, era viva, viva come non avevo visto nessuno. Forse troppo. Ci siamo incrociati per poco tempo, perché per me era troppo.

Mi sono sposato poi con una donna dominante che riempiva anche il mio posto, con cui ho avuto due figli e da cui sono dipeso per 15 anni della mia vita, anni in cui ho continuato a fare come se...stessi vivendo come avevo fatto con i miei, una relazione in cui mi sembrava di avere tutto senza sapere chi fossi. La nascita della mia prima figlia mi ha profondamente cambiato, anche se non so dire in cosa, so che mi sono nascosto per anni...dentro di me. È come se mia figlia avesse dato avvio al lungo travaglio della mia seconda nascita. Non trovo quasi mai le parole per esprimere cosa ho dentro, allora spesso fingo di essere quello che non sono, perdendomi ancora di più.

Mi sono separato e non ho capito neppure perché, sapevo che il mio ospite sotterraneo si stava svegliando anche se ho cercato di convincerlo a restare quieto, perché in fondo, a me, scivola sempre tutto addosso.

Quando ci siamo ri-trovati, è stato come vederci per la prima volta, la mia armatura si è dischiusa e io mi sono innamorato di Lei, di Noi, della Famiglia.

Sì perché ad un tratto ci siamo uniti tutti, Io, Lei, i miei figli, suo figlio, figlia, tutti nella stessa Casa.

Ma è stato tutto così veloce e vorticoso che mi sono perso e, nella confusione, ho di nuovo ri-intanato me stesso, le contrazioni si sono fermate.

Lei, Lui... l'Altra, gli Altri

Quando si sono incontrati e scelti, le loro vite si sono *fuse insieme*, uniti in quella che Lui desiderava diventasse una *Grande* Famiglia, e in quella che Lei tentava di far diventare una Famiglia *Sana*. Indossano spesso lo stesso modello di scarpe da ginnastica, molto comune per effetto della moda ma che in questo caso ritrae in pieno la loro difficoltà di differenziazione.

La gravidanza della *Loro bambina* è iniziata dopo pochi mesi dall'avvio della relazione, e quasi contemporaneamente, *Lei* ha scoperto che *Lui* aveva avuto una frequentazione affettiva e sessuale con un'*Altra Donna*.

"E si conobbero come non si erano mai visti prima"

La fase dell'idealizzazione e la formazione della coppia, per loro, coincide con la fase della perdita della stessa, creando così un effetto-paradosso: contemporaneamente hanno convissuto aspetti idealizzati e aspetti distruttivi, tutto in un lasso di tempo molto breve. L'attaccamento nel legame di coppia ripropone gli aspetti traumatici del passato e, contemporaneamente, emerge il bisogno di cambiamento e cura.

Il *luogo* della *relazione* appare confortevole tanto da spaventarli: lo spazio di coppia, di quell'intimità di cui entrambi hanno bisogno, può essere sano e trasformativo ed entrambi ne hanno bisogno, ma al contempo lo temono, e così lo riempiono di Altri, attaccandolo.

Il tradimento e l'Altra donna, una frequentazione superficiale che Lui non riesce nemmeno a spiegarsi, cadono su di Lei come meteoriti durante una pioggia astrale. L'Altra la incontra e le racconta che Lui è diverso da quello che appare: l'idealizzazione crolla d'improvviso e i fantasmi del passato riempiono gli incubi ad occhi aperti.

Il Lupo uscì dal bosco e cercò il cavaliere dall'armatura sfavillante e iniziò ad inferire colpi. Più lo attaccava, più il cavaliere si allontanava come accade nel migliore degli inganni... come al luna park nella stanza degli specchi, l'immagine di sé si deforma, assume forme ingannevoli e ti minaccia.

In battaglia ci sono momenti di tregua, spazi in cui poter curare le ferite, nutrire l'animo e pensare...

Il Sentimento è forte e deciso, tanto come il timore di cambiare.

La moltitudine di persone di cui si sono circondati negli anni li ha tenuti molto occupati e il loro amore si è triplicato... i figli, i figli adottivi, quelli presi "in affido", i parenti tutti. Ma con questo affollamento di persone intorno, dentro di loro, si sono persi fondendosi sempre più l'uno dentro l'altro e, mentre lo facevano, si chiedevano di non farlo.

Per un lungo periodo la *Loro casa* è stata riempita di tante persone a cui curare le ferite, perché credendo di aiutare gli altri cercavano di salvarsi, perdendosi sempre più.

Oltre ai figli delle loro precedenti relazioni, alla *Loro* bambina, in casa sono stati accolti figli di persone in cerca di stabilità e supporto.

Durante questo tentativo di creare Famiglia e curare i bisognosi, la loro coppia si è persa, ma si sono via via rafforzati, soprattutto per Lei, quegli aspetti individuali, quell'autodeterminazione di cui c'è bisogno per stare davvero con l'Altro.

Noi

La nostra coppia si è fusa, non ce ne siamo accorti e ci siamo mescolati l'Uno nei Bisogni dell'Altro. Tutte le coppie affrontano momenti di crisi. Ogni coppia lo fa a modo suo. Noi lo abbiamo fatto portando con Noi, le nostre Famiglie, tutte quelle di Ieri e quelle di Oggi.

Improvvisamente dentro la casa ci siamo trovati affollati. La separazione di Lui era tutt'altro che chiusa e Loro si sono trovati intrappolati. I mesi sono trascorsi rapidamente e la passione che ci ha uniti ha fatto nascere Nostra Figlia. E lì ci siamo stretti ancor di più, in un completo caos tra famiglie vecchie, nuove, di origine, ricostituite... senza capire più in che direzione procedere.

Gli anni ci sono scivolati addosso come l'acqua che bagna l'asfalto durante l'acquazzone: rendendo l'asfalto un luogo molto pericoloso. Abbiamo cercato di contrastare i problemi fuggendo in luoghi paradisiaci per goderci delle vacanze, ma anche lì abbiamo fatto l'errore di essere in tanti, troppi.

Perché Noi, quando ci siamo incontrati, avevamo davvero bisogno di Famiglia.

Lui voleva sanare quel senso di colpa che si trascinano dietro le persone dopo una separazione, con l'Idea di aver Rotto una Famiglia.

Lei aveva bisogno di Riparare la dannosità della propria esperienza familiare, fatta di dolore, botte, sangue.

La fiducia ci spaventa, da sempre, ma ne abbiamo bisogno come l'ossigeno per respirare quando hai l'enfisema o il Covid-19.

L'Analisi, la Psicoterapia, la Terapia di Coppia.... la Cura

Lei ha iniziato la sua analisi personale molti anni fa, quando la relazione col padre di Suo figlio naufragava. La Sua intelligenza le ha consentito di scavare nel Profondo, dentro e fuori di Sé, ma il Lupo è sempre in agguato e Lui, con la sua armatura, lo risveglia in continuazione.

Lui è naufragato in psicoterapia perché Lei glielo ha imposto, perché i suoi Bisogni non li sente quasi mai e quando accade che li incontra, tendenzialmente, li evita. In quel Luogo di Cura, Lui talvolta esce e mostra parti di sé che non conosce e che richiamano il Lupo.

L'uomo e il cane, però, possono essere migliori amici, per sempre.

La terapia di coppia arriva quasi subito nella Loro storia (grazie alla sensibilità della terapeuta individuale di Lui che, avvertendo la complessità, ce li invia), definendo il Bisogno di Cambiamento, Cura e Paura della stessa. La terapia di coppia, è lo Spazio contenitivo in cui sono converse le paure, gli attacchi, ma in cui sono riusciti a mostrare le parti fragili di sé.

Il sistema terapeutico, costituito da un uomo e una donna, ha assolto a Funzioni diverse: il maschile rassicurante e contenitivo ha rappresentato la funzione paterna riparativa e un femminile non invadente e cauto, ha potuto incontrare la fragilità di Lui, senza che se ne sentisse invaso.

L'analisi del Processo Terapeutico, i Traumi, i Legami

Lui e *Lei* si incontrano una prima volta ma, come si attraggono rapidamente, rapidamente si respingono, perché i bisogni di quel momento erano legati alla ripetizione del proprio copione familiare: Lei si era scelta un partner maltrattante, che aveva la sensazione di poter controllare e gestire come aveva fatto nella propria famiglia di origine. Lui aveva scelto una donna forte, decisa, da cui dipendere e a cui aderire, così come era abituato a fare nella propria famiglia.

Per i successivi vent'anni, queste scelte sono state sorrette e li hanno visti impegnati nel risolvere il grande conflitto interno: ho bisogno di cambiare il mio funzionamento, ma non posso farlo perché ne ho paura.

Quando si ritrovano molti anni dopo, si riapre la speranza di cambiare copione grazie all'*Altro*, e insieme l'impossibilità di esplorare l'ignoto. Il tradimento frena subito l'illusione e, invece che dividerli, li lega sempre più in una spirale in cui il legame si fonda su bisogni proiettati completamente sull'Altro che diventano Eros e Thanatos. Lo spazio di coppia, la membrana, viene attaccata dal primo agente infestante, il primo di una lunga serie.

La coppia viene poi occupata dalla Famiglia in una gestione compulsiva di accudimento, accoglienza, fusionalità. E l'intimità si allontana, come quando si perde la messa a fuoco della telecamera e svaniscono i confini.

Lo spazio della Terapia di coppia (iniziato poco dopo dall'inizio della relazione) sembra rappresentare quel *trait d'union* in cui fermarsi a pensare e delimitare tutto quello che avevano "riempito".

Il processo terapeutico ha avuto un andamento sinusoidale: i periodi di miglioramento erano sempre susseguiti dalla discesa agli inferi e viceversa, delineando un funzionamento borderline della coppia.

Non hanno, però, mai abbandonato la terapia e hanno mostrato una *compliance*, apparentemente, buona.

La loro danza, come capita in alcuni tipi di funzionamenti di coppia, ha mantenuto negli anni una omeostasi perfetta, seppur dolorosa e inesorabilmente solida. Guardandoli contemporaneamente si aveva la sensazione che danzassero suoni differenti, benché affermassero di aver messo lo stesso brano. Ogni movimento asincrono dell'Uno o dell'Altra, non faceva altro che rinsaldare la minaccia al cambiamento dell'Altro.

La ricerca del *Sé* è proceduta parallela alla ricerca della costruzione del *Noi* di coppia. Ma se per la dimensione di coppia il processo deve essere cogestito, nella ricerca della propria autenticità, l'Altro/a ha costituito un freno, rappresentando la minaccia della perdita dello stato fusionale.

Se in altri processi terapeutici di coppia ci è stato più semplice delineare l'evoluzione della crisi, dalla formazione della coppia fino alla rottura del patto, in questa coppia le fasi si sono mescolate rendendo la lettura complessa. L'incontro è stato un ri-trovarsi e l'innamoramento è stato altresì perdere immediatamente l'idealizzazione dell'altro e vedersi nudi, senza potersi più lasciare, ma, non bastandosi si sono circondati di *Altri* con cui *Fare Famiglia*.

Il conflitto, la rabbia, il dolore sono stati gli unici mezzi che hanno potuto usare per allentare la corda che li avvolgeva: per Lei staccarsi ha significato incontrare faccia a faccia il Lupo, e addomesticarlo affinché smettesse di divorarla. Non è stata un'operazione semplice, perché il Lupo è parte della sua Identità, è ciò che le ha dato la sensazione di essere al sicuro dal pericolo, "*l'attaccamento è una strategia per identificare il pericolo e rispondere ad esso*" (Crittenden, 2008).

Anche per Lui prendere confidenza con se stesso è stato inesorabilmente necessario, ma molto terrorizzante. La sua configurazione di risposta al pericolo, negli anni, aveva assunto la forma della simulazione di stati affettivi positivi (Crittenden, 2008), quella quiete apparente, quella serenità incongrua rispetto al vissuto di pericolo, ma esperito come unica strategia di messa al riparo.

Entrare dentro alla sua armatura è stato un processo lento, molto lento, e lo stato di allarme con cui si è continuamente dovuto confrontare lo paralizzava, fino a farlo spengere. E ogni volta ripartire era come dover ricominciare da capo, anche se non era mai la stessa cosa.

La profondità del pensiero di *Lei* a volte confondeva. La forza e la veemenza del trauma dell'attaccamento e la paura della fiducia spesso lo immobilizzavano, facendogli provare quotidianamente un timore ipnotizzante: come se le sue difese fossero così convincenti e spaventevoli che nessuno, o quasi, poteva smuoverle. Un po' come *Lui*: incastrato dall'amore che prova per *Lei*, raramente è riuscito ad andarle vicino per convincerla che il fuoco non l'avrebbe divorata.

Non è che non ci siano state occasioni di poter guadare il fiume, anzi, ci sono stati innumerevoli tentativi e opportunità, ma la tendenza all'omeostasi ha prevalso.

I Luoghi, il Contesto, la Relazione

Dentro la storia di queste due persone abitano molti legami, non sempre ben definibili.

Lui e Lei, insieme, hanno continuato a riempire in una sorta di *binge eating* le loro vite e le loro case, di persone, figli, animali, oggetti. Ma lo spazio non riusciva a saturarsi mai, con la chiara evidenza che si trattasse del bisogno di riempire spazi vuoti, di colmare reciproche mancanze.

Il luogo della Relazione, tuttavia, è rimasto sempre lo stesso, in un andirivieni di aspettative create e sogni disillusi.

Il luogo della Terapia è cresciuto insieme alla loro Relazione e alla loro figlia, che ha passato parte delle sedute attaccata al seno della madre, mentre *Lei* parlava dei problemi con *Lui*.

Il viaggio che abbiamo intrapreso è stato un'odissea: come Penelope, la loro Relazione di notte si intesseva e di giorno si sfaceva dentro un "*ad aeternum*", senza fine.

La coppia mette in scena la rappresentazione del modo attraverso cui ciascun partner sceglie cosa depositare sull'altro e come interpretare ciò che l'altro gli dona. Non sempre sono doni graditi e confacenti ai propri gusti personali.

La terapia di coppia diventa un grande contenitore, uno spazio transizionale attraverso cui trovare se stessi e scegliere l'Altro come davvero Altro da Sè.

Il sistema terapeutico, nella ricchezza del suo assetto di co-terapia, può rappresentare lo spazio trasformativo della coppia.

Se pensiamo a *Lei* e *Lui*, il terapeuta Uomo ha rappresentato un Padre Riparativo per Lei che le ha consentito di potersi affidare a un Maschile non maltrattante ma contenente, di cui non aver paura; per *Lui* ha rappresentato un confronto col Maschile Solido ma non invisibile e fragile, con cui potersi identificare. La terapeuta donna ha espresso il femminile mite, gentile di cui Lei ha paura e che copre con la parte aggressiva e spaventata, ma di cui ha bisogno; la mitezza del femminile è servita da ponte di accesso e comunicazione con Lui, che dentro al Suo mondo Interno spesso si perdeva, confuso e disorientato.

La terapia ha rappresentato lo spazio protetto dentro cui poter esprimere i bisogni irrisolti del passato e re-impossessarsene districando le trame confuse delle loro storie, e stabilire quella distanza relazionale sufficientemente protettiva da permettere di non sentirsi invasi dall'Altro.

L'ultima parte del lavoro terapeutico ha riguardato la ricerca degli aspetti di risorsa legati a una nuova fase di incontro con l'Altro/a, in cui poter stare con leggerezza, assaggiando un cibo nutritivo ma allo stesso tempo, nuovo.

11. "Lui è un vulcano e io sono Pompei". Esplosioni in una coppia alle prese con la cura della malattia

di Cecilia Bianchi[31]

■ Sinossi

Tra Teresa e Giacomo c'è dal 2013 un terzo incomodo: la malattia derivata da una mutazione genetica di Teresa, esplosa nella loro relazione iniziata 2 anni prima. Questo "incidente" struttura nella coppia due ruoli rigidi: lei la malata, poco paziente, e lui il care-giver, apparentemente immolato a ogni sua esigenza. La loro relazione d'amore diventa la cura più importante. Dietro questa dichiarazione di intenti si nascondono ben altri bisogni: Teresa avrebbe bisogno della sua indipendenza, di potercela fare da sola e di affermarsi professionalmente; Giacomo d'altro canto vorrebbe essere visto, vorrebbe il rispetto per i suoi tempi e che fosse lasciato a lui il primo passo. Questo scontro di forze fa sì che ci siano frequenti liti rabbiose tra i due, nelle quali le esplosioni dell'uno seppelliscono e cristallizzano le ferite dell'altro, creando una distanza intima e affettiva notevole, pur se mascherata. La narrazione del loro percorso terapeutico è un esempio di quanto, in una relazione che cura, la cura della relazione sia essenziale per il processo di differenziazione all'interno della coppia.

■ I protagonisti della storia

Teresa e Giacomo, i protagonisti di questa storia terapeutica, iniziano il loro percorso a inizio 2019. Hanno entrambi 39 anni, stanno insieme da 8 anni e da 4 convivono a Livorno in un appartamento comprato dalla famiglia di lei.

Le loro radici sono profondamente diverse. Lei laziale d'origine, figlia unica di due genitori separati dopo lunghi anni di conflitti accesi che Teresa ha inutilmente tentato di non sentire, tappandosi le orecchie, chiudendosi nella sua stanza per poi consolare a turno il padre e la madre. Dopo la tempesta che si è abbattuta per anni sulla famiglia di Teresa, lei è riuscita a mantenere una buona sintonia con la madre, mentre il padre è rimasto per lei il primo grande amore finito male, dal quale pare mantenersi a debita distanza di sicurezza. Lui proviene da una famiglia grossetana "vecchio stampo". Giacomo è il figlio maggiore, ha una sorella più giovane e due genitori dai ruoli complementari e ben definiti nel tempo: una madre molto presente, casalinga, ansiosa e spesso "logorroica", e un padre che lavorava tutto il giorno,

---

[31] Cecilia Bianchi, Psicologa, Psicoterapeuta e Mediatore familiare AIMS, è socia fondatrice dei Centri Co.Me.Te Valdelsa, Firenze sud e del Servizio In...Con...Tra...per l'adozione e l'affido nato all'interno della Associazione Culturale Nazionale Co.Me.Te. Docente presso il Centro Method di Perignano, dal 2020 ha iniziato la formazione come allieva didatta presso l'Istituto di Alta Formazione e di Psicoterapia familiare di Firenze. Si è specializzata in Psicotraumatologia relazionale e dell'età evolutiva presso l'Istituto di Terapia Familiare di Bologna.

poco incline al dialogo, ma che riusciva comunque a dare solidità alla famiglia e a placare il figlio con uno sguardo.

Teresa è cresciuta dentro conflitti irrisolti e danneggianti che l'hanno portata a cercare una distanza salvifica dalla propria famiglia. Giacomo dentro l'assenza del conflitto in nome dell'appartenenza e del modello di coppia complementare che i genitori hanno sempre dato ai figli. Per lui la distanza dal proprio nucleo d'origine è difficile da mediare.

L'eruzione del Vesuvio e Pompei, ovvero sintomi dichiarati e sepolti nella coppia Teresa e Giacomo, arrivano chiedendo un aiuto per affrontare le esplosioni che ripetutamente si verificano nella loro coppia, facendoli sentire reciprocamente come il Vesuvio e la città di Pompei. Le escalation di rabbia sono caratterizzate dall'aggressività verbale di lui, da quella anche fisica di lei, dalle urla che feriscono di Giacomo, dalle ripercussioni di Teresa che si comporta come una bambina in castigo e dalla distanza siderale che ne consegue.

Proprio come dopo l'esplosione del Vesuvio nel 79 d.C. la città di Pompei è stata cristallizzata, sepolta, e così si è conservata nei secoli; nella vita di Giacomo e Teresa ciò che rimasto sempre sepolto è la malattia di lei, insorta nel 2013.

> *"Non c'è nulla che abbia fatto nella mia vita per meritarla, divento cirrotica, ovvero farò la fine di quelli che passano la vita bevendo, pur non bevendo. Non esiste una cura: io vengo trattata, nella speranza di rimanere stabile; se il mio fegato decide che non ce la fa passo da lista passiva ad attiva per i trapianti... e anche quella potrebbe non essere una soluzione, essendo la mia una mutazione genetica. I medici hanno detto che se invece resto stabile potrei anche arrivare a 87 anni senza dover fare altro".*

Questa è la descrizione che Teresa fa dell'altra sua fedele compagna di vita e, inevitabilmente, terzo incomodo nella loro relazione e nella terapia di coppia. L'elefante di vetro nella stanza di Teresa e Giacomo.

Le esplosioni e le stasi successive hanno reso Teresa e Giacomo, nel corso degli anni, come la Terra e la Luna. Si sono inferti ferite profonde, eppure hanno continuato a ruotarsi intorno, in modo perpetuo, senza la possibilità di incontrarsi mai. Ciò che scandisce la quotidianità dei protagonisti della storia è infatti quella che McCullogh (2007) definisce "rumination", ovvero pensieri che ritornano sovente sul comportamento agito dell'altro (Regalia e Paleari, 2008). Francini (2021) descrive tali modalità reattive come *risposte fisiologiche al sentirsi feriti*, proprio come i meccanismi di difesa. Se tali risposte si prolungano nel tempo possono tramutarsi in modalità incistate di risentimento e rancore, con conseguenze molto negative per la relazione e l'individuo che le sperimenta.

▪ Fronte e retro della coppia: il clima e il patto nella coppia, in terapia e nella malattia

I contrasti e l'ambivalenza caratterizzano anche ciò che Teresa e Giacomo portano nella stanza di terapia: l'ironia, la capacità di sdrammatizzare, la teatralità, la simpatia e l'amabile conversazione, la capacità di affidarsi. Ma anche la provocazione, la rabbia che esplode e poi seppellisce, il muro contro muro, il disfattismo, la solitudine nella distanza. D'altra parte, l'alternanza caratterizza anche il loro patto di coppia (Scabini e Cigoli, 2000). Teresa sceglie in Giacomo l'accoglienza, la stabilità, la fermezza e la prevedibilità; Giacomo sceglie in Teresa le passioni, la leggerezza, la vitalità. Questo è il "fronte" della coppia, il loro patto dichiarato. Sul "retro", ovvero nel patto segreto, Teresa cerca in Giacomo chi la lasci esprimere, aggredire, attaccare, minare la relazione per i propri bisogni, resistendo strenuamente, a differenza di quanto era accaduto ai suoi genitori; Giacomo sceglie chi le consenta di prendersi cura e di appoggiarsi, come nella propria famiglia, in tranquillità.

Il fronte e il retro si manifestano anche nei ruoli che Teresa e Giacomo giocano nella malattia. Teresa, la paziente: si cura farmacologicamente, è seguita da una psico-oncologa, combatte quotidianamente con la rabbia e la frustrazione che la sua malattia le comporta. È grata a Giacomo, ma mal sopporta la modalità della cura di lui, che la vorrebbe veder procedere a marce basse e monitorare costantemente ogni minimo sintomo. Non si sente più bella e attraente per Giacomo, che pare aver paura di avvicinarsi a lei. Giacomo, il care-giver, fa della cura di Teresa il suo pane quotidiano, sopprimendo razionalmente ogni suo bisogno o desiderio, immolandosi al ruolo di *curatore,* vivendo con ansia ogni sintomo. L'impotenza che prova nei confronti dell'atteggiamento di sfida con cui Teresa affronta la malattia lo fa sentire solo, non visto e frustrato.

▪ La distanza di sicurezza dall'altro: con le parole e le immagini

La coppia porta in terapia la distanza – emotiva, fisica e intima – che la caratterizza.

Teresa di Giacomo: "Cerco di non dirgli le cose che potrebbero farlo soffrire o infastidirlo... fa già tanto poverino... si era preso una fidanzata e adesso se ne trova una malata. Però non capisco che mi succede: quando litighiamo divento manesca, non mi controllo. Io non me lo spiego. Io lo amo, lo amo veramente".

Giacomo di Teresa: "Lei è fragile, prendendo anche il Coumadin... insomma ogni botta che prende potrebbe esserle fatale; infatti, le ho fatto prendere anche un caschetto per andare in bicicletta... lo faccio perché a lei ci tengo. Ho avuto periodi dove sono stato stanco e non avrei voluto avere incombenze casalinghe, qualche volta ho sbuffato, ma ho visto che poi lei la prendeva male e quindi ho lasciato stare...ho imparato a lamentarmi meno".

Il loro sentire reciproco e complementare è causa di un forte calo del desiderio e di un'intimità relegata in pochissimo spazio. Tanto che l'immagine centrale del collage fotografico sull'idea di sessualità di Teresa è una mano che porge delle uova, dono che lei non potrà fare a Giacomo considerato il carattere genetico della sua malattia. Giacomo invece rappresenta l'idea della sessualità con due immagini: un uomo da solo, su un'isola deserta e una coppia di astronauti che camminano vicini sulla luna, ben protetti dalle tute spaziali.

■ In salute e in malattia... Quale generatività per la coppia?

Nell'estate 2019 Teresa vive un momento difficile con la propria malattia. Come già accaduto nel passato della loro storia di coppia, l'acuirsi della malattia di lei rivitalizza la loro relazione: i ruoli della paziente e del curatore si rinvigoriscono, Giacomo si spaventa e del suo prendersi cura fa parte la richiesta di matrimonio a Teresa, esaudendo un desiderio che da sempre lei gli aveva manifestato. La preparazione del matrimonio, programmato per l'estate 2020, inizia come un progetto per la coppia che potrebbe così trovare la propria modalità di essere generativa. Ma, d'altro canto, la generatività è una finalità del tutto bandita dai protagonisti della nostra storia, tanto che al momento in cui i terapeuti ne parlano loro due paiono restare stupiti. È evidente quanto la malattia di Teresa, e i ruoli rigidi che si sono strutturati nella loro relazione, abbiano ancorato la coppia in un eterno presente, bloccando il tempo e le transizioni che ogni sistema affronterebbe (Scabini e Cigoli, 2000). L'organizzazione del matrimonio, infatti, conferma il loro *status quo* piuttosto che rappresentare un'evoluzione possibile: Teresa inizia a nutrire la convinzione che Giacomo "si senta invischiato, lo faccia contro voglia... d'altra parte chi ci vuole stare con una malata?". Giacomo assume nuovamente una postura apparentemente silente, rimettendosi alla voglia e alla capacità di organizzazione di Teresa, subendo i preparativi del matrimonio. La distanza che i futuri sposi avvertono durante i preparativi tornerà ad essere una fucina di nuove eruzioni e sepolture.

A marzo 2020 la pandemia da COVID-19 fa saltare i preparativi per il matrimonio. Tra i due futuri coniugi la distanza aumenta ancor di più, diventando peraltro essenziale per evitare l'ingresso del virus nella già precaria situazione di salute di Teresa. Così facendo, paziente e curatore si isolano. Teresa è costretta a casa, in attesa di un vaccino che non tollera più di aspettare. Si chiude nella sua cameretta, lavora per tutta la giornata, senza sosta, come docente on-line. La pandemia rende Giacomo ancora più essenziale come care-giver e, al tempo stesso, più ansioso. Anche perché il suo lavoro lo porta in giro per ospedali, a tanti chilometri da casa e a stretto contatto con il virus. Tanto da rafforzare l'idea che la distanza da lei non sia mai troppa.

■ Estate 2020, i contagi si abbassano: Giacomo tenta una richiesta di attenzioni per sé

A causa della pandemia il matrimonio viene rimandato all'estate dell'anno successivo. Comunque il virus sembra rallentare la sua diffusione, entrambi si vaccinano e le condizioni di salute di Teresa migliorano. Giacomo, supportato dal percorso terapeutico di coppia, prova a modificare la propria posizione, si avvicina a Teresa e le propone un fine settimana con i colleghi di lavoro in campagna. Teresa prova a farsi condurre, per una volta, ma ne resta scottata. Nel casolare della festa le maglie della protezione si allargano, gli invitati stanno più vicini di quanto dovrebbero per Teresa e Giacomo prova ad ascoltare anche i suoi bisogni e desideri, ma fuori dalla coppia.

Teresa a Giacomo: "Tu non mi hai protetta abbastanza, mi hai messa a rischio!"

Giacomo a Teresa: "Tu non hai ascoltato neppure per una volta il mio bisogno di leggerezza, appartenenza, contaminazione. Esisti sempre e solo tu!"

L'equilibrio della coppia si incrina, entrambi esplodono ma nessuno dei due resta immobilizzato sotto le ceneri. Teresa torna a casa dalla madre, Giacomo nella loro casa a Livorno. La separazione diventa quindi anche fisica, geografica, ognuno si ritira a leccarsi le ferite e a chiedersi se e come poter tornare a fidarsi dell'altro. Ovvero, ognuno antepone la cura di sé, prima di tornare dall'altro. La terapia di coppia va comunque avanti, sono tutti distanti e le sedute on-line consentono di lavorare insieme nella separazione.

Si apre un varco per affiancare al loro percorso un supporto individuale per Giacomo che, approfittando della mancanza di Teresa tra le mura domestiche, accetta di buon grado.

■ Una distanza che diventa spazio vitale: dall'oppositività all'individuazione

Nell'estate 2020 Teresa e Giacomo iniziano il loro percorso che dall'oppositività li dovrebbe condurre all'individuazione (Francini, 2021).

Nella fase dell'oppositività hanno prevalso il conflitto e il battibecco, perché la coppia avvia il processo di de-collusione. Entrambi cercano di riprendersi ciò che hanno proiettato sull'altro, sentendo di poter procedere autonomamente alla soddisfazione dei bisogni che avevano affidato all'altro e proiettando la costrizione che il legame rappresenta. Il conflitto è un modo per cercare una distanza di sicurezza dall'altro, tra il desiderio di essere dipendente e la paura dell'assoggettamento all'altro. L'intimità è un campo minato, perché desiderato ma temuto da entrambi. Teresa e Giacomo, infatti, con la distanza che separa Lazio e Toscana, desiderano l'altro ma temono di riproporsi con gli stessi ruoli dei quali, lentamente, iniziano a percepire i limiti e la costrizione che impongono rispetto all'individuazione che sentono di voler raggiungere. Collegandosi a distanza, nelle rispettive abitazioni, in terapia si chiedono come poter tornare con l'altro senza perdere se stessi.

In agosto 2021 Teresa e Giacomo si sposano e nessuno dei due fugge dall'altare. Pochi giorni prima, in seduta, chiedono di poter non rispondere alla domanda: "siete convinti di sposarvi?".

■ Finché morte non li separi... davanti all'altare e nella stanza di terapia

Il percorso verso la differenziazione all'interno della coppia, per poterla raggiungere in modo evoluto, si rivela un percorso lungo, tortuoso e pieno di ostacoli. Teresa e Giacomo, infatti, sono ancora in terapia. Ciò conferma il lavoro mai finito di differenziarsi nell'appartenenza, di avere a cuore sé mettendo al primo posto la cura della relazione, di piangere insieme per tutto ciò che manca e mancherà nella loro coppia per mettersi al riparo dalle eruzioni ed evitare nuove Pompei.

12. La principessa nella torre

di Daniela Giommi de Bernart[32]

Sinossi

In quanto mondo del falso, il virtuale pone in termini nuovi il problema della distinzione col vero, che è stato da sempre di pertinenza della psicoanalisi in quanto ermeneutica. Espressione del sistema di valori della società borghese, essa si è dovuta adattare all'individuo della cultura del narcisismo e della società liquida e poi al mondo del cyberspazio, spazio transizionale potenzialmente evolutivo dell'illusione, della fantasia e del sogno. Nel mondo virtuale tutto quanto viene iper-realizzato, domina la regressione e la perdita di confini, l'aggressività e la sessualità sono amplificate. In rete gli individui sperimentano nuovi aspetti del Sé, e questo non è necessariamente patologico, ma può essere anche accrescitivo, permettendo di realizzare quella "unità nella molteplicità" che le finestre di windows metaforizzano perfettamente; ma richiede di perseguire radicalmente quella verità su se stessi che rimane il compito principale della terapia

Il mondo della terapia on line

Su questo mondo senza più confini, punti fermi e valori, si abbattono a un certo punto la rivoluzione informatica e l'avvento della rete. Il cyberspazio è l'ambito di riferimento univoco delle varie discipline (psicologiche, sociologiche, antropologiche, linguistiche, etnografiche, ecc.) che studiano la vita come si manifesta quando siamo connessi. L'esperienza creata dai computer e dalle loro connessioni in rete può essere intesa complessivamente come uno spazio psicologico, poiché l'ingresso nel mondo del web, che avvenga attraverso una mail o una chat o un newsgroup o l'accesso a un servizio on line, equivale all'ingresso in un luogo pieno di una serie di significati e di scopi. Il computer e il cyberspazio possono diventare una sorta di spazio transizionale che si configura come un'estensione del mondo intrapsichico della persona e può essere sperimentato come un'area intermedia tra il Sé e l'altro, che è in parte Sé e in parte Altro. Leggendo il testo di una mail, di una chat o di un forum online, si attua una condivisione di significati con l'interlocutore, e si attualizza un ambito psicologico che diviene un'estensione della nostra mente conscia e inconscia. Addirittura, secondo alcuni, il cyberspazio rientra tra gli ambiti dove si sperimenta un'alterazione dello stato di coscienza, al pari dell'effetto delle sostanze psicoattive, ma anche dell'arte, della sessualità, dell'attività sportiva intensa, della meditazione. Uno spazio che è paragonabile al sogno, e che inevitabilmente richiama il concetto di Winnicott (2019) di un'area intermedia tra la fantasia e la realtà, dove il bambino può

---

[32] Daniela Giommi de Bernart, Psicologa Psicoterapeuta, Psicologa Analista CIPA ROMA, Didatta AITF, Mediatrice familiare AIMS.

accedere all'esperienza di un Sé separato da quello della madre ma non per questo isolato, e l'adulto all'area del gioco, della spontaneità, della creatività artistica, letteraria e scientifica. In questo senso l'enfasi sui rischi, principalmente di dipendenza e di conseguente ritiro dalla realtà concreta che l'eccessiva frequentazione del cyberspazio può presentare, non deve far dimenticare le opportunità che esso offre, nel senso di essere un supplemento estremamente adattativo per la vita e un ampliamento delle possibilità della persona.

Molti si trovano d'accordo nel dire che il cyberspazio rappresenta un pericolo all'interno della cultura della post-modernità: ciò che viene chiamata la realtà virtuale ha assorbito e si è sostituita alla realtà concreta nella misura in cui nella virtualità tutto è il risultato di un intervento, è oggetto di varie operazioni, e quindi tutto si può realizzare di fatto, anche cose che in precedenza si opponevano l'una all'altra: da una parte c'era il mondo reale, e dall'altra l'irrealtà, l'immaginario, il sogno, ecc. Nella dimensione virtuale tutto questo viene assorbito in eguale misura, tutto quanto viene realizzato, anzi iper-realizzato. A questo punto la realtà in quanto tale viene a perdere ogni fondamento, davvero si può dire che non vi siano più riferimenti al mondo reale. Lo schermo è un luogo di immersione, e ovviamente di interattività, poiché al suo interno si può fare quel che si vuole; ma in esso ci si immerge, non si ha più la distanza dello sguardo, della contraddizione che è propria della realtà. In fondo tutto ciò che esisteva nel reale si situava all'interno di un universo differenziato, mentre quello virtuale è un universo integrato. Di certo qui le care, vecchie contraddizioni fra realtà e immaginazione, vero e falso, e via dicendo, vengono in certo modo sublimate dentro uno spazio di iper-realtà che ingloba tutto, ivi compreso un qualcosa che sembrava essenziale come il rapporto fra soggetto e oggetto. Nella dimensione virtuale non c'è più né soggetto né oggetto, ma entrambi, in via di principio, sono elementi interattivi. In internet c'è interazione, che non è una relazione duale poiché non è fondata sull'alterità, e non è nemmeno una relazione di confronto e di sfida, ma è invece un rapporto di immersione, di fusione e confusione.

Questo spiega la peculiarità delle relazioni online. Con l'entrata in gioco di internet alla relazione con il computer si giustappone quella con il cyberspazio. Il computer può essere un'estensione del Sé, un oggetto fallico, donde la ricerca di mezzi tecnologici sempre più potenti e performanti, o un genitore paternalistico e comprensivo, quando il programma funziona, ma anche esigente e capriccioso quando qualcosa si inceppa, e comunque permissivo, perché rigorosamente anonimo. Parlando su Internet, le persone regrediscono ed esprimono sessualità e aggressione come mai farebbero in un contatto vis-à-vis.

Robins (1999) attacca pesantemente l'utopia del cyberspazio e la pretesa-speranza di molti dei suoi fautori che esso rappresenti un'innovazione con valenze libertarie, poiché in realtà la speranza e la fede in un mondo migliore poggiano sul marketing e la promozione del virtuale, e per vendere devono far leva su un'aura regressiva e sulle sensazioni infantili ad essa collegate. Lungi dall'essere una soluzione per i problemi del mondo, la svolta virtuale semplicemente si aggiunge alle sue complessità.

Le problematiche degli incontri on line sono presentate da relazioni intense, coinvolgenti e che tendono a svilupparsi più rapidamente di quelle del mondo reale, consentendo di comunicare con gli altri restando fisicamente soli. Però ci si può nascondere dietro al terminale e la protezione da esso offerta può facilitare l'espressione delle emozioni reali; la comunicazione su internet protegge attraverso il controllo che offre sul nostro comportamento, e si può sempre scappar via e controllare meglio le risposte. Perciò la relazione interpersonale su internet può raggiungere lo stesso livello alto di comunicazione dell'incontro vis-à-vis.

Quelli che localizzano il loro vero Sé su internet svelano ai loro amici parti intime di se stessi che tengono nascoste nel mondo reale e si trovano a formare relazioni molto più rapidamente di quanto non accada per le loro relazioni offline. L'intimità raggiunta precocemente è un buon indice di predizione di relazioni che dureranno più a lungo e saranno più soddisfacenti (McKenna, 2007).

Di Giuseppe e Martini (2020) sottolineano l'incontro che vi è stato tra terapie online e pandemia, in quanto quest'ultima ha sollecitato il ricorso a questo tipo di intervento, che però si è impregnato delle dinamiche che le restrizioni sociali hanno riversato nella relazione terapeutica, facilitandola o ostacolandola, e creando quindi un "intreccio paradossale", con implicazioni non facili da analizzare e da risolvere. L'effetto combinato della terapia online e delle profonde angosce suscitate dalla pandemia ha reso alquanto più diffusi e pervasivi i fenomeni regressivi. In particolare, nel campo analitico si manifesta una indefinitezza e una perdita dei confini dello spazio, del tempo e della qualità dei vissuti, che appaiono ambivalenti, contraddittori e soggetti a frequenti e repentini cambiamenti.

▪ Caso clinico: la principessa nella torre

Elena è in terapia da alcuni anni, è venuta per concludere una storia con un uomo che la faceva soffrire, ma dal quale era difficile separarsi. È una donna ancora giovane, quarant'anni, molto bella, lavora nella moda e questo la rende elegante e curata nel vestire. La sua storia familiare è complicata dal suicidio del nonno paterno e dalla separazione conflittuale dei genitori, avvenuta quando lei era ancora piccola, in seguito alla quale a tutt'oggi non si vedono né si parlano. Il padre si è risposato, la madre si è dedicata alle figlie; ha tentato di inserire in casa un nuovo compagno, col quale però ha rotto ogni rapporto a causa di un suo tradimento. Laura, la sorella maggiore, è sposata e ha due bambini, mentre Elena vive ancora con la madre.

Risolta la relazione tormentata con il compagno, la paziente affronta il compito di conquistare una sua dimensione individuale. Le occorrono due anni per riuscire a lasciare la casa materna, dove ogni momento fra le mura domestiche è supervisionato e invaso dalla madre. Si susseguono una serie di storie affettive fallimentari, come se ancora le competenze relazionali stentassero a trovare una loro collocazione. Continua ad attraversare la sua vita da sola: desidererebbe una maggiore vicinanza con il padre, ma lui è profondamente legato alla nuova moglie e si dedica alle figlie per poco tempo e raramente.

Elena non ha rabbia verso i genitori, forse sente più l'assenza di un legame vero e profondo con la sorella, con la quale litiga per quote societarie legate all'attività di famiglia da cui lei, socia minoritaria, esce dopo attente valutazioni emotive discusse in terapia. Dopo un'infanzia segnata dalla separazione conflittuale dei genitori, l'adolescenza è stata scandita da attenzioni non richieste, mai sfociate in molestie, da parte del compagno della madre.

Si è sentita bella, sbocciando, faceva danza e la madre l'ha molto esposta agli occhi del mondo iscrivendola a concorsi di bellezza. Diventata adulta, la madre, fan di un famoso cantante della musica italiana, l'ha "costretta" a diventarne l'amante per entrare in un'intimità con il suo idolo, evento che altrimenti sarebbe stato, per l'età della signora, impossibile.

La relazione con questo personaggio viene narrata dalla mia paziente con disgusto, un uomo molto diverso sul palcoscenico di fronte al pubblico dove era un signore, mentre nella vita quotidiana era rozzo e grossolano.

Nei concorsi di bellezza non si è aggiudicata titoli particolari, ma ha vissuto quell'atmosfera competitiva che poi non farà più parte della sua vita.

La danza si interrompe per problemi fisici, Elena entra allora a lavorare per una nota casa di moda e lì rimane. Vissuta e cresciuta senza essere incoraggiata a sviluppare modelli interiori che la guidino poi nella vita, non riesce a trovare un altro significativo nel mondo esterno che le riconosca un valore speciale a parte la bellezza. Anche nella casa di moda si sovrappongono alla normale routine invidie e gelosie che le impediscono di fare carriera. I suoi oppressori hanno una visione del mondo che non le appartiene, però si rassegna a restare dov'è, perché il lavoro è sicuro.

Arriva il covid: Elena entra in smart working e non abbandona la terapia, anche se questa assume tempi più dilatati, ogni quindici giorni, su Skype. Comincia a dimagrire ed è molto contenta, anche se il suo peso era normale e non c'era bisogno di rinunciare al cibo. Dice che si sente meglio, non le fa più male la pancia. Perde molti chili e rivela di sentirsi felice di essere imbruttita, così non dovrà essere sempre seduttiva, perché è stanca di questa sua modalità di relazionarsi col mondo.

Non fa più sesso, ma non le dispiace, perché alla fine si è resa conto di avere incontrato solo narcisisti presuntuosi, predatori di sentimenti che lei concedeva con generosità. Con la pandemia inizia a fronteggiare la vita in modo diverso, dà un senso al dolore e alla morte, fino a quel momento lontana.

A settembre la terapeuta comincia nuovamente a lavorare in presenza, ma Elena adduce una serie di impedimenti che la tengono lontana dallo studio e prosegue su Skype, perché ci sono sempre riunioni di lavoro improvvise. Durante la pandemia ha adottato una cagnolina, Dora – come la famosa paziente di Freud, il cui setting era piuttosto "pasticciato", come sta diventando quello della paziente – e che non può lasciare da sola a casa né portare con sé in auto perché vomita.

Nel 2021 la terapeuta non riesce più a far uscire Elena di casa: si è imposta un auto-lock down non tanto per paura di prendere il covid quanto perché le sta piacendo oltremodo questa vita solitaria, senza relazioni sociali e affettive, senza incontrare nessuno, e ciò suscita la preoccupazione della terapeuta; questa la vede come un'adolescente anoressica, che solo fra le mura domestiche, controllando la sua vita e il suo peso, affronta le delusioni che il mondo esterno inevitabilmente regala.

Anche dicendo alla paziente che ormai soltanto lei non si è ripresentata in presenza dopo il covid, Elena glissa e continua ad accampare scuse concrete per giustificare l'impedimento a raggiungere lo studio. La terapeuta comincia ad incalzarla come se non ci fosse tempo per fare questi giochetti, il covid ha rafforzato la sua convinzione che l'arco di tempo della vita ha una durata finita. Questo la porta ad assumere posizioni faticose in seduta, provando a trascinarla metaforicamente fuori dai confini confortevoli delle mura di casa mentre lei si ritira sempre di più.

La terapeuta riflette su questo braccio di ferro: Elena ha sempre portato pochi sogni in seduta, ha avuto più bisogno di sviluppare con lei competenze relazionali che mancavano. L'intrapsichico era un ambito che attraversava con difficoltà. Si rende conto negli anni di averla accompagnata affinché diventasse capace di mettere in atto difese nel mondo del lavoro, di prendere un aereo per non trascorrere le ferie a Firenze, di comprare una casa che la facesse sentire padrona del suo spazio. Si accorge che questa donna ancora giovane, grazie al covid, sta vivendo quello che non ha potuto permettersi, cioè la solitudine nella sua accezione più bella, perché ha attraversato un'adolescenza dove la sovraesposizione al mondo, il rischio del maschile estraneo in casa, la seduzione da giocare con gli uomini, le amicizie femminili faticose e caratterizzate dall'invidia l'hanno allontanata da se stessa. Finalmente lei è a casa con la sua amata cagnolina, che la guarda e la capisce, e nulla la può più spaventare o mettere in difficoltà. Il lock down è stato per lei un paradiso terrestre, la nascita di una nuova consapevolezza di sé.

La terapeuta interpreta tutto questo con lei, arrivando anche a scusarsi per essere stata in terapia colei che la spingeva a stare nel mondo, a viaggiare, e forse ad allontanarsi dal diventare se stessa. Elena le risponde che lei cercava di aiutarla a sviluppare nuove capacità e competenze che ella stessa le chiedeva di introdurre nella sua vita.

Dopo la seduta dedicata a questi temi, esce dalla torre dove si era isolata e viene allo studio portando con sé Dora, che finalmente la terapeuta conosce. È un momento intenso e significativo: sono insieme lei, la terapeuta e la cagnolina nel setting che hanno lasciato un anno fa e che finalmente ha ripreso un senso. L'indomani Elena le scrive un messaggio contenete una frase densa di significato: «Se fate amicizia con voi stessi non sarete mai soli».

La paziente ritrova la sua autenticità proprio attraverso la via improponibile delle restrizioni sociali durante il lockdown. Comprende allora che le gratificazioni che ha ricevuto durante l'adolescenza da parte di una madre seduttiva (che è stata l'artefice della confusione tra le generazioni), del partner di lei a un passo dall'essere abusante e addirittura di un divo della canzone egoista e non spendibile come figura affettiva, l'hanno proiettata in un universo sadico-anale caotico e indifferenziato. La via d'uscita è rinunciare alla bellezza che, come un falso orpello, le ha procurato solo guai, e ricostruire un triangolo edipico minimalista e riparativo, lei (la madre), la psicoterapeuta (il padre) e la cagnolina (la figlia).

13. Sintomi dissociativi e diagnosi relazionale

di Claudia Martorano, Alice Mazzei

Introduzione teorica

La Professoressa Luigina Mortari ci ha ben raccontato che è la Cura che prende a cuore la vita e che si viene al mondo accolti da un abbraccio, le braccia di una madre, condizione fondamentale per vivere bene.

Oggetto di questa nostra riflessione saranno proprio quelle situazioni interpersonali in cui questo non è potuto accadere, in particolar modo ci focalizzeremo sull'utilizzo della relazione terapeutica da un punto di vista diagnostico non tanto in generale, quanto in modo specifico, rispetto alle potenzialità che essa esprime in relazione alla differenziazione delle ipotesi sul tipo di origine traumatica. Vorremmo introdurre come tale utilizzo coerente con il paradigma sistemico-relazionale consenta di non assumere una prospettiva riduzionista come talvolta accade nell'approccio al trauma e di tutelare la complessità. Ci accompagneranno delle immagini suggestive dell'artista polacco Zdzisław Beksiński, prodotte per lo più in uno stato di coma dopo essere stato travolto da un treno, ma già in uno stato depressivo prima dell'incidente. Si racconta che la notte avesse degli incubi tremendi, e che l'unica possibilità di alleviare la paura e l'angoscia fosse quella di dipingerli. Nessuna tela ha un nome, indice di un'inquietudine indefinita, come accade nella disintegrazione del paziente con trauma, per il quale è impossibile dare un senso, poiché l'integrazione di sensazione, emozione e cognizione risulta compromessa. È assente dunque una logica, una rappresentazione chiara e coerente, poiché le risposte di difesa che si attivano riguardano il cervello rettiliano, la parte più antica del nostro sistema cerebrale, legato ai meccanismi di sopravvivenza, che partono in automatico e prima ancora di aver formulato un pensiero. In questo senso, le difese prendono il controllo e la paura "sequestra" la neocorteccia (Porges, 2018).

Nel trauma relazionale (chiamato "sviluppo traumatico" da Van der Kolk), nel trauma relazionale precoce (Allan Schore), nel trauma cumulativo (Masud Khan) o negli sviluppi traumatici (Liotti e Farina), accade proprio un conflitto tra il sistema motivazionale dell'attaccamento, innato, di ricerca di vicinanza e protezione presso una figura di riferimento, e il doversi difendere da quella stessa figura, perché attiva paura anziché rassicurazione. Traumi del caregiver non elaborati possono, infatti, indurlo ad essere spaventato-spaventante o neglect, trascurante. I traumi relazionali sono pertanto interpersonali, ad esordio precoce, conseguenti a eventi singoli o multipli.

In base alla paura sperimentata nella relazione col caregiver e al sistema di difese si va dall'attaccamento insicuro che si esplica nella difficoltà di sintonizzarsi, all'attaccamento disorientato-disorganizzato e al disturbo di attaccamento traumatico. Il trauma si sostanzia nell'impossibilità di difendersi attivamente con l'attacco-fuga. Il trauma è "paura senza sbocco", ossia un pericolo da cui non ci si può difendere attivamente.

Questo dilemma di non poter strutturare un legame di attaccamento sicuro può trovare una soluzione alla disorganizzazione nelle cosiddette "strategie controllanti", come insegna Liotti. Si attivano cioè, al posto del sistema di attaccamento, altri sistemi motivazionali, come quello di rango e di accudimento, a seconda della possibilità maggiormente adattiva per il bambino, che gli restituiscono un senso di potere, di controllo e di prevedibilità della relazione.

Altre volte l'unica possibilità di difendersi e adattarsi risulta la dissociazione come esito della "paura senza sbocco" del trauma, ossia rimuovere dalla coscienza verità insostenibili e/o rappresentazioni multiple di sé e dell'altro in relazione, che non si riesce ad integrare.

Un sintomo dissociativo può manifestarsi in modo psicoforme (amnesia, derealizzazione, depersonalizzazione, voci) e/o somatoforme (anestesia, inibizione motoria, dolore localizzato, sensazioni somatiche).

Si attiva pertanto con il crollo di altre strategie difensive, con la riattivazione della paura, per esempio, per mezzo di un trigger o a livello relazionale, sollecitando il sistema di attaccamento traumatizzante. Possiamo trovarci nella pratica clinica davanti a una vera e propria personalità dissociata, a sintomi dissociativi, a un disturbo dello sviluppo traumatico, quindi una condizione stabile o transitoria, che segue un gradiente di gravità "non reale-non mio-non me". Per noi, in generale, la dissociazione non è una categoria ma la non integrazione di soma-emozione-cognizione oltreché disorientamento nel tempo; il passato è sempre attuale, nel senso che la persona "rivive", non ricorda.

Se si stabilisce una relazione di vicinanza e di dipendenza col paziente con trauma relazionale, può accadere che si riattivi la paura senza sbocco e che il paziente si dissoci.

Da questo punto di vista, conoscere la storia dell'attaccamento e mettersi in ascolto delle risonanze del terapeuta è fondamentale per sintonizzarsi adeguatamente col paziente, per riuscire a stabilizzarlo in primis e col tempo ad andare su contenuti "pericolosi" specifici del trauma.

Liotti consiglia una relazione tra pari, cioè di attivare il sistema di cooperazione anziché di attaccamento, perché il paziente si possa sentire al sicuro nella relazione. In questo senso la costruzione di una buona relazione terapeutica diventa sia mezzo diagnostico circa la storia dello sviluppo di quel paziente, che di intervento, rispetto al ripristino della fiducia nella relazione con la risoluzione dello stato difensivo e all'elaborazione-integrazione di parti di sé non riconosciute grazie alla sintonizzazione e alla mentalizzazione del terapeuta.

Andare ad indagare queste tematiche attraverso il colloquio clinico è possibile, poiché i meccanismi difensivi messi in atto dal paziente ci parlano di modelli interiorizzati di relazione, ovvero rimandano a un contesto altro rispetto a quanto osserviamo nel qui ed ora dello scambio interattivo e gettano luce sulle esperienze precoci/traumatiche.

Quando il meccanismo difensivo che risulta fallimentare o insufficiente collassa, appunto, è possibile rintracciare una configurazione sintomatologica, un sintomo: nel nostro caso specifico, sintomi di tipo dissociativo.

È importante però premettere che il paradigma sistemico-relazionale, quando si tratta di sintomi, individua non soltanto quelli legati a una dimensione *diacronica* (attinenti ad esperienze infantili/al passato remoto) come tentativo di trovare una soluzione facendo ri-emergere ferite relazionali precedenti proprie o dei familiari, ma anche a una dimensione *sincronica*, relativa alla funzione relazionale del sintomo rispetto al presente, in relazione all'effetto che ha prodotto nel sistema.

Il processo diagnostico relazionale

Questa breve premessa teorica ci consente di passare adesso a una parte maggiormente metodologica focalizzata sul concetto di diagnosi.

Diamo per scontato in questa sede che, quando parliamo di diagnosi, lo facciamo in modo coerente rispetto al nostro paradigma di riferimento, e quindi traduciamo tale concetto in quello di "*processo diagnostico relazionale*". Questo ci consente di tenere insieme la complessità propria dell'essere umano.

Il termine *processo* sottolinea, infatti, una dimensione di "non staticità"; quello di *diagnosi*, riprendendo un capitolo di Giacometti scritto nel 1991, fa riferimento *non tanto a come chiamare una malattia, ma che cosa fare di fronte a essa*. Infine, la focalizzazione sulla *relazione*, proposta sempre da Giacometti nello stesso capitolo, è legata al fatto che, per poter fare una diagnosi, è necessario porre attenzione ai "contenuti" della famiglia (in questa sede estendiamo questo ragionamento anche al singolo), cioè non tanto a che cosa uno dice ma anche a come lo dice e alla "relazione terapeuta-famiglia-paziente" che risulta l'unico contenitore in grado di connettere, di dare un senso e anche una rilevanza/una priorità a ciò che viene detto e a come viene detto (anche laddove questo possa apparire incongruente).

La relazione, infatti, costituisce sia l'oggetto (relazioni familiari) che il soggetto (relazione terapeutica) del processo decisionale connesso alla diagnosi. La relazione assume quella caratteristica ben sottolineata da Stern e riproposta anche da Onnis in "*Teatri di Famiglia*" che è quella di svolgere una funzione di tipo conoscitivo. È infatti ormai appurato che la cosiddetta "*conoscenza relazionale implicita*", inizialmente legata a tutto il filone dell'Infant Research, non è appannaggio solo dei primi anni di vita ma procede ed evolve insieme a quella esplicita. Come dice Onnis: "essa è [...] non solo è il livello essenziale di ogni atto comunicativo, ma è anche matrice contestuale per ogni attribuzione di significato e per ogni processo mentale".

Detto questo, ci sembrava interessante presentare due casi clinici, nei quali abbiamo provato a mettere in evidenza come, a fronte della stessa sintomatologia, la relazione terapeuta-paziente abbia costituito un *discriminatore diagnostico*, orientando di conseguenza non soltanto la diagnosi ma anche l'intervento.

■ Caso clinico di Disturbo dello Sviluppo Traumatico seguito in Supervisione con il dott. Mazzei presso l'ITFS

Donatella è una donna di 55 anni austriaca, con una figlia di 26 anni dal cui padre si era separata quando la bambina aveva 3 anni. Chiede aiuto per difficoltà di relazione con la figlia, ci sono conflitti soprattutto da quando la figlia si è fidanzata e sta per iniziare una convivenza. Presenta anche disturbi del sonno e dell'umore con pregressi tentativi di terapia falliti. Avverte il terapeuta che la sua è stata un'infanzia terribile ma che non sa se vuole parlarne, teme parlandone di «*frammentarsi*» (termine riferito dalla paziente). Quando si aprono finestre sulla sua infanzia la paziente mette in atto dei meccanismi dissociativi come brevi «assenze».

Donatella è una donna nata e cresciuta in una famiglia maltrattante, vittima di abusi sessuali ripetuti da parte di familiari e conoscenti. Nella relazione terapeutica si avverte la necessità di cautela per trattare i temi della sua vita passata, la paziente scoppia in risate grossolane dissociative ogni qualvolta si tocca un tema doloroso. Al terapeuta viene posto un «vietato oltrepassare» su alcune tematiche dolorose e il terapeuta sente che tale richiesta è protettiva. Nel momento in cui il terapeuta tenta di dare delle prescrizioni/indicazioni, viene investito di proiezioni persecutorie con annesse fantasie di aggressione agite nei suoi confronti. Anche nella relazione con la figlia vi erano conflitti rispetto all'idea di non essere vista e rispettata come persona.

Il vissuto emotivo del terapeuta nella relazione con Donatella è caratterizzato dal dilemma di trovare quella giusta distanza che non faccia sentire la paziente né invasa e quindi minacciata, né senza un'opportuna vicinanza contenitiva. Un problema che ha riguardato la signora nelle sue prime esperienze di attaccamento con persone non protettive e danneggianti. Si ripropone pertanto l'ambivalenza tra il bisogno di cura e la necessità di una distanza di sicurezza. La relazione è resa difficile non solo dall'alto rischio di disregolazione emotiva, e quindi dissociativo, ma anche dal vissuto di profondo disvalore della signora, per la quale è facile male interpretare parole, gesti, affermazioni del terapeuta.

La relazione terapeutica permette quindi di riscontrare da subito (insieme ai contenuti della storia presente e passata e al funzionamento osservato) l'esistenza di una storia relazionale traumatica. Emblematica è la frase "sono contenta che lei sia gentile, di solito ho paura nell'andare dai terapisti perché *potrei trovarne uno cattivo*". Si propende per un'ipotesi di uno sviluppo traumatico e si definisce un intervento in cui si rende necessaria una lunga fase di stabilizzazione, di attiva collaborazione nella relazione terapeutica a restituire un senso di controllo-padronanza-sicurezza. In questo modo è stata costruita una solida alleanza terapeutica che le ha consentito anche di migliorare la qualità delle sue relazioni sociali. Imparare a sentirsi al sicuro e recuperare una immagine di sé migliore le hanno permesso anche di accettare una terapia farmacologica fino ad allora rifiutata perché associata a "malattia" e "paura di perdere il controllo". Inoltre, aspetto importante legato alla domanda iniziale della paziente, l'allenamento costante alla mentalizzazione di se stessa e della figlia ha permesso il ripristino di uno spazio mentale (Giacometti e Mazzei, 2011) funzionale alla loro relazione e al superamento della fase del ciclo vitale dello svincolo della figlia adulta.

■ Caso seguito in supervisione con la dott.ssa Toscani presso l'ITFB

La famiglia è composta da Margherita, 54 anni, e Giada, 13 anni. È la madre a chiamare a ottobre del 2018 l'Istituto di Terapia Familiare di Bologna, su suggerimento dell'Assistente Sociale che ha in carico la figlia per problematiche relative a una diagnosi di DSA. Durante la telefonata, Margherita pone il focus su tre diversi elementi, che resteranno centrali per tutta la durata del processo clinico. Giada è stata adottata all'età di 4 anni e mezzo. A giugno Margherita ha perso il marito Giovanni improvvisamente, probabilmente a causa di un embolo: lei e la figlia l'hanno ritrovato morto di ritorno da una gita al parco. Da quel momento Giada non è più la stessa, Margherita non la riconosce più. Il marito era un punto di riferimento per entrambe, la relazione tra madre-figlia è insostenibile, quest'ultima le ripete continuamente "*tu non mi dai ordini*".

Quello che colpisce è che questa famiglia non aveva presentato un problema (nella sua etimologia: ciò che si getta avanti), ma tre, appartenenti a tre piani ipoteticamente distinti: l'adozione, il lutto, la relazione problematica madre-figlia.

Durante la prima seduta, mentre la Signora descrive le dinamiche conflittuali, la figlia cambia espressione del viso, inizia a digrignare i denti e mima un verso animalesco passandosi la lingua sopra i denti ed emettendo suoni non distinguibili.

Margherita mostra al terapeuta un braccio tumefatto e blu, dove si possono contare una decina di "timbri" di morsi, profonde escoriazioni che fanno pensare che la pelle sia stata strappata. Sostiene che proseguono anche sulla spalla. Aggiunge che la figlia ha sempre avuto, fin da subito dopo l'adozione, una modalità piuttosto aggressiva di mostrare affetto, che è però degenerata dopo la morte del padre.

A questo si aggiungono tic facciali, movimenti incongrui, disarmonie corporee, atteggiamenti di profonda regressione in braccio alla mamma e di repentini allontanamenti, protezione e di attacco di quest'ultima senza soluzione di continuità, blocco del linguaggio rispetto alle tematiche emotive e ostentazione di competenza "*mimata*" rispetto alla relazione fra pari.

Di fronte a queste caratteristiche si pongono le prime importanti domandi inerenti alla discriminazione diagnostica: c'è un disturbo della fiducia di base? Siamo di fronte ad un disturbo traumatico dello sviluppo? Il lutto traumatico concomitante alla pre-adolescenza ha semplicemente reso più manifeste le conseguenze relazionali di un attaccamento disorganizzato?

Per rispondere a queste domande è stato fatto un duplice utilizzo della relazione terapeutica.

Il primo si è focalizzato sulla risonanza emotiva connessa alla fatica del connettere, dare un senso e tenere insieme tutti e tre i contenuti problematici riportati dalla famiglia sempre come un "unicum". È stato importante potersi chiedere se il "morso" non fosse proprio un tentativo di risoluzione di questa triplice problematica riportando a una modalità tipica di una bambina di 1-2 anni, connessa alla fase pre-adottiva, che potesse fungere da espressione di una rabbia non esprimibile per la morte del padre e che fungesse anche in termini sincronici come un anti-depressivo per la madre, come se la tenesse in vita attraverso il conflitto.

Il morso, l'escalation violenta, impone a chi ne viene a conoscenza di non poter tralasciare nessuna di queste tre tematiche-chiave: lutto, adozione e relazione madre-figlia. In questo movimento non possiamo non interrogarci, infatti, rispetto alla presenza di alcuni aspetti primitivi, quasi dissociati che potrebbero rimandare a un "contesto di apprendimento" traumatico, a una ferita nell'attaccamento, nel vissuto pre-adottivo. Il morso è una condotta che rimanda al primo, secondo anno di vita, momento in cui Giada era in comunità. È come se ci fornisse una finestra sull'ipotesi che, a livello di storia pre-adottiva, siano rimasti dei contenuti non elaborati, delle ferite ancora aperte. D'altra parte, il morso si colloca in un momento specifico: dopo la morte del padre. Questo non ci consente di ignorare neanche la portata di rabbia e di dolore a cui Giada sembra non poter accedere verbalmente, e il racconto della madre in cui fa presente che durante queste escalation aggressive la rabbia è rivolta a lei ma spesso poi si allarga a foto o oggetti appartenuti al padre che vengono infranti con violenza sul pavimento. Come ultimo aspetto però, ci siamo anche subito accorti che questo sintomo potrebbe avere una valenza e una funzione importante per la famiglia: tenere in vita, attraverso la preoccupazione, la madre. Non solo, già dalle prime sedute si intuisce una relazione madre-figlia che presenta delle caratteristiche di disfunzionalità: è una relazione che appare simmetrica, la madre si pone al pari, non riesce ad arginarla, afferma più volte di dire a Giada "mordimi, ma almeno stammi vicino".

Il secondo è invece legato alla riflessione sulla relazione terapeuta-Giada. La ragazza struttura con il terapeuta una relazione quasi di delega. Esprime il desiderio di stare con lei, di raccontare, e nella relazione non si colgono quei movimenti repentini di espulsione/ricerca che ha con la madre. Neanche nei momenti in cui si ricostruiscono individualmente i passaggi che portano al morso attraverso tecniche comportamentali o vengono tentate delle piccole sollecitazioni su temi di attaccamento, esprime mai nei confronti del terapeuta il desiderio di mordere.

Il sintomo è peculiare, specifico, pervasivo ma assolutamente circoscritto alla sola relazione madre-figlia. Questo ci orienta fin da subito a prediligerne la portata psicologica e relazionale da un punto di vista sincronico, e dunque a insistere sulla strutturazione di un intervento che vada a lavorare sulla relazione madre-figlia.

La relazione ha permesso di operare una discriminazione diagnostica ed elaborare un'ipotesi alternativa sul fatto che, tale sintomatologia, potesse anche non essere connessa a una componente dissociativa intesa come categoria diagnostica o come insieme di sintomi, quanto piuttosto ad aspetti non integrati, ma comunque dialogici e connessi (Liotti e Farina, 2011).

Alla luce di quanto evidenziato, è possibile costruire un'ipotesi relazionale alternativa a quella di Disturbo Traumatico dello Sviluppo, riprendendo alcuni passaggi sulle infanzie infelici di Cancrini (2012) e integrandole con altri elementi di osservazione clinica. L'autore, avanzando una riflessione sul concetto di pervasività, pone una distinzione fra situazioni sistematiche di abuso e violenza perpetuate nel tempo e situazioni in cui, invece, gli episodi di violenza o di abuso sono stati di minore entità, limitati nel tempo e, soprattutto, hanno poi trovato un contesto in grado di offrire al bambino relazioni alternative e riparative. L'autore sottolinea che in casi simili può accadere che, a fronte di processi di integrazione che hanno comunque avuto uno sviluppo importante, si costituiscano alcune difficoltà "intorno a un nucleo problematico di relazioni interiorizzate" (Cancrini, 2012, p.97) la cui riattivazione desta, in situazioni di stress o traumatiche, emozioni profonde, prima fra tutte la paura, in grado di determinare una regressione del funzionamento della mente (ibidem).

A cosa serve questa discriminazione diagnostica?

A predisporre un intervento che è profondamente differente e consente repentinamente l'esplorazione del trauma connesso alla morte del padre, cosa che sarebbe impossibile in situazioni in cui è necessaria una profonda fase di stabilizzazione. Come poi è avvenuto. E ciò ha comportato infatti una remissione sintomatica.

■ Conclusioni

Come è possibile osservare dalla tabella, quello che appare più interessante è che la relazione terapeutica e il significato relazionale del sintomo, più che la pervasività o la tipologia di sintomo in quanto tale, risultano centrali nel poter differenziare le diagnosi e dunque gli interventi.

PINA	GIADA
Fase del ciclo vitale: uscita di casa dei figli	Fase del ciclo vitale: pre-adolescenza
Sintomi dissociativi **psicosoforme**	Sintomi dissociativi **somatoforme**
Manifestazione sintomatica che **include** la relazione terapeutica	Manifestazione sintomatica che **esclude** la relazione terapeutica
Dimensione **DIACRONICA** prevalente	Dimensione **SINCRONICA** prevalente
Diagnosi: Disturbo Traumatico dello Sviluppo (Van der Kolk, 2005)	Diagnosi: Sintomatologia dissociativa rievocata da lutto traumatico (Cancrini, 2012)
Intervento: lunga fase di stabilizzazione (Modello trifasico di Janet)	Intervento: lavoro sul lutto traumatico

In conclusione, vorremmo sottolineare come anche a fronte di sintomi gravi connessi a un trauma, non è possibile non considerare la funzione relazionale del sintomo, che ci orienta invece anche in questi casi, come si è visto, nella diagnosi relazionale e nella relazione terapeutica.

In questo senso ci viene in soccorso la frase di van der Kolk “non perdere di vista la foresta a favore di un albero”. Ciò significa, a nostro avviso, parlare di complessità, perché la lettura della realtà e del processo conoscitivo è complessa. Inoltre, possiamo ancora una volta affermare che la cura passa dalla relazione in quanto mezzo di riconoscimento dell’altro, di “soggettivazione”, là dove la persona aveva invece fatto un’esperienza di negazione dell’intersoggettività. La relazione terapeutica, a partire dal discrimine diagnostico, offre pertanto quell’esperienza relazionale necessaria al riconoscimento e all’integrazione delle diverse parti di Sé.

14. L'etica nell'insegnare la cura - la cura nell'insegnare l'etica

di Ilaria Garosi[33]

Introduzione

Lo spirito del Congresso AITF 2021 è stato quello di riflettere, dopo un primo duro anno di pandemia, sulle fragilità: la nostra come professionisti della salute e quella delle persone che si rivolgono a noi. Il tema della cura durante il Congresso è stato declinato nella clinica del terapeuta sistemico-relazionale a partire dall'intervento di Luigina Mortari, che ha invitato a coltivare un'etica della relazione, cercando l'essenza nel "*cuore etico*" di ogni pratica di cura, per partecipare "*al sacro che c'è nell'altro*"; ed è stato ulteriormente approfondito grazie al contributo della dott.ssa Katia Giacometti, che si è soffermata proprio sull'Altro, concentrandosi *sull'abitare la relazione per incontrare l'alterità.*

Il presente testo cercherà quindi di innestarsi sulle complesse riflessioni citate, per approfondire l'etica della cura nella relazione didattica. Un pensiero su quali sono le responsabilità del didatta nei confronti degli allievi frequentanti le nostre scuole di specializzazione in psicoterapia nella formazione non solo professionale ma anche umana di persone che "opereranno il bene".

Il periodo storico che stiamo vivendo sottolinea quanto sia imprescindibile considerare interconnessi il bene individuale con quello collettivo e come l'unico modo di intendere il bene sia "l'agire con cura", ancor più quando della cura se ne è fatta una professione.

Iniziando dal codice deontologico

La professione dello psicologo psicoterapeuta è guidata dal Codice Deontologico degli psicologi, che definisce non solamente eventuali obblighi ma soprattutto la cornice di riferimento entro la quale muoversi nel rispetto dell'utenza, del proprio lavoro e della comunità. L'art. 3 del Codice Deontologico [34] , ad esempio, sottolinea la responsabilità del nostro operato

[33] Psicologo, Psicoterapeuta, staff clinico e didattico ITFS, Membro della commissione etica dell'AITF

[34] Articolo 3 https://www.psy.it/codice-deontologico-degli-psicologi-italiani
Lo psicologo considera suo dovere accrescere le conoscenze sul comportamento umano e utilizzarle per promuovere il benessere psicologico dell'individuo, del gruppo e della comunità. In ogni ambito professionale opera per migliorare la capacità delle persone di comprendere se stessi e gli altri e di comportarsi in maniera consapevole, congrua ed efficace. Lo psicologo è consapevole della responsabilità sociale derivante dal fatto che, nell'esercizio professionale, può intervenire significativamente nella vita degli altri; pertanto deve prestare particolare attenzione ai fattori personali, sociali, organizzativi, finanziari e politici, al fine di evitare l'uso non appropriato della sua influenza, e non utilizza indebitamente la fiducia e le eventuali situazioni di dipendenza dei committenti e degli utenti destinatari della

evidenziando come lo psicologo debba considerare proprio dovere accrescere le conoscenze sul comportamento umano e utilizzarle per promuovere il benessere psicologico dell'individuo, del gruppo e della comunità.

La dimensione etica della cura è quindi cuore pulsante della nostra professione alla quale è delegata la necessaria conoscenza dell'umano, del suo comportamento, della dimensione intrapsichica e relazionale, utile per promuovere il benessere non solo in via diretta dell'individuo bensì, in via indiretta, dell'intera comunità.

Il medesimo articolo invita lo psicologo, in ogni ambito professionale, a operare per migliorare la capacità delle persone di capire se stesse e gli altri e di comportarsi in maniera consapevole, congrua ed efficace, intendendo di nuovo che la nostra conoscenza e competenza professionale può essere la chiave per aiutare le persone a comprendere e comprendersi. Il raggiungimento di tale consapevolezza, che interviene anche nelle relazioni, è segno di come il sapere e l'agire psicologico abbiano un effetto diffuso. Lo psicologo ha la responsabilità di pensare, riflettere, scegliere e agire in maniera coerente e connessa all'atto professionale del qui e ora e, più genericamente, all'essere in una relazione asimmetrica con l'altro.

Lo psicologo è invitato dall'art.3 C.D. ad assumere la piena consapevolezza della responsabilità sociale derivante dal fatto che, nell'esercizio professionale, può intervenire significativamente nella vita degli altri, prestando la dovuta attenzione ai fattori personali, sociali, organizzativi, finanziari e politici, al fine di evitare l'uso non appropriato della sua influenza, e a non utilizzare indebitamente la fiducia e le eventuali situazioni di dipendenza dei committenti e degli utenti destinatari della sua prestazione professionale.

Siamo tenuti a usare il sapere professionale non solo nell'atto terapeutico in sé, ma, prima ancora, nel pensiero che lo definisce e anche nella relazione con l'utente e la comunità che ne raccoglierà indirettamente gli esiti.

Si presuppone cioè, che lo psicologo possa consapevolmente prevedere le conseguenze dirette e indirette del suo agire professionale e che orienti, di conseguenza, le scelte cliniche e terapeutiche assumendosi la piena responsabilità del suo operato.

In più, si richiede allo psicologo di avere la capacità di accogliere, accettare e includere ogni forma di alterità, assumendosi la responsabilità di una relazione asimmetrica senza nessuna forma di prevaricazione, inclusa l'imposizione all'altro del "dover essere" in un qualche modo teoricamente definito corretto.

Secondo l'art.4 del C.D.[35] nell'esercizio della professione, lo psicologo è tenuto al rispetto della dignità, del diritto alla riservatezza, dell'autodetermina-

---

sua prestazione professionale. Lo psicologo è responsabile dei propri atti professionali e delle loro prevedibili dirette conseguenze.

[35] Articolo 4 https://www.psy.it/codice-deontologico-degli-psicologi-italiani

Nell'esercizio della professione, lo psicologo rispetta la dignità, il diritto alla riservatezza, all'autodeterminazione e all'autonomia di coloro che si avvalgono delle sue prestazioni; ne rispetta opinioni e credenze, astenendosi dall'imporre il suo sistema di valori; non opera discriminazioni in base a religione, etnia, nazionalità, estrazione sociale, stato sociozione e dell'autonomia di coloro che si avvalgono delle sue prestazioni e di rispettarne le opinioni e credenze, astenendosi dall'imporre il suo sistema di valori, senza operare discriminazioni in base a religione, etnia, nazionalità, estrazione sociale, stato socio-economico, sesso di appartenenza, orientamento sessuale, disabilità.

Così come lo si impegna all'assunzione della responsabilità nei confronti dei discenti, in particolare all'art. 20 C.D.[36], a stimolare durante l'attività formativa e didattica, negli studenti, allievi e tirocinanti, l'interesse per i principi deontologici, anche ispirando ad essi la propria condotta professionale.

Non si tratta, quindi, solamente di insegnamento frontale del codice deontologico, ma di farsi modello e permettere, attraverso l'osservazione, la trasmissione di un'etica all'interno della relazione didattica, così come evidenziato da Parmentola:

> *"incarnare l'esempio in un'ottica maieutica, di insegnamento empatico; (...) quando si insegnano cose psicologiche, proprio le più importanti di esse (quelle più cliniche) non sono insegnabili o apprendibili mediante le sole nozioni formali. Sono mutuabili solo attraverso l'esempio incarnato, le suggestioni identificative, carismi trasmessi, anche in un'esposizione relazionale interpersonale.* (Parmentola e Leardini, 2020)

Parmentola sottolinea quindi che "*stimolare l'interesse deontologico*" può intendersi come "*far circolare nella professione e nel mondo, sulle gambe dei soggetti formati, una tensione etica indispensabile alla qualità tecnico-professionale non meno che alla qualità delle forme e delle relazioni del mondo*".

E ci invita anche a riflettere sulla responsabilità dell'insegnamento attraverso se stessi: "*Se si incarna un cattivo esempio in contesti formativi, si può implicitamente formare, promuovere e propagare un cattivo esempio (...) il danno che ne consegue non è dunque contingente bensì esponenziale*".

I principi etici e quelli deontologici, infatti, non possono esaurirsi nel delineare divieti, ma devono anche, in modo più proficuo, invitare ad azioni propositive: per esempio, stimolare l'assunzione di responsabilità verso la promozione della salute intesa come "*un atteggiamento corretto verso*".

economico, sesso di appartenenza, orientamento sessuale, disabilità. Lo psicologo utilizza metodi e tecniche salvaguardando tali principi, e rifiuta la sua collaborazione ad iniziative lesive degli stessi. Quando sorgono conflitti di interesse tra l'utente e l'istituzione presso cui lo psicologo opera, quest'ultimo deve esplicitare alle parti, con chiarezza, i termini delle proprie responsabilità ed i vincoli cui è professionalmente tenuto. In tutti i casi in cui il destinatario ed il committente dell'intervento di sostegno o di psicoterapia non coincidano, lo psicologo tutela prioritariamente il destinatario dell'intervento stesso.

[36] Articolo 20 https://www.psy.it/codice-deontologico-degli-psicologi-italiani
Nella sua attività di docenza, di didattica e di formazione lo psicologo stimola negli studenti, allievi e tirocinanti l'interesse per i principi deontologici, anche ispirando ad essi la propria condotta professionale.

È indispensabile, quindi, individuare un bene[37] verso cui tendere, e alcuni professionisti in particolare sono chiamati ad avere un ruolo attivo nella traduzione e concretizzazione di valori etici nella direzione di "contribuire al bene".

Sintetizzando, possiamo concludere che gli articoli del Codice Deontologico, in particolare quelli espressamente citati, rimandano all'assunzione di responsabilità da parte dello psicologo in ogni suo atto professionale, e quindi anche nell'attività di docenza, rispetto alla capacità di prevedere le conseguenze del proprio agire professionale e alla capacità di accettare l'alterità in ogni sua forma senza imporre un sistema di valori, impegnandosi come modello osservabile orientato al bene (e non solo come dispensatore di sapere teorico).

▪ L'etica dell'insegnare la cura - assumersi la responsabilità della relazione

Abbiamo descritto i principi deontologici in base ai quali andiamo adesso a interrogarci su quale sia il sapere oltre le competenze tecniche che è importante "passare" ai nostri allievi, e in particolare come insegnare a stare in relazione con l'altro assumendosi la responsabilità del processo terapeutico.

A dare spunto alla riflessione "*Tra cura e giustizia. Le passioni come risorsa sociale*" è Pulcini[38], che indica i fondamenti dell'etica della cura nella capacità di dare importanza alla dimensione emotiva e alla vulnerabilità dell'umano facendosi carico della tutela delle relazioni. L'etica della cura assume a fondamento il concetto di alterità e di diversità: non può infatti prescindere dal rispetto dei diritti, divenendo quindi non solo strumento ma valore morale basilare che assicura la salvaguardia del tessuto sociale, la garanzia di quelle relazioni di fiducia e di attenzione solidale all'altro e ai suoi bisogni, all'interno delle quali lo stesso valore dell'autonomia può essere promosso e sostenuto.

Così come avviene nel processo terapeutico, che promuove l'emancipazione del paziente attraverso la connessione empatica con l'alterità e l'instaurarsi di un'interazione dove il terapeuta si assume la responsabilità di un'esperienza relazionale sana ed evolutiva.

Appare quindi evidente l'interconnessione fra l'esercizio della cura nella relazione terapeutica e quello nella relazione didattica che si sostanziano nel medesimo punto: la relazione come strumento dove il soggetto che ne ha la responsabilità si preoccupa di cogliere l'alterità per valorizzarla e accompagnarla verso il raggiungimento di un obiettivo condiviso.

---

[37] Desiderio, M.T. *Etica e promozione della salute* in Parmentola C. (a cura di) (2000) Il soggetto psicologo e l'oggetto della psicologia nel codice deontologico degli psicologi italiani. Giuffrè editore, Milano.

[38] Pulcini, E. (2020) Tra cura e giustizia. Le passioni come risorsa sociale. Bollati Boringhieri, Torino

L'analisi della società post-moderna permette di contestualizzare storicamente la necessità di individuare i capisaldi della formazione[39]. Il sociologo Bauman, a questo proposito, descrive la società attuale come costitutivamente caratterizzata dall'incertezza, perché alcune categorie sociali "forti" della modernità si sono fortemente indebolite. Le istituzioni, in generale, sembrano aver perso presa sulla società, amplificando così una situazione di insicurezza e di rischio. Oggi siamo all'interno di una *società degli individui*, liquida, con una grande libertà di muoverci in ogni direzione ma senza la guida rassicurante di istituzioni che non vengono più percepite come autorevoli. Questo genera spesso nelle persone un forte bisogno di appartenenza, fino all'estremo rischio di aderire a fondamentalismi di varia natura. Nella rappresentazione di Bauman, quindi, il lavoro educativo inteso in senso di *pedagogia della cura* è un'urgenza sociale.

Abbiamo così gli assi portanti della formazione del terapeuta: responsabilità, rispetto dell'alterità, equilibrio fra sicurezza e promozione dell'autonomia. Si tratta di costruire una figura professionale competente tecnicamente ma anche autorevole, in grado di entrare in contatto e contenere, accogliere e promuovere e cioè attore della relazione.

Così come il genitore esercita una funzione in equilibrio fra fornire sicurezza e promuovere autonomia, così il didatta deve essere capace di ricongiungere le caratteristiche di libertà e sicurezza modulandole sulle attitudini e peculiarità dell'allievo, che a sua volta opererà questa sintesi nella relazione terapeutica.

■ La cura dell'insegnare l'etica - la relazione come laboratorio di "cose umane"

Per sentire la responsabilità della relazione ed essere quindi pienamente in grado di accogliere l'altro, sembrerebbe necessario aver sposato il principio della "politica della cura" presentato dalla professoressa Mortari. L'acquisizione di tecniche non sembra sufficiente per essere capaci di creare un mondo *pienamente umano*.

Agli allievi perciò sarà utile insegnare, oltre agli aspetti teorici, anche come *prendere a cuore la vita* attraverso l'acquisizione della *sapienza delle cose della vita*, un sapere duplice, integrato, che si rivolge verso oggetti interni ed esterni, verso sé e verso gli altri muovendo tra spiritualità e impegno sociale.

In questa direzione potrebbero quindi essere proposti interventi didattici che integrino un lavoro di *cura di sé* da praticare congiuntamente all'impegno verso gli altri.

Una formazione tesa a proporre *un modo di essere volto consapevolmente alla ricerca del bene,* ad agire secondo etica, a insegnare valori che possano poi essere strumenti nel processo di assunzione di responsabilità verso i pazienti e che consenta di apprendere quanto sia fondamentale meditare

[39] Damiano, E. (2016) L'insegnante etico. Saggio sull'insegnamento come professione morale. Cittadella Editrice, Assisi.

l'intervento clinico, proponendo un essere nella relazione in maniera consapevole e un fare coerente con il pensiero.

Tale apprendimento potrebbe essere favorito da un accompagnamento alla *cura di sé,* da intendersi come *purificazione del pensiero* che consenta il recupero di uno spazio mentale libero da *precomprensioni* e cioè capace di valutazione oggettive, di utilizzare la propria esperienza in maniera consapevole, evitando che aspetti irrisolti della propria storia familiare e personale saturino tale spazio mentale tanto da rendere inconsapevoli alcuni "agiti" terapeutici.

Proporre agli allievi, quindi, un apprendimento che faccia convergere in maniera coerente il pensiero e l'agire, una consapevolezza circa il fatto che il modo in cui agiamo dipende sia dai pensieri e dai sentimenti sia dall'esperienza.

Non si tratta di proporre agli allievi un "dover essere", ma di coltivare esperienze di vita che possano costituire una riflessione costante su ciò che aiuta e facilita il processo terapeutico, di costruire in loro un meta-pensiero che connetta l'esperienza di vita con la comprensione di ciò che è utile e utilizzabile nel processo terapeutico.

Ad esempio, sul come *saper stare alle cose così come sono*: saper accettare, conoscere l'altro per quello che è, accettarne i limiti e tollerare la frustrazione, cercare quello che c'è di buono in un'esperienza e tollerare ciò che accade quando la realtà è diversa dai nostri desideri.

Imparare inoltre a comprendere l'importanza della tutela della fragilità sottostante a molti beni dati invece per scontati.

Agire secondo *l'ordine delle cose* vuole dire evitare azioni ingiuste che feriscono la vulnerabilità propria e altrui promuovendo sentimenti personali e collettivi negativi. Per orientarsi in questo senso, ad esempio, può essere arricchente fare esperienza della sofferenza, del disagio, del diverso da sé. Azioni di volontariato, visite di realtà dove si prende in carico la marginalità; non sono pochi i docenti a raccontare quanto siano state arricchenti esperienze estreme come tirocini nei reparti di psichiatria o nelle comunità per pazienti gravi.

Se queste dimensioni sono difficilmente insegnabili con una didattica frontale, possono essere avvicinate attraverso momenti esperienziali sia all'interno delle Scuole con occasioni condivise che coinvolgano i didatti e gli allievi, sia promuovendo la curiosità e l'impegno verso *le cose del mondo* seguendo i principi etici sopradescritti.

Bibliografia

Ainsworth, M. D. S., Blehar, M. C., Waters, E., & Wall, S. N. (1978). *Patterns of Attachment: A Psychological Study of the Strange Situation. Hillsdale, Lawlence Erlbaum Associates.* https://doi.org/10.4324/9780203758045

AITF (Ed.), Violenza intra-familiare tra colpa e vergogna. Bologna: in riga edizioni.

AITF (Ed.), *Individuo, Coppia e Famiglia*. Bologna: in riga edizioni.

Andolfi, M. (Ed.), La crisi della coppia, una prospettiva sistemico-relazionale. Milano: Raffaello Cortina Editore.

Andolfi, M. (2021). Il dono della verità: Il percorso interiore del terapeuta. Milano: Raffaello Cortina Editore.

Andolfi, M., & Angelo, C. (1987). Tempo e mito nella psicologia familiare. Torino: Bollati Boringhieri.

Andolfi, M., & Angelo, Claudio, C. (1999). *La crisi della coppia: Una prospettiva sistemico-relazionale*. Milano: Raffaello Cortina Editore.

Andolfi, M., & Angelo, C. (2000). *Cambiamento, teoria e terapia del*. Enciclopedia Italiana Treccani-VI Appendice. Roma: Treccani.

Angelo C. & A. Degiorgis, Nuovi percorsi esplorativi nella prassi sistemica in M. Vetere (Ed.), La sfida delle famiglie ricomposte: un modello di intervento clinico Roma: Alpes.

Aschieri, F., & Vetere, C. (2019). La sfida dell'assessment collaborativo con adolescenti in contesto riabilitativo. *Storie e Geografie Familiari, 19/20.*

Aurilio R., Baldascini L., & Gritti P. (Eds.), L'antro della Sibilla: Atti del Primo Convegno Nazionale dell'Istituto di Psicoterapia Familiare di Napoli, Napoli: ITFN

Bank, S., & Kahn, M. D. (1982). *The Sibling Bond, New York:* Basic Books.

Bassoli, F. (1995). Il disegno sistemico della casa. Una tecnica trasformativa in Psicoterapia Relazionale. *Terapia Familiare*, 47.

Bassoli, F. (2007). Il disegno sistemico come forma di narrazione. *Maieutica, 27–30*, 469.

Bassoli, F., & Ampollini, R. (2007). I confini relazionali della mediazione dei conflitti. *Mediazione familiare sistemica*, *5*(6), 159–166.

Bassoli, F., Mariotti, M., & Vandelli, P. (1981). Funzione del Tempo in una metodica terapica territoriale: Analisi di un caso. *Finalità della psicoterapia. Atti del XVI convegno di Psicoterapia Medica, Firenze.*

Bassoli, F., Ceci, K., & Frison, R. (1995). Cosa cambiare, come cambiare. *Terapia Familiare, 47.*

Bassoli, F., Mariotti, M., & Vandelli, P. (1981). Funzione del Tempo in una metodica terapica territoriale: Analisi di un caso. *Finalità della psicoterapia. Firenze 1980. Atti del XVI convegno di Psicoterapia Medica.* Bologna: Pàtron.

Bateson, G. (1972). Verso un'ecologia della mente (trad. it.: Milano: Adelphi, 1977).

Bateson, G. (1979). Mind and Nature (tr. it. Mente e natura, Milano: Adelphi, 1984).

Bateson, G., Bateson, M. C., & Longo, G. (2002). *Dove gli angeli esitano: Verso un'epistemologia del sacro*. Milano: Adelphi.

Bauman, Z. (2003). Amore liquido: sulla fragilità dei legami affettivi. Roma-Bari: Editori Laterza.

Bauman, Z. (2005). *Vita liquida*. Roma-Bari: Editori Laterza.

Bauman, Z. (2010). *Modernità liquida*. Roma-Bari: Editori Laterza.

Boston Change Process Study Group (BCPSG) (2008), *Meccanismi non interpretativi in terapia psicoanalitica* in L. Carli, C. Rodini, (Ed.) *Le forme di intersoggettività*, Milano: Raffaello Cortina Editore.

Beebe, B., & Lachmann, F. M. (2015). *Le origini dell'attaccamento: Infant research e trattamento degli adulti.* Milano: Raffaello Cortina Editore.

Beebe, B., & Lachmann, F. M. (2015). *Le origini dell'attaccamento: Infant research e trattamento degli adulti.* Milano: Raffaello Cortina Editore.

Benedetti, F. (2018). La speranza è un farmaco: come le parole possono vincere la malattia. Milano: Mondadori.

Benedetti, F. (2021). *Il cacciatore di ricordi.* Milano: Mondadori.

Bergson, H. (1996). *Materia e memoria* (A. Pessina, Ed.). Roma-Bari: Editori Laterza.

Bertalanffy, L. von. (1968). General system theory: Foundations, development, applications. New York: G. Braziller.

Bertrando, P., & Bianciardi, M. (Ed.). (2009). *La natura sistemica dell'uomo: Attualità del pensiero di Gregory Bateson.* Milano: Raffaello Cortina Editore.

Bocchi, G., & Ceruti, M. (1985). *La sfida della complessità.* Milano: Feltrinelli.

Boella, L. (2006). *Sentire l'altro: Conoscere e praticare l'empatia* (1. ed). Milano: Raffaello Cortina Editore.

Bogliolo C. & Loriedo C. (Eds.), Famiglie e psicopatologia infantile. Quando la sofferenza è così precoce. Milano: Raffaello Cortina Editore.

Bonifai, A. (2018). Le virtù cardinali. La prudenza. *Tredimensioni*, *9*(9–18).

Boscolo, L., & Bertrando, P. (1993). I tempi del tempo: Una nuova prospettiva per la consulenza e la terapia sistemica (1. ed). Torino: Bollati Boringhieri.

Boszormenyi-Nagy, I. (1985). Una teoria delle relazioni: Esperienza e transazione. in Boszormenyi-Nagy I., Framo JL, Ed. (1985). Intensive Family Therapy. Theoretical and Practical Aspects. London: Routledge Press (trad. it: Psicoterapia intensiva della famiglia. Torino: Bollati Boringhieri, 1997).

Bowen M., Andolfi, M., De Nichilo, M. (1979). *Dalla famiglia all'individuo: La differenziazione del sé nel sistema familiare.* Milano: Casa editrice Astrolabio.

Bromberg, P. M. (2009). Destare il sognatore, trad. it. Milano: Raffaello Cortina Editore.

Bromberg, P. M., Lingiardi, V., Caretti, V., & De Bei, F. (2007). *Clinica del trauma e della dissociazione: Standing in the Spaces.* Milano: Raffaello Cortina Editore.

Bruhn, A. R. (2014). *Early Memories Procedure (EMP)–Manuale.* EDUCatt-Ente per il diritto allo studio universitario dell'Università Cattolica.

Byung-Chul, H. (2019). *La salvezza del bello.* Milano: Nottetempo.

Calvino, I. (2010). *Il barone rampante.* Milano: Mondadori.

Cambiaso, G., & Mazza, R. (2018). *Tra intrapsichico e trigenerazionale.* Milano: Raffaello Cortina Editore.

Cancrini, L. (2006). *L'Oceano Borderline*: racconti di viaggio. Milano: Raffaello Cortina Editore.

Cancrini, L. (2012). La cura delle infanzie infelici. Viaggio nell'origine dell'oceano borderline. Milano: Raffaello Cortina Editore.

Canetti, E. (2021). *Appunti 1942-1993.* Milano: Adelphi.

Caporale, R. (2013). MMPI-2, MMPI-2 RF. Guida pratica all'uso dei test in ambito clinico e giuridico-peritale. Nuova edizione. Strumenti per il lavoro psicosociale ed educativo. Roma: FrancoAngeli.

Carli, L., & Rodini, C. (2008). Le forme di intersoggettività: l'implicito e l'esplicito nelle relazioni interpersonali. Milano: Raffaello Cortina Editore.

Castoriadis, C. (1986). L'état du sujet aujourd'hui. *Topique. Revue Freudienne, 38*, 7–39.
Cavarero, A. (2013). *Inclinazioni: Critica della rettitudine* (Prima edizione). Milano: Raffaello Cortina Editore.
Chasseguet-Smirgel, J. (1987). *Creatività e perversione.* Milano: Raffaello Cortina Editore.
Cigoli, V. (1997). Intrecci familiari. Realtà interiore e scenario relazionale. Milano: Raffaello Cortina Editore.
Cigoli, V., Mariotti, M. (2002). Il medico, la famiglia e la comunità. L'approccio bi-opsicosociale alla salute e alla malattia. Roma: FrancoAngeli.
Cingolani, S., 1991, La diagnosi della diagnosi in terapia familiare. In M. Malagoli Togliatti & U. Telfner (Ed.), Dall'individuo al sistema. Manuale di psicopatologia relazionale. Torino: Bollati Boringhieri.
Cirillo, S., Selvini, M., & Sorrentino, A. M. (2016). *Entrare in Psicoterapia.* Milano: Raffaello Cortina Editore.
Codignola, E. (1977). Il vero e il falso: Saggio sulla struttura logica dell'interpretazione psicoanalitica.[The truth and the false: An essay on logic structure of psychoanalytical interpretation]. Torino: *Bollati Boringhieri.*
Consolaro, G. (2021). L'uso collaborativo dei test nell'ambito della psicoterapia relazionale. Relazione al Seminario Residenziale, Istituto Veneto Terapia Familiare, Treviso.
Corman L. & Medioli F. C. (1978). *Il disegno della famiglia. Test per bambini.* Torino: Bollati Boringhieri.
Crisi, A., Carlesimo, S., & Maio, S. (2007, 2ed. 2018). Manuale di siglatura del Test di Wartegg: Secondo il CWS-Crisi Wartegg System. Magi.
Crittenden, P. M. (1999). Attaccamento in età adulta. L'approccio dinamico-maturativo all'Adult Attachment Interview. Milano: Raffaello Cortina Editore.
Crittenden, P. M. (2008). *Il modello dinamico maturativo dell'attaccamento.* Milano: Raffaello Cortina Editore Libreria.
Dal Medico, A. (2016). Dissociazione e trasmissione transgenerazionale. *Storie e Geografie Familiari*, 15. Roma: Scione Editore.
Dalle Luche, R., & Bertacca, S. (2006). *L'ambivalenza e l'ambiguità nelle rotture affettive.* Roma: FrancoAngeli.
Damasio, A. (1995). L'errore di Cartesio: Emozione, ragione e cervello umano, Milano: Adelphi.
Damasio, A. (2022). Il sé viene alla mente: La costruzione del cervello cosciente. Milano: Adelphi.
Damiano, E. (2007). L'insegnante etico. Saggio sull'insegnamento come professione morale. Cittadella Editrice.
Darwin, C. (2012). L'espressione delle emozioni nell'uomo e negli animali [The expression of the emotions in Man and Animals (1872) (P. Ekman], Bianchi Bandinelli P. (Ed.)& IC Blum, Trans.). Torino: Bollati Boringhieri.
de Bernart, R. (1985). *Audiovisivi in Terapia Familiare.* In S. Lupoi, A. de Francisci, & C. Angiolari (Ed.), *Le Prospettive relazionali nelle istituzioni e nei servizi territoriali* (pp. 63-65). Milano: Masson Italia.
de Bernart, R. (1987). L'immagine della famiglia. *Terapia Familiare Notizie*, ITF Roma, 6, pp. 3-4.
de Bernart, R. (1988). *Dentro la relazione. Fuori dalla famiglia*, Archivio dei Seminari di Studio dell'ITFV, Treviso.
de Bernart, R. (1991). L'uso degli audiovisivi nella Terapia Familiare. *Attraverso lo specchio*, 29, anno 9-1991, pp. 44-56.

de Bernart, R. (1992). Segnalibro-Immagini della Mente. Convegno sul tema: Psichiatria, Cinema e Videocomunicazione. *Connessioni*, 1, aprile 1992, pp. 62-63.
de Bernart, R. (2003). Prefazione a E. Giusti in Videoterapia: un ausilio al Counseling e alle arti terapie. Roma: Sovera Multimedia.
de Bernart, R. (2007). Immagine ed implicito. *Maieutica*, 27-28-29-30, pp. 455-468.
de Bernart, R. (2008). La relazione terapeutica. L'approccio sistemico relazionale, in P. Petrini & A. Zucconi (Ed.), La relazione che cura. Roma: Alpes.
de Bernart, R., M. Ferrara, & S. Pecchioli. (2019). L'importanza di essere fratelli. *Terapia Familiare*, 119, 9-20. Roma: FrancoAngeli.
De Rysky, M., Giacometti, K., Montinari, G., & Spinelli, G. (1995). Famiglia e Psicosi: quale integrazione? *Interazioni*, 5.
Desiderio, M. T. (2000). Etica e promozione della salute. In C. Parmentola (Ed.), Il soggetto psicologo e l'oggetto della psicologia nel codice deontologico degli psicologi italiani. Milano: Giuffrè.
Di Giuseppe, B., & Martini, S. (2020). Il lockdown e l'Upside Down *Psicobiettivo*, XL, 2, pp. 81-94.
Dicks, H. (1977). *Marital Tensions*. Routledge-Keagan.
Dominici P. (2023). *La complessità della complessità e... l'errore degli errori*. Treccani, Retrieved from https://www.treccani.it/magazine/lingua italiana/speciali/digitale/5 Dominici.html
Don Ciotti. (2011). *La speranza non è in vendita*. Giunti-Gruppo Abele.
Dunn, J., & Plomin, R. (2012). Il significato delle differenze nell'esperienza dei fratelli all'interno della famiglia. *Terapia Familiare*, pp. 191-210. Milano: Roma: FrancoAngeli.
Eiguer, A. (2007). *L'inconscio della casa*. Roma: Borla.
Eissler, K. R. (1953). Effetto della struttura dell'Io sulla tecnica psicoanalitica. Psicoterapia e Scienze Umane, 1981, XV, 2, pp. 50-79. http://www.psychomedia.it/pm/modther/probpsiter/eiss53-1.htm.
Erikson, E. H. (1968). *Gioventù e crisi di identità*. Roma: Armando editore.
Erikson, E. H. (1984). *I cicli della vita. Continuità e mutamenti*. Roma: Armando editore.
Farina, B., & Liotti, G. (2011). Dimensione dissociativa e trauma dello sviluppo. *Cognitivismo clinico*, 8(1), 3-17.
Fava Vizziello, G., Maiorano, D., De Agostini E. (Ed.), *Atti del Convegno del 2018: genitorialità nel 2000*. Independently published
Featherstone, M. & Burrows, R. (1999). *Tecnologia e cultura virtuale*. Roma: FrancoAngeli.
Finn, S. (2009). Nei panni dei nostri clienti. Teorie e tecniche dell'assessment terapeutico. Firenze: Giunti.
Finn, S. E., & Tonsager, M. E. (1997). Information-Gathering and therapeutic Models of Assessment: Complementary Paradigms. *Psychological Assessment*, 9, 374-385.
Fischer, C. T., & Finn, S. E. (2008). Developing the life meaning of psychological test data: collaborative and therapeutic approaches. In R. P. Archer & S. R. Smith (Eds.), Personality Assessment. Routledge.
Fisher, C. T. (1994). Rorschach Scoring Questions as Access to Dynamics. *Journal of Personality Assessment*, 62, 515-524.
Fisher, J. (2017). Guarire la frammentazione del sé. Come integrare le parti di sé dissociate dal trauma psicologici. Milano: Raffaello Cortina Editore.
Florita, M. (2011). L'intreccio. Neuroscienze, clinica e teoria dei sistemi dinamici complessi. Roma: FrancoAngeli.

Foerster, H. Von. (1987). *Sistemi che osservano*. Milano: Casa editrice Astrolabio.
Fonagy, P. (1991). *L'approccio evolutivo per la comprensione del transfert nel trattamento di pazienti con disturbi borderline della personalità*. in A. Zabonati, P. Migone, & G. Maschietto (Eds.), La validazione scientifica delle psicoterapie analitiche. IPAR, 1993.
Fonagy, P., & Allison, E. (2014). The role of mentalizing and epistemic trust in the psychotherapeutic relationship. in *Psychotherapy*, 51, 372-380.
Fonagy, P., & Target, M. (2001). *Attaccamento e funzione riflessiva*. Milano: Raffaello Cortina Editore.
Fonagy, P., Moran, G.S., & Target, M. (1993). Aggression and the psychological self. in International Journal of Psycho-Analysis.
Fonagy, P., Gergely, G., Jurist, E.L., & Target, M. (2002). *Affect regulation, Mentalization, and the Development of the Self*. New York: Other Press (trad. it.: *Regolazione affettiva, mentalizzazione e sviluppo del Sé*. Milano: Raffaello Cortina Editore, 2004).
Fonagy, P., Luyten, P., & Allison, E. (2015). Epistemic petrification and the restoration of epistemic trust: A new conceptualization of borderline personality disorder and its psychosocial treatment. *Journal of Personality Disorders*, 29, 575-609.
Francesetti, G. (2019). Fondamenti di Psicopatologia fenomenologica gestaltica: una introduzione leggera. Roma: Fioriti.
Francini, G., Leporatti, C., Toscani, T. (2018). *Immagine e relazione*. Bologna: in riga edizioni.
Francini, G. (2021). Tradimento e perdono. Fenomenologia e terapia relazionale con la coppia e la famiglia. Bologna: in riga edizioni.
Francini, G., Vito, A. (2002). Terapia familiare con famiglie adottive. Quando il paziente designato è un adolescente adottivo. *Terapia Familiare*, 70.
Freud, S. (1915). *Metapsicologia. Pulsioni e loro destini*. In *Opere* di S. Freud, VIII. Boringhieri, 1975.
Friedman, A., Bolinskey, P. K., Levak, R., & Nichols, D. S. (2015). *Psychological assessment with MMPI-2/MMPI-2RF*, Third Edition. New York: Routledge Taylor and Francis Group.
Fruggeri, L. (2005). Diverse normalità: psicologia sociale delle relazioni familiari. Roma: Carocci editore.
Gallese, V., & Ammaniti, M. (2014). La nascita dell'intersoggettività. Lo sviluppo del sé tra psicodinamica e neurobiologia. *Milano: Raffaello Cortina Editore*.
Gallese, V., Migone, P., & Eagle, M. (2005). La simulazione incarnata: i neuroni-specchio. Le basi fisiologiche dell'intersoggettività ed alcune implicazioni per la psicoanalisi. *Psicoterapia e Scienze Umane*, 40(3), 455-479.
Gattino, S. (2006). *Psicologia della solidarietà*. Roma: Carocci editore.
Gennari, M. L., & Tamanza, G. (2018). *Il disegno congiunto della famiglia*. Roma: FrancoAngeli.
Giacometti, K. (1991). La relazione nel processo decisionale del terapeuta familiare. In M. Malagoli Togliatti & U. Telfner, Dall'individuo al sistema. Manuale di psicopatologia relazionale. Torino: Bollati Boringhieri.
Giacometti, K. (2020). La relazione terapeutica e lo spazio intersoggettivo nella clinica familiare. *Storie e Geografie Familiari*, 21-22.
Giacometti, K., & Mazzei, D. (2011). Il terapeuta sistemico-relazionale. Itinerari, mappe e nessi tra interazioni e rappresentazioni. Roma: FrancoAngeli.
Giommi, D., & Giommi, E. (Eds.) (2020). Rodolfo de Bernart e l'immagine della famiglia: teorie e tecniche di un terapeuta visionario. Roma: FrancoAngeli.

Goleman, D. (2011). Intelligenza emotiva. Che cos'è e perché può renderci felici. Milano: Rizzoli.

Guidano, V. (2019). La struttura narrativa dell'esperienza. Un'ipotesi esplicativa della psicosi. Roma: FrancoAngeli.

Haley, J. (1983). Il distacco dalla famiglia: la crisi del giovane e la terapia della famiglia. Milano: Casa editrice Astrolabio.

Hammer, F. E. (1958). *The clinical application of projective drawing*. Springfield, Illinois: Charles C. Thomas.

Harris, M., & Meltzer, D. (1983). Child, family and Community: a psycho-analytical model of learning process. OECD.

Hillman, J. (1984). *Le storie che curano*. Milano: Raffaello Cortina Editore.

Hillman J. (2009). Il codice dell'anima. Carattere, vocazione, destino. Milano: Adelphi.

Hirsch, I. (1996). Observing-partecipation, mutual enactment, and the new classical model. *Contemporary Psychoanalysis*, 3.

Hölderlin, F. (2018). *Poesie scelte*. Milano: Feltrinelli.

Johnson, A., McKenna, K.Y.A., Postmes, T. & Reips U.D. (Eds.), *The Oxford handbook of internet psychology*. New York: Oxford University Press.

Kamphuis, J.H., & Finn, S.E. (2018). Therapeutic Assessment in Personality Disorders: Toward the Restoration of Epistemic Trust. *Journal of Personality Assessment*, New York: Routledge.

Kerr, M. E., & Bowen, M. (1990). La valutazione della famiglia: Un approccio terapeutico basato sulla teoria boweniana. Milano: Casa editrice Astrolabio.

Koch, K. (1998). *Il reattivo dell'Albero*. Giunti.

Lasch, C. (1979). La cultura del narcisismo. L'individuo in fuga dal sociale in un'età di disillusioni collettive. Bompiani (2001).

Leporatti, C. (2005). Il volto e l'anima. Uso di immagini in terapia ad orientamento sistemico relazionale. In M. Spagnuolo Lobb (Ed.), L'implicito e l'esplicito in Psicoterapia (pp. 344-350). Roma: FrancoAngeli.

Leporatti, C. (2010). In Imagine Verum, Immagini d'arte e clinica di coppia. *Storie e Geografie Familiari*, 4-5. Roma: Scione Editore.

Leporatti, C. (2011). Fuochi nell'ombra. Uso di immagini d'arte in psicoterapia individuale e di coppia ad orientamento sistemico-relazionale. Manuale clinico di terapia familiare, Vol. III. Milano: Roma: FrancoAngeli.

Leporatti, C. (2014). *Fuochi nella notte. Uso di immagini d'arte in mediazione familiare*. Voci dal X Congresso Mondiale di Mediazione.

Leporatti, C., (2014). Dallo Specchio ai Neuroni Specchio. *Storie e Geografie Familiari*, 11-12, pag. 35-49.

Leporatti, C. (2016). La luna e i falò. Uso di immagini d'arte in psicoterapia individuale e di coppia ad orientamento sistemico-relazionale. *Terapia Familiare*, n.111.

Leporatti, C. (2016). Trame di luce. Uso di immagini d'arte in terapia individuale e di coppia ad orientamento sistemico-relazionale. *Psicobiettivo*, n. 1.

Leporatti, C. (2020). I colori della luce. Raccolta di Immagini d'Arte per uso clinico e nella relazione d'aiuto. Bologna: in riga edizioni.

Leporatti, C. (2020). Manuale d'uso. I colori della luce. Raccolta di Immagini d'Arte per uso clinico e nella relazione d'aiuto. Bologna: in riga edizioni.

Leporatti, C. (2021). *Immagini e legami*. Bologna: in riga edizioni.

Leporatti, C., & Di Gesto, C. (2021). Tell Me What You See, And I'll Tell You How You Look. The Use of the Art Images Collection (AIC) in the Context of Eating Disorders: Examining the Psychometric Properties of the Food Category's Images

(FCI) among Young Italian Women. XIV Congresso Nazionale della Società Italiana per lo Studio dei Disturbi del Comportamento Alimentare (SISDCA) 2021 "(Ri)formulare il sistema per la prevenzione e la cura dei DA&O. La ricerca scientifica al servizio della Qualità delle Cure", 7-8 Ottobre 2021, Virtual Congress.

Lewak, R.W., Nichols, D.S., & Siegel, L. (2011). *Therapeutic Feedback with the MMPI2/MMPI-2*. Routledge.

Lewin, K. (1951). Field Theory in Social Science: selected theoretical papers. Harper & Row.

Lingiardi, V. (2019). *Io, Tu, Noi*. UTET.

Lingiardi, V. (2021). Arcipelago N: variazioni sul narcisismo. Einaudi.

Lingiardi, V., & Filippucci, L. (2002). Trauma e memoria tra psicoanalisi e neuroscienze. In Maltrattamento e abuso all'infanzia (Vol. IV). Roma: FrancoAngeli.

Liotti, G. (2010). Teoria dell'attaccamento e psicoterapia. In L. Onnis (Ed.), Legami che creano, legami che curano. Torino: Bollati Boringhieri.

Liotti, G. (2012). Attaccamento, Sé e Famiglia. riedito. *Terapia Familiare*, 100.

Liotti, G., & Farina, B. (2011). Sviluppi traumatici. Eziopatogenesi, clinica e terapia della dimensione dissociativa. Milano: Raffaello Cortina Editore.

Livolsi, M. (2006). La società degli individui. Globalizzazione e mass media in Italia. Roma: Carocci editore.

Lombardi, L. (2003). Alterità del corpo, conflittualità, identità. *Interazioni*, 2.

Loriedo, C. (2005). Bambini sintomatici. La funzione del sintomo del bambino e dell'adolescente all'interno del sistema familiare. In C. Bogliolo & C. Loriedo (Eds.), Famiglie e psicopatologia infantile. Quando la sofferenza è così precoce. Milano: Raffaello Cortina Editore.

Loriedo, C., & Picardi, A. (2000). Dalla teoria generale dei sistemi alla teoria dell'attaccamento. Roma: FrancoAngeli.

Losso, R. (2022). L'attualità di Donald Winnicott. *Storie e Geografie Familiari*.

Lupini, S., Seidenari, C., & Bassoli, F. (2021). Genogramma 3D e disegno sistemico della Casa. Strumenti analogici a confronto nell'approccio a famiglie con violenza domestica. In AITF, Violenza intra-familiare tra colpa e vergogna. Bologna: in riga edizioni.

Lyotard, J.F. (1979). La condizione postmoderna – rapporto sul sapere. Milano: Feltrinelli.

Malagoli Togliatti, M., Telfner U. (Ed.) (1991), *Dall'individuo al sistema. Manuale di psicopatologia relazionale*. Torino: Bollati Boringhieri.

Manghi, S. (Ed.). (1998). Attraverso Bateson. Ecologia della mente e relazioni sociali. Milano: Raffaello Cortina Editore.

Manghi, S. (2004). La conoscenza ecologica. Attualità di Gregory Bateson. Milano: Raffaello Cortina Editore.

Marcelli, D. (2004). *Il bambino sovrano. Un nuovo capo in famiglia?* Milano: Raffaello Cortina Editore.

Mariotti, M., Bassoli, F., & Frison, R. (2004). *Manuale di psicoterapia sistemica e relazionale*. Edizioni Sapere.

Mariotti, M., e al. (2021). Handbook of Systemic Approaches to Psychotherapy Manuals. Cham: Springer.

Marta, R. E. (1997). Parent-child relationships as a protective factors in preventing adolescent's psychosocial risk in interracial adoptive and non-adoptive families. *Journal of Adolescence*, 20, 617-631.

Mattucci, A. (2020). *Dalla sterilità alla PMA*. in Graziella Fava Vizziello, Doriana Maiorano, Elisa De Agostini (Ed.), *Atti del Convegno del 2018: genitorialità nel 2000*", Independently published

Mattucci, A., & Vetere, M. (2020). Il corpo... ci arriva prima: 'profondità e leggerezza'. In G. Ruggiero, Il Canto di Partenope. La psicoterapia sulla rotta del cambiamento. Alpes.
Maturana, H.R., & Varela, F. (1985). *Autopoiesi e cognizione*. Venezia: Marsilio.
McCullough, M.E. (2007). Rumination, emotion, and forgiveness: Three longitudinal studies. *Journal of Personality and Social Psychology*, 92(3), 490-505.
McGoldrick, M., & Carter, E. (1982). *The family life cycle*. In F. Walsh (Ed.), *Normal family processes*. Guilford Publications.
McKenna, K.Y.A. (2007). *Through the internet looking glass: expressing and validating the true Self*. In A. Johnson, K.Y.A. McKenna, T. Postmes, & U.D. Reips (Eds.), *The Oxford handbook of internet psychology*. New York: Oxford University Press.
McWilliams, N. (1999). *La Diagnosi Psicoanalitica*. Roma: Milano: Casa editrice Astrolabio.
Menarini, R., & Pontalti, C. (1986). Il set familiare. *Psicoterapie e Scienze Umane*, 4.
Meyer, G. J., Viglione, D.J., Mihura, J. I., Erard, R.E., & Erdberg, P. (2015). *Rorschach performance assessment system: Somministrazione, siglatura, interpretazione e manuale tecnico*. Milano: Raffaello Cortina Editore.
Migone, P. (Ed.). (2021). *La teoria psicodinamica è efficace?* Roma: FrancoAngeli.
Minuchin, S. (1976). *Famiglie e terapia della famiglia*. Milano: Casa editrice Astrolabio.
Minuchin, S. et al. (2009). *Un'avventura da condividere*. Boringhieri.
Mitchell, S. (2002). Il modello relazionale: Dall'attaccamento all'intersoggettività. Milano: Raffaello Cortina Editore.
Monguzzi, F. (2006). *La coppia come paziente*. Roma: FrancoAngeli.
Morin, E. (2000). *I sette saperi necessari all'educazione del futuro*. Milano: Raffaello Cortina Editore.
Morin, E. (2007). *Il metodo 3. La conoscenza della conoscenza*. Milano: Raffaello Cortina Editore.
Moro, A., & Marcomini, F. (1989). L'arte e la terapia familiare: dialogo con G. Cecchin. *Connessioni*, 1-6.
Mortari, L. (2015). *Filosofia della cura*. Milano: Raffaello Cortina Editore.
Mortari, L. (2019). *Aver cura di sé*. Milano: Raffaello Cortina Editore.
Mortari, L. (2021). *La politica della cura. Prendere a cuore la vita*. Milano: Raffaello Cortina Editore.
Mucci, C. (2014). Trauma e perdono. Una prospettiva psicoanalitica intergenerazionale. Milano: Raffaello Cortina Editore.
Mucci, C. (2020). Corpo borderline. Regolazione affettiva e clinica dei disturbi di personalità. Milano: Raffaello Cortina Editore.
Nicolò, A. M. (1988). *Approccio Psicodinamico alla terapia familiare*. Archivio dei Seminari di Studio dell'ITFV, Treviso.
Nicolò, A. M. (2003). Appunti a proposito di una teoria dei rapporti soggettuali. *Interazioni*, 2.
Nicolò, A. M., & Trapanese, G. (Eds.). (2005). *Quale Psicoanalisi per la Famiglia*. Roma: FrancoAngeli.
Nicolò, A. M., & Trapanese, G. (Eds.). (2005). *Quale Psicoanalisi per la Coppia?* Roma: FrancoAngeli.
Ogden, P., & Fisher, J. (2016). Psicoterapia sensomotoria. Interventi per il trauma e l'attaccamento. Milano: Raffaello Cortina Editore.
Onnis L. (Ed.) (2010), *Legami che creano, legami che curano*. Torino: Bollati Boringhieri.

Onnis, L. (2016). Empatia e psicoterapia sistemica. Implicazioni teoriche e cliniche. *Terapia Familiare*, n.111.
Onnis, L. (2016). Il tempo sospeso. Anoressia e bulimia tra individuo, famiglia e società. Roma: FrancoAngeli.
Onnis, L. (2017). Teatri di famiglia. La parola e la scena in terapia familiare. Torino: Bollati Boringhieri.
Orefice, S. (2002). *La sfiducia e la diffidenza*. Milano: Raffaello Cortina Editore.
Orsa, D., & Zavattini, G. C. (1997). Intimità e collusione. Teoria e tecnica della psicoterapia psicoanalitica di coppia. Milano: Raffaello Cortina Editore.
Panksepp, J., & Biven, L. (2014). *Archeologia della mente. Origini neuroevolutive delle emozioni umane*. Milano: Raffaello Cortina Editore.
Panksepp, J., & Davis, K. L. (2020). *I fondamenti emotivi della personalità*. Milano: Raffaello Cortina Editore.
Parmentola C. (Ed.) (2000), Il soggetto psicologo e l'oggetto della psicologia nel codice deontologico degli psicologi italiani. Giuffrè.
Parmentola, C., & Leardini, E. (2020). *Il manuale deontologico degli psicologi - tra le parti e nella parte*. Francavilla a mare: Edizioni Psiconline.
Piperno, R. (2012). *Intersoggettività e presupposti psicoterapeutici*. In Piperno, R., & Zani, R. (Eds.), *Abitare l'Altro*. Roma: FrancoAngeli.
Piperno, R., & Zani, R. (Eds.), *Abitare l'Altro*. Roma: FrancoAngeli.
Poli, E. F. (2020). *Le emozioni che curano*. Milano: Mondadori.
Porge, S.W. (2018). La guida alla teoria polivagale: il potere trasformativo della sensazione di sicurezza. Roma: Fioriti.
Pulcini, E. (2020) Tra cura e giustizia. Le passioni come risorsa sociale. Torino: Bollati Boringhieri.
Quaglia R., Saglione G., (1976). *Il disegno infantile. Nuove linee interpretative*. Giunti Barbera.
Regalia C., Paleari G (2008), *Perdonare*, Bologna: Il Mulino
Ricoeur, P. (1965). *Della interpretazione. Saggio su Freud*. Milano: Il Saggiatore.
Rizzolatti, G., & Sinigaglia, C. (2006). *So quel che fai. Il cervello che agisce e i neuroni specchio*. Milano: Raffaello Cortina Editore.
Robins, K. (1995). *Il cyberpazio e il mondo in cui viviamo*. In Featherstone, M. & Burrows, R. (1999). *Tecnologia e cultura virtuale*. Roma: FrancoAngeli.
Rosnati, R., & Marta, E. (1997). Parent–child relationships as a protective factor in preventing adolescents' psychosocial risk in inter-racial adoptive and non-adoptive families. *Journal of Adolescence, 20*(6), 617–631.
Rovelli, C. (2017). *L'ordine del tempo*. Milano: Adelphi.
Ruggiero G., Il Canto di Partenope. La psicoterapia sulla rotta del cambiamento. Alpes.
Russell, G. I. (2015). Psicoanalisi attraverso lo schermo: i limiti delle terapie online. Milano: Casa editrice Astrolabio, 2017.
Sander, L. (2007). *Sistemi viventi*. Milano: Raffaello Cortina Editore.
Sant'Agostino, (1999). Confessioni in Confessionum libri XIII o Confessiones. La Scuola.
Sara, S. J. (2000). Retrieval and reconsolidation: toward a neurobiology of remembering. *Learning and Memory*, 7.
Scabini, E., & Cigoli, V. (2000). *Il famigliare: Legami, simboli e transizioni*. Milano: Raffaello Cortina Editore.
Scabini, E., & Cigoli, V. (2012). *Alla ricerca del famigliare. Il modello relazionale-simbolico*. Milano: Raffaello Cortina Editore.

Scabini, E., & Greco, O. (1999). La transizione alla genitorialità. In M. Andolfi (Ed.), La crisi della coppia, una prospettiva sistemico-relazionale. Milano: Raffaello Cortina Editore.
Scabini, E., & Iafrate, R. (2003). *Psicologia dei legami familiari.* Il Mulino.
Scharff Savage, J. (1999). *I Fondamenti della Terapia familiare.* Roma: FrancoAngeli.
Siegel, D. J. (1999). *La mente relazionale.* (nuova ed. 2001). Milano: Raffaello Cortina Editore.
Sifneos, P. E. (1973). *The prevalence of "alexithymic" characteristics in psychosomatic patients. Psychotherapy and Psychosomatics,* 22(2-6), 255–262. https://doi.org/10.1159/000286529
Sluzki, C. E. (1991). La trasformazione terapeutica delle trame narrative. *Terapia Familiare,* n.111, 36.
Sluzki, E. C. (1999). Punti di attrazione inconsueti e trasformazioni narrative in terapia familiare. *Terapia Familiare,* n.111, 61, 26-29.
Soccorsi, S. (1988). Dalla psicoterapia familiare alla teoria familiare. In R. Aurilio, L. Baldascini, & P. Gritti (Eds.), L'antro della Sibilla: Atti del Primo Convegno Nazionale dell'Istituto di Psicoterapia Familiare di Napoli, ITFN
Spagnuolo Lobb M. (Ed.), *L'implicito e l'esplicito in Psicoterapia* (pp. 344-350). Roma: FrancoAngeli.
Stern, D. (2005). *Il momento presente.* Milano: Raffaello Cortina Editore.
Stern, D. (2010). *Il desiderio di Intersoggettività.* In L. Onnis (Ed.), *Legami che creano, legami che curano.* Torino: Bollati Boringhieri.
Stern, D. (2011). *Le forme vitali.* Milano: Raffaello Cortina Editore.
Stolorow, R. D., & Atwood, G. E. (1995). *I Contesti dell'Essere.* Torino: Bollati Boringhieri.
Stolorow, R. D., Atwood, G. E., & Brandchaft, B. (1996). *La prospettiva intersoggettiva.* Borla.
Tonellato, L. (2010). Sulla consultazione di coppia. *Storie e Geografie Familiari.*
Toscani, T. & de Bernart R., *Tullia Toscani intervista Rodolfo de Bernart* in G. Francini, C. Leporatti, T. Toscani, (2018). *Immagine e relazione.* Bologna: in riga edizioni.
Toscani, T. (2019). La relazione al centro della cura del trauma psichico. Il ragionamento clinico in psicotraumatologia integrato con l'orientamento sistemico-relazionale. Bologna: in riga edizioni.
Turkle, S. (1995). Life on the Screen: Identity in the Age of the Internet. Simon and Schuster.
Vadilonga, F. (Ed.). (2010). Curare l'adozione. Modelli di sostegno e presa in carico della crisi adottiva. Milano: Raffaello Cortina Editore.
Van der Hart, O., Nijenhuis, E. R. S., & Steele, K. (2010). *I fantasmi del sé. Trauma e trattamento della dissociazione strutturale.* Milano: Raffaello Cortina Editore.
Van Der Kolk, B. (2015). Il corpo accusa il colpo. Mente, corpo e cervello nell'elaborazione delle memorie traumatiche. Milano: Raffaello Cortina Editore.
Van der Kolk, B. A., McFarlane, A. C., & Weisaeth, L. (2005). Stress traumatico. Gli effetti sulla mente, sul corpo e sulla società delle esperienze intollerabili. Roma: Magi Edizioni.
Vannotti, M. et al. (1992). Contributo della scultura alla clinica psicosomatica. Aspetti epistemologici. *Terapia Familiare,* n.111., 40.
Velotti, P., & Zavattini, G. C. (2011), Attaccamento adulto e relazione di coppia: schemi del passato e disconnessioni del presente. *Psiche*

Vetere, M. (2008). Introduzione alla sessione: Le ferite Familiari. *Storie e Geografie Familiari.*
Vetere M. (2017), La sfida delle famiglie ricomposte: un modello di intervento clinico. Roma: Alpes.
Vetere, M. (2019). Trattare il dolore della crescita: come andare in profondità con leggerezza. *Storie e Geografie Familiari.*
Vetere M. & Aschieri F., (2019). La sfida dell'assessment collaborativo con adolescenti in contesto riabilitativo. *Storie e Geografie Familiari, 19/20.*
Von Bertalanffy, L. (1950). An Outline of General System Theory. *The British Journal for the Philosophy of Science*, 1(2), 134-165. DOI: 10.1037/h0057812.
Walsh, F. (Ed.). (1976). *Stili di funzionamento familiare.* Roma: FrancoAngeli.
Walsh, F. (2000). Ciclo di vita e dinamiche familiari tra ricerca e pratica clinica. Roma: FrancoAngeli.
Watzlawick, P., Beavin, D., & Jackson, D. (1971). Pragmatica della comunicazione umana. Studio dei modelli interattivi delle patologie e dei paradossi. Milano: Casa editrice Astrolabio.
Watzlawick, P., Beavin, D., & Jackson, D. (1971). Pragmatica della comunicazione umana. Studio dei modelli interattivi delle patologie e dei paradossi. Milano: Casa editrice Astrolabio.
Weinberg, M. K., & Tronick, E. Z. (1996). Infant affective reactions to the resumption of maternal interaction after the still-face. *Child development*, 67(3), 905-914.
Winnicott, W. R. (1958). La capacità di essere solo. in Winnicott, W. R. *Sviluppo affettivo ed ambiente.* Roma: Armando editore.
Winnicott, W. R. (1960), *Sviluppo affettivo e ambiente.* Roma: Armando editore.
Winnicott, W. R. (1960). Classificazione: esiste un contributo psicoanalitico alla classificazione psichiatrica? In Winnicott, W. R. (1960), Sviluppo affettivo e ambiente. Roma: Armando editore.
Winnicott, D. W. (1989). *Sulla natura umana.* Roma: Armando editore.
Winnicott, D. W. (2004). La distorsione dell'Io in rapporto al vero e falso Sé. Roma: Armando editore
Winnicott, W. R. (2019). *Gioco e realtà.* Roma: Roma: Armando editore.
Zabonati A., Migone P., Maschietto G. (Ed.), *La validazione scientifica delle psicoterapie analitiche.* IPAR, 1993.

Pubblicazioni in riga

AITF (2019), *Essere genitori. La dimensione parentale della personalità*. Bologna: in riga edizioni.

AITF (2021), *Violenza intra-familiare tra colpa e vergogna*. Bologna: in riga edizioni.

Biblio Co.Me.Te (2020), *Raccontiamoci. Storie per momenti difficili*. Bologna: in riga edizioni.

Bonfanti I., Farina M., Fontanesi F., Galifi P., Molinari M., Toscani T. (2020), *Emozioni in gioco con l'adolescente*. Bologna: in riga edizioni.

Ceccarelli E., Coli U., D'Ambrosio M.R., Zabini S. (2020), *La convivenza possibile e impossibile nella coppia*. Bologna: in riga edizioni.

Francini G., Toscani T., Leporatti C. (2018), *Immagine e relazione*. Bologna: in riga edizioni.

Francini G., Toscani T., Agazzi L. (2020), *Del viaggio e dell'abitare*. Bologna: in riga edizioni.

Francini G., Leporatti C., Vadilonga F. (2021), *Manuale di coordinazione genitoriale A.Co.Ge.S*. Bologna: in riga edizioni.

Francini G. (2017), *A caccia di Proteo*. Bologna: in riga edizioni.

Francini G. (2021), *Tradimento e perdono*. Bologna: in riga edizioni.

Francini G. (2022), *Baci Carezze e Abbracci*. Bologna: in riga edizioni.

Leporatti C. (2020), *I colori della luce. Raccolta di immagini d'arte per uso clinico e nelle relazioni d'aiuto*. Bologna: in riga edizioni.

Leporatti C. (2020), *I colori della luce. Manuale d'uso*. Bologna: in riga edizioni.

Leporatti C. (2020), *The Colors of Light Handbook. How to use Art Images in Helping Relationships and Clinical Psychology*. Bologna: in riga edizioni.

Leporatti C. (2021), *Immagini e legami*. Bologna: in riga edizioni.

Leporatti C. (Ed.) (2022), *Secondo manuale A.Co.Ge.S. Esperienze applicative e riflessioni sulla coordinazione genitoriale in Italia*. Bologna: in riga edizioni.

Leporatti C., Di Gesto C., Chiappinelli E., Prosperi C. (2023), *Orfani di femminicidio. Teoria e ricerca con l'uso delle immagini d'arte*. Bologna: in riga edizioni.

Mazzaraco E. (2022), *Approccio al trauma in adolescenza. Dialogo tra modelli teorico-clinici ed esperienza pilota*. Bologna: in riga edizioni.

Mazzei D. & Toscani T. (2023), *Lettura trigenerazionale dei Promessi Sposi. Trauma e riparazione dei legami familiari*. Bologna: in riga edizioni.

Poluzzi R. (2022), *Diventare romanzo*. Bologna: in riga edizioni.

Toscani, T. (2019). *La relazione al centro della cura del trauma psichico. Il ragionamento clinico in psicotraumatologia integrato con l'orientamento sistemico-relazionale*. Bologna: in riga edizioni.

Toscani T., Bocchi G., Mugnaini S. (2018), *Le nuove resistenze. Viaggio nel Salento tra Cibo. Storie e Cultura della Relazione*. Bologna: in riga edizioni.

Toscani T., Calenda V., D'Ambrosio M.R. (2020), *Giochiamo con gli anziani*. Bologna: in riga edizioni.

Ullmann H. (2020), *Introduzione alla psicoterapia con il vissuto immaginativo catatimico (VIC)*. Bologna: in riga edizioni.

Made in United States
North Haven, CT
10 November 2026

22131894R00116